WAS IHNEN IHR ARZT ODER
APOTHEKER NICHT ERZÄHLT

RISIKØ
UND
NEBENWIRKUNG
IMPFSCHADEN

Andreas Bachmair

Die Informationen in diesem Buch sollen eine persönliche Beratung bei einem Arzt oder Heilpraktiker nicht ersetzen. Das Buch bezweckt lediglich durch die Erfahrungsberichte persönlich Betroffener, Impfungen kritisch zu hinterfragen, um zu einer eigenverantwortlichen Entscheidung zu kommen.

Die abgedruckten Nebenwirkungen sind Auszüge aus Beipackzetteln und erheben keinen Anspruch auf Vollständigkeit. Sie sollen beispielhaft das mögliche Nebenwirkungsspektrum verdeutlichen. Die Gegenüberstellung mit den Erfahrungsberichten soll zeigen, wie die genannten Nebenwirkungen sich bei den Betroffenen auswirken.

„Tatsachen schafft man nicht dadurch aus der Welt,
dass man sie ignoriert."
Aldous Huxley

Dank

Mein grösster Dank geht an alle Betroffenen, die mit ihrem persönlichen Beitrag an diesem Buch mitgewirkt haben.

Ferner möchte ich allen danken, die durch Ihre Impfschadensmeldungen auf www.impfschaden.info dazu beigetragen haben, die Öffentlichkeit auf die möglichen Gefahren von Impfungen hinzuweisen.

Inhalt

Vorworte

I.

Das vorliegende Buch ist überfällig! Herr Bachmair greift in der einzig richtigen Weise in die Impfdiskussion ein: Er lässt die Betroffenen und die Beschädigten, die „modernen" Patienten von heute sprechen, die Nervengeschädigten, die Allergischen und die so vielschichtig deprimierend auf Impfungen Reagierenden.

Recht einheitlich lehnen alle am Impfgeschäft Beteiligte irgendwelche Zusammenhänge im Sinne einer unmittelbaren Impffolge ab. Sie haben die Rückendeckung des Robert-Koch-Instituts in Deutschland (RKI), der Europäischen Arzneimttelbehörde (EMEA), des Center for Disease Control in Washington (CDC) und gar der Weltgesundheitsbehörde (WHO). Aber trotz aller Beteuerungen, Impfungen würden lediglich lokale und harmlose Folgen haben, erzählen uns die Patienten in der Praxis überraschend andere sehr ernste Lebensbeeinträchtigungen und Persönlichkeitszerstörungen. Nur beweisen kann niemand irgendetwas. Weder, dass Impfungen nutzen, noch dass sie einen Schaden auslösen können.

In der Impfdiskussion gibt es keine Wissenschaftlichkeit! Weil es kein exaktes Wissen darüber gibt, was die eingespritzten Cocktails im Detail im Menschen anrichten. Die Impfungen befürwortende Seite arbeitet nur mit Statistiken, will in der Masse der Geimpften positive Ergebnisse feststellen. Die Impfbetroffenen können auch nur Behauptungen aufstellen, dass es Ihnen nach der Impfung nicht mehr gut gehe. Aber es gelingt Ihnen nicht, einen Beweis zu führen. Dagegen wird die Mehrheit der scheinbar positiv auf Impfungen Reagierenden gestellt und dann nimmt sich so ein Einzelfall unglaubwürdig aus.

Es liegt in der Verantwortung jedes einzelnen Arztes, vom Patienten Schaden abzuwenden. Wenn es nur den geringsten Verdacht gibt oder wenn ein deutlicher Zusammenhang zu schweren Folgen nach einer Impfung berichtet werden, dann sind nicht nur Meldungen an die Behörden erforderlich, vielmehr muss bis auf Weiteres das gesamte Impfprogramm ausgesetzt werden. Das geschieht heute viel zu selten! Man kann darüber spekulieren, warum kaum ein frei praktizierender Arzt Konsequenzen zieht und sich vom Impfgeschäft abwendet. Es hat in jedem Fall mit Politik und Wirtschaft zu tun.

Diejenigen Ärzte und Therapeuten, die sich die Geschichten der Patienten anhören, die sich um eine ausführliche Anamnese kümmern und alle Daten von Krankheiten, Impfgaben und Folgeerscheinungen anhören und notieren, werden ziemlich bald feststellen, dass sich die Geschichten wiederholen und schließlich so unerträglich häufen. Die vielen Einzelberichte bekommen über die Jahre Gewicht, wiegen immer schwerer, bis dass ethische Gründe zwingen, das Impfen komplett einzustellen.

Wer dann noch genug Lebenszeit und Praxisarbeit vor sich hat, kann den Segen der erstaunlich heilen und unkomplizierten Entwicklung der völlig unbeschädigten impffreien Menschen von der Schwangerschaft, der Kinderzeit an bis in das Erwachsenenalter hinein verfolgen. Diese Beobachtungen ermutigen, lassen die Beschimpfungen und Denunziationen der Impfvertreter ertragen, weil man seine Patienten wirksam beschützt hat.

Man kann sich hierbei aller der Vorteile bedienen, die uns in den Wohlstandsländern zur Verfügung stehen. Man kann sich eine gute Ernährung leisten, in den Ferien in die Sonne fahren und zum Sport gehen. Dieser Vorteile müssen wir uns nicht schämen. Eine entschlossene Strategie der Gesunderhaltung gelingt dann mit dem völligen Impfverzicht am besten. Alle weniger begünstigte Menschen benötigen die gleichen Vorteile, sollen satt werden und eine Familie ernähren können. Auch dann benötigen sie keine Impfungen. Diese Fortschritte werden von den gleichen global agierenden Firmen behindert, die am Impfgeschäft beteiligt sind: Sie lösen nicht den Hunger, sondern verbreiten Impfungen, sie sorgen nicht für die Autonomie der Benachteiligten, sondern betreiben deren Abhängigkeit, sie betreiben Machtspiele. Es gibt so unendlich viele unsägliche Argumente für das Impfen, die mit den Leiden der hungernden und der verelendeten Menschen begründet werden. Diese Doppelmoral ist unerträglich geworden. Denn nach wie vor ist ein Siebtel der Menschheit, das sind eine Milliarde auf unserer Erde, auf Hilfe für die Grundversorgung angewiesen. Impfungen machen nicht satt! Hungernde erkranken eher.

Ohnehin ist das Impfgeschäft noch recht jung. Es begann 1876 in Deutschland mit der Pockenimpfung, die verheerende Schäden verursachte und 1976 wieder abgeschafft wurde. Dann kam und ging die Impfung gegen die Tuberkulose. Auch hier musste man einsehen, dass die Schäden größer als der vermutete Nutzen waren. Mit der Beendigung dieser Impfungen hörte der Schrecken der „Kinderkrankheiten" auf, gingen die schweren Verläufe zurück. Das Impfen jedoch nahm in paradoxer Weise zu. Nun wird die geimpfte Gesellschaft immer kränker, allergischer und chronisch beschädigter.

In einigen Jahrzehnten wird man wenig Verständnis haben, warum man Gesunden derartige Injektionen verabreicht hat. Man wird das Bild des Elefanten im Porzellanladen benutzen, um die Grobheit der Maßnahme zu verdeutlichen. Doch dann wurden die Geschäfte bereits gemacht, die Verantwortlichen sind gestorben und die Probleme haben sich verlagert.

Aber Impfungen hinterlassen Spuren in den Genen, treiben das kranke Stigma in den Generationen voran.

Nichts davon ist umkehrbar. Diese Verantwortung wird heute gar nicht erst diskutiert. Viel zu viele Innovationen stehen bereit, das Impfgeschäft nur noch weiter auszudehnen, die Wohlhabenden noch mehr zu schröpfen.

Am besten beginne man die Kritik und Impfablehnung mit der am meisten verbreiteten Impfung gegen den Wundstarrkrampf, den Tetanus. Nirgendwo wird es so deutlich, dass Bürokratie und Ärzteschaft eine Impfung fordern, die absolut nichts bewirkt außer Schäden. Der Erreger dieser Wundangelegenheit produzieren ein Gift, ein Toxin, vergleichbar dem Gift der verwandten Botulinus-Keime, das als Botox gegen Falten gespritzt wird. Um einen Tetanus zu verhindern, benötigten wir ein Antitoxin wie bei Schlangengiften, ansonsten sorgfältige Wundpflege. Die Impfung ist aber kein Antitoxin, vielmehr ein „entgiftetes Gift", so die Beschreibung der Firmen. Darauf werden aber keine schützenden Antikörper gebildet, auch wenn es noch so sehr herbeigeredet wird. Und wer jemals einen Tetanus überlebt hat – und das sind 80% im schlimmsten Fall – kann den bald wieder bekommen, weil die Krankheit keine Immunität hinterlässt. Was das Labor misst, ist nicht maßgeblich! Wer auf diese Impfung verzichtet, hat nur persönliche Vorteile, ganz gleich wie schwer die Verletzung ist. Dieser Leidende hat aber große Probleme mit Ärzten und Behörden. Das ist heute das eigentliche Problem: Wie schütze ich mich und die Gesundheit meiner Familie vor diesem Impfkommunismus?

Wenn Schwangere und Eltern von Kleinkindern heute jegliche Impfung ablehnen, so ist es in Deutschland ihr garantiertes Recht. Sie gehen keine Risiken ein, auch wenn immer wieder Angst vor Gefahren herbeigeredet wird. Sie ziehen die Konsequenzen aus den vielen negativen Erfahrungen anderer Menschen und auch der hier nachfolgend Berichtenden, die vermutlich ihre Sorglosigkeit im Umgang mit Impfungen bereuen. Nach einigen Entwicklungsjahren ohne Impfungen bestätigt dann der günstige Verlauf, dass alles richtig entschieden wurde. Es müssen nicht jedes Mal die gleichen Fehler wiederholt werden.

Dr. Friedrich Graf

Friedrich Paul Graf, Allgemeinmediziner und Homöopath, ist Autor mehrerer Fachbücher und Broschüren ("Die Impfentscheidung" und "Nicht impfen - was dann?"), welche im Sprangsrade Verlag, Herder Verlag und dem Elwin Staude Verlag erschienen sind. Er führt eine Allgemeinpraxis im Schleswig-Holsteinischen Plön mit den Schwerpunkten Homöopathie, Schwangerschaft, Geburt und Gynäkologie. Zurückblicken kann er dabei auf eine über 25jährige Erfahrung. Er bildet Hebammen und Geburtshelfer homöopathisch aus und ist ein gefragter Vortragsgast im ganzen deutschsprachigem Raum. Er ist verheiratet und Vater von drei erwachsenen Kindern.

II.

Das Thema der Sicherheit von Impfungen beschäftigt mich beruflich nun schon seit vielen Jahren. Es wurde in dieser Zeit viel diskutiert, ohne dass sich am Kernpunkt wesentliches geändert hätte: Die Impfstoffhersteller und die staatlichen Aufsichtsbehörden behaupten, alle Impfstoffe seien sicher und eine wachsende Zahl impfkritischer Menschen misstraut dieser Behauptung in zunehmendem Maße.

Wer hat nun recht und wie kann man die Sicherheit eines Impfstoffs überhaupt messen?

Hersteller und Behörden verweisen auf klinische Studien, die vor der Zulassung eines Impfstoffs durchgeführt werden müssen. Klar ist hierbei, dass diese Studien nicht alle Risiken erkennen können, weil sie zu „klein" sind, um seltene Komplikationen zu erfassen und zu kurz, wenn es um zeitlich verzögert auftretende Komplikationen geht.

Auch ist es zulässig, in den Studien die Menschen in den Kontrollgruppen (die ja eigentlich mit einem immunologisch inaktiven Plazebo geimpft werden müssten) mit einem bereits zugelassenen (und damit als „sicher" eingestuften) Impfstoff zu behandeln, der die gleiche Menge an sog. Adjuvantien enthält wie der zu testende Impfstoff. Gerade diese „unspezifischen Wirkverstärker" sind es aber, die sehr wahrscheinlich die größte Zahl der schweren Impfkomplikationen verursachen und somit wird in solchen Studien eigentlich mehr verschleiert als erfasst (…die schweren Impfkomplikationen lagen auf Plazeboniveau…).

Sind die Studien dann vorüber, wird eine Impfung dann breit angewendet. Nun wird die Sicherheit mit einer „Spontanerfassung" der Komplikationen durch aufmerksame Ärzte, Heilpraktiker und Hebammen gewährleistet, die beobachtete Auffälligkeiten an die zuständigen Behörden melden - zumindest in der Theorie. In der Realität melden die meisten Ärzte gerade unklare Gesundheitsprobleme nach Impfungen nicht.

Die Behörden (wie z.B. das deutsche Paul-Ehrlich-Institut) registrieren dann sehr wenige Fallmeldungen bei einer riesigen Zahl von verabreichten Impfungen und verkünden dann stolz, dass das der Beleg für die Sicherheit der Impfstoffe sei. Diese Methode funktioniert nun schon viele Jahre, ohne dass man der Sicherheit der Impfstoffe wirklich wissenschaftlich näher gekommen wäre.

Ende 2010 stellten Wissenschaftler um den prominenten israelischen Immunologen Yehuda Shoenfeld ein neues Syndrom vor, dass als ASIA-Syndrom noch für viel Aufruhr sorgen wird: ASIA steht für Autoimmmune / inflammatory syndrome induced by adjuvants. Das bedeutet so viel wie „durch Impfungen verursachte Autoimmunerkrankung" und möglicherweise steht uns eine Welle von Entschädigungsverfahren und Prozessen bevor, da hiervon tausende von Menschen mit bisher unklaren chronischen Erkrankungen betroffen sein können.

Umso wichtiger sind Veröffentlichungen von Einzelfall-
berichten, die unabhängig vom öffentlichen
Spontanerfassungssystem einen realistischeren Einblick in
die Welt der unerwünschten Wirkungen von Impfstoffen
gestatten. Das hier vorgelegte Buch von Andreas Bachmair
lässt die Betroffenen zu Wort kommen, die eine vermutete
Impfkomplikation erlebt und durchlitten haben. Möglicherweise tauchen viele dieser Einzelfallberichte nicht in den
behördlichen Erfassungssystemen auf, da die impfenden
Ärzte die Fälle nicht an die Behörden gemeldet haben.

"Wenn behauptet wird, dass eine Substanz keine
Nebenwirkungen hat, so besteht der dringende Verdacht,
dass sie auch keine Hauptwirkung hat". Der berühmte Satz
des Pharmakologen Prof. Gustav Kuschinsky aus Mainz
gilt für alle Arzneimittel und natürlich auch für die Impfstoffe.

In diesem Sinne wünsche ich mir ein Umdenken der
Behörden mit realistischen Anstrengungen, die Sicherheit
bei Impfen wirklich zu verbessern, auch wenn das zu einem
„weniger Impfen" führen würde.

Dem Buch wünsche ich eine breite Leserschaft, da hier
ein „echter" Einblick in die Welt der Impfkomplikationen
geboten wird, der vor einer anstehenden Entscheidung von
größter Bedeutung ist.

Dr. med. Klaus Hartmann

*Dr. med. Klaus Hartmann, Jahrgang 1960, war nach ärztlicher
Tätigkeit zehn Jahre im renommierten Paul-Ehrlich-Institut im
Referat für Arzneimittelsicherheit tätig und registrierter Experte
bei der Europäischen Arzneimittelagentur (EMA), London. Heute
ist er gefragter Gutachter in Impfschadensprozessen und arbeitet
wieder als Arzt in einer Klinik. Er ist Autor von "Impfen bis der
Arzt kommt" und lebt mit seiner Familie in Wiesbaden.*

III.

Dieses Buch schlägt einen neuen Weg ein. Ein drittes Vorwort darf deshalb erlaubt sein. Es soll einen Einblick in die Erfahrungswelt eines Medizinrechtlers geben, der als Advokat auf Patientenseite tätig ist und die Probleme der juristischen Aufarbeitung von Impfkomplikationen nur allzu gut kennt. Opfer einer nicht fachgerecht durchgeführten Impfbehandlung wissen ein Lied davon zu singen, wie mühsam es ist, ein konstruktives Gespräch mit dem Arzt, seiner Berufshaftpflichtversicherung und seinem Rechtsbeistand zu führen. Eine gütliche Einigung scheitert nicht zuletzt an dem vielfach bemühten Einwand, dass die attestierten gesundheitlichen Beeinträchtigungen doch gar nicht Folge der vom Arzt vorgenommenen Behandlung seien. Dieses Argument hat sich gleichsam zum behaglichen Dauerbrenner entwickelt. Und in der Tat verhält es sich so, dass grundsätzlich der Patient die Beweislast für die ursächliche Verknüpfung zwischen dem unterlaufenen Behandlungsfehler und seinen nachteiligen Folgen trägt. Es verwundert deshalb nicht, dass der Kausalzusammenhang zwischen dem ärztlichen Missgeschick und dem Körperschaden regelmäßig bestritten wird.

Dennoch besteht kein Grund, vorschnell klein beizugeben. Zwar ist das Medizinschadensrecht nicht leicht zu durchdringen. Dies auch deshalb, weil es immer wieder von den Gerichten mit neuem Leben erfüllt wird. Normen und Paragraphen sind dehnbar, und eine Voraussage, wie sich die Damen und Herren Richter ihre Überzeugungen bilden und von welchen Erwägungen oder sogar Launen sie sich dabei leiten lassen, ist nur selten möglich. Für den betroffenen Patienten und Laien ist diese Bestandsaufnahme natürlich eine unschöne Erkenntnis. Jedoch gibt es eine Vielzahl von Anlaufstellen, die mit Rat und Tat zur Verfügung stehen: Engagierte Einzelpersonen und Selbsthilfegruppen, private sowie amtliche Patientenschutzstellen, Naturheilpraktiker und eine wachsende Zahl kritischer Ärzte, Medienvertreter und Anwälte können helfen, die Grundlagen für eine erfolgreiche Durchsetzung von Schadenersatz- und Schmerzensgeldansprüchen zu erarbeiten. Dazu gehören insbesondere die zeitnahe Sicherstellung und Auswertung der Behandlungsunterlagen, die Beschaffung der Patientenkartei der Vorbehandler, die Recherche in der Fachliteratur, die Konsultation spezialisierter Mediziner und die fortlaufende Dokumentation der eingetretenen Gesundheitsbeeinträchtigung.

Auch ist es mitunter ratsam, nicht nur die Befundberichte der nachbehandelnden Ärzte zu sichern, sondern sich auch um ein Kurzgutachten zu bemühen. Gesetzliche Krankenversicherungen helfen in diesem Punkt häufig weiter und bieten ihre Unterstützung an. Im Weiteren kann sich die Einholung einer Stellungnahme eines in Eigenregie beauftragten Sachverständigen als zielführend erweisen. Zwar muss dieses Statement zunächst aus Eigenmitteln finanziert werden, es hilft aber im Rahmen etwaiger Vergleichsverhandlungen mit der Assekuranz des Klinikträgers bzw. des involvierten Arztes ungemein; außerdem kann es, sollte im Streitfall ein Gerichtsverfahren nicht zu vermeiden sein, als qualifizierter Sachvortrag in den Prozess eingeführt werden und den Weg zu einer sorgfältigen Befassung des Richters mit der Causa ebnen. Zumal das Gericht in derartigen Verfahren ohnehin die Pflicht hat, sich mit von der Partei vorgelegten Privatgutachten sorgfältig auseinander zu setzen.

Wichtig ist, dass es gelingt, dem Richter das Wissen um die Gefahren des Impfens im Allgemeinen und um die Risiken der im Streitfall zu beurteilenden Impfung im Besonderen näher zu bringen. Der Ausgang des Streits um die Folgen einer Impfbehandlung hängt letztlich maßgeblich davon ab,

- wie das Beweisthema formuliert ist und wie weit die Begutachtung reichen soll;
- welcher Gutachter vom Gericht ausgewählt wird und

- ob die Expertise mit Sorgfalt und Objektivität erstellt worden ist.

In diesem Zusammenhang gilt es für den Patientenvertreter, den Streitstoff vorab umfassend in einem Schriftsatz darzustellen, die individuellen Umstände zu erläutern, den Kausalzusammenhang darzulegen und vor allem wachsam zu bleiben. Dies betrifft die Beurteilung der Eignung und medizinischen Sachkunde des Gutachters, die kritische Würdigung seiner Ausführungen und die Überprüfung der vorgenommenen Wertungen. In dieser Hinsicht muss die Klagepartei zuweilen externen medizinischen Rat einholen, um etwaige Anträge auf mündliche Erläuterung des Gutachtens respektive auf Einholung einer ergänzenden Stellungnahme, womöglich eines Obergutachtens, bestmöglich begründen zu können.

Nicht weiterhelfen kann der Sachverständige bei der Frage, inwieweit die Aufklärungsrüge durchgreift. Damit hat es folgendes auf sich: Bekanntlich muss der Arzt die konkrete Impfung erläutern und über die damit möglicherweise verbundenen Schädigungsrisiken informieren. Diese Vorgabe wird in etlichen Arztpraxen nur unzureichend beachtet. Das Problem ist nur: Vor Gericht hat der Arzt, der ja in der Beweislast steht, oftmals leichte Hand. Denn für die Richter kommt es nicht entscheidend darauf an, ob der Arzt sich noch an den konkreten Inhalt des Gesprächs erinnert; der Nachweis des üblichen Inhalts eines solchen Gesprächs soll dann genügen. Doch damit nicht genug: Nicht wenige Richter schenken einer formell ordnungsgemäßen ärztlichen Dokumentation, in dem die angeblich erfolgte Risikoaufklärung vermerkt ist, bis zum Beweis des Gegenteils Glauben. Der Patient hat infolgedessen einen schweren Stand.

Wenn die Haftung dem Grunde nach endlich festgestellt wurde, geht der Ärger gleichwohl regelmäßig weiter. Die Bemessung des Schmerzensgeldes trägt vielfach den Leiden und Qualen der Opfer nicht hinreichend Rechnung. Das

deutsche Gesetz spricht insoweit von „billiger Entschädigung in Geld". Dies bedeutet: Da immaterielle Nachteile
nicht in Geld messbar sind, kann der Richter nach eigenem
Ermessen das Schmerzensgeld festlegen. Dabei können
Gerichtsentscheidungen in vergleichbaren Fällen, wie sie
insbesondere in Form von Schmerzensgeldtabellen veröf-
fentlicht werden, als Orientierungshilfe herangezogen
werden. In den letzten Jahren gingen die Gerichte jedenfalls
tendenziell dazu über, die veränderten allgemeinen Wert-
vorstellungen ebenso auf die Waagschale zu legen und bei
der Bemessung von Schmerzensgeld nach gravierenden
Verletzungen deutlich großzügiger zu verfahren als früher.
Trotzdem bleibt ein bitterer Beigeschmack, da viele Betroffene das zugebilligte Geld als inakzeptabel ansehen.

Der Exkurs in die Welt des Rechts soll hiermit sein Ende
finden. Zur Arzt- und Krankenhaushaftung gibt es Berge
von Literatur und Gerichtsentscheidungen wie Sand am
Meer. Dies soll indes nicht weiter abschrecken. Die Forde-
rung nach Gerechtigkeit und finanzieller Entschädigung
kann durchaus in einem gewissen Umfang realisiert werden,
wenn das Zusammenspiel der Beteiligten, die eingangs erwähnt worden sind, klappt und der Vorgang strukturiert
und entschlossen bearbeitet wird. Dass zivile
Rechtsstreitigkeiten im Impfschadensrecht erfahrungsgemäß
viel Zeit, Mühen und Nerven kosten (von den Kosten ganz
zu schweigen), ist kein Geheimnis. Sie sind mit vielen Un-
wägbarkeiten verbunden. Es lassen sich dennoch manchmal
Wege und Möglichkeiten finden, sich mit der Gegenseite
einvernehmlich auf eine Entschädigung und Wiedergutmachung zu verständigen. Das neu geschaffene
Patientenrechtegesetz wird dabei den Schutz der Patienten,
die in Deutschland von Impfschäden betroffen sind, zumindest punktuell verbessern und Rechtsklarheit bringen.
Damit können sich Arzt und Patient auch erstmalig auf Au-
genhöhe begegnen. Eventuell wird es in Anbetracht des
neuen Gesetzes künftig einfacher sein, im Arzt-/Patienten-

verhältnis die Kommunikation und Kooperation in den Vordergrund zu rücken. Insoweit kann sich auch die Mediation bei Fragen des Ausgleichs von Impfschäden als zielführend erweisen. Das neue deutsche Mediationsgesetz wird sicherlich – bei entsprechender Wahrnehmung und Akzeptanz – in dem einen oder anderen Fall dazu beitragen, dass die Parteien nach vorheriger Prozessrisikoanalyse den Versuch unternehmen, eine Kompromissregelung außerhalb des Gerichtssaals zu finden.

Dr. jur. Jürgen Klass

Jürgen Klass, Jahrgang 1968, ist Rechtsanwalt und lebt in München. Er ist Partner einer Kanzlei, die sich schwerpunktmäßig mit dem Recht der Arzt- und Klinikhaftung befasst. Nach der Promotion hat sich Herr Klass auf das Patientenrecht spezialisiert; aufgrund seiner jahrelangen Erfahrung und besonderen Kenntnisse wurde ihm im Jahr 2008 der Titel „Fachanwalt für Medizinrecht" verliehen. Zugleich ist er staatlich zugelassene Gütestelle und betreibt die Webseite www.behandlungsfehler.de. Er ist verheiratet und Vater von zwei Kindern.

Einführung

Seit ihrer Einführung geben Impfungen zu Kontroversen Anlass. Die einen erachten Krankheiten primär als gefährlich oder zumindest lästig. Sie sehen in Impfungen ein probates Mittel, um sie zu vermeiden und möglichst auszurotten. Andere betonen demgegenüber auch den Nutzen gewisser Krankheiten und die möglichen Gefahren von Impfungen. Diese Kontroversen werden immer wieder angefacht, da Patienten über etwaige Nebenwirkungen in aller Regel nicht vollständig aufgeklärt werden.

Impfungen werden heute als die modernste und effektivste medizinische Methode dargestellt, Krankheiten zu verhindern. So heißt es in Veröffentlichungen des Robert-Koch-Institutes immer: Impfungen gehören zu den wirksamsten und wichtigsten präventiven Maßnahmen der Medizin. Moderne Impfstoffe sind gut verträglich; bleibende unerwünschte gravierende Arzneimittelwirkungen werden nur in seltenen Fällen beobachtet. Dass Impfungen auch enorme Risiken bergen, verschweigt man hier gerne bzw. behauptet, schwere Impfreaktionen treten nur selten auf.

Die Gefahr schwerer Nebenwirkungen durch Impfungen wird heute von offizieller Seite als sehr gering dargestellt, insbesondere deshalb, da viele Nebenwirkungen nicht als solche gesehen werden bzw. nicht gesehen werden wollen. So werden viele Patienten, die nach einer Impfung gesundheitliche Probleme aufweisen, nicht ernst genommen, wenn sie den Arzt darauf hinweisen, dass die Beschwerden, die sie hätten, im zeitlichen Zusammenhang mit der zuvor erhaltenen Impfung stehen würden. Die Antwort ist meist, dass die gesundheitlichen Probleme nur nach der Impfung, aber nicht durch die Impfung verursacht wurden. Viele Patienten bekommen dann zu hören, dass sie vielleicht einen latenten Infekt gehabt hätten, der dann zum Ausbruch kam, oder eine nicht sichtbare chronische Erkrankung wurde plötzlich aktiviert.

Ein weiteres Problem ist natürlich der Umstand, dass man einen Schaden durch eine Impfung, die man vorher als sehr notwendig und wichtig empfohlen hat, nicht sehr gerne zugeben möchte und man deshalb erstmal alle anderen Ursachen in Betracht zieht. Zu guter Letzt wird dem Patienten dann unterstellt, er hätte psychische Probleme und würde sich die Symptome nur einbilden.

Dieses Dilemma führt dazu, dass nur ein Bruchteil der Impfschadensfälle (man geht von maximal 5% aus) überhaupt gemeldet wird und damit die offizielle Impfschadensstatistik eigentlich nicht als solche anzusehen ist. Diese müsste mindestens mit dem Faktor 20 multipliziert werden, um annähernd an die wahren Fakten heranzukommen. Wir haben es also mit einer riesigen Dunkelziffer zu tun, die von den Behörden gerne ignoriert wird. Denn je mehr man darauf hinweisen würde, desto mehr Menschen würden von Impfungen Abstand nehmen. Offiziell nimmt man sich dieses Problem an und verweist darauf, dass Ärzte seit Jahren gesetzlich nach dem Infektionsschutzgesetz (IfSG) verpflichtet sind, Impfreaktionen, die über das „normale" Maß hinausgehen zu melden. Eine Zuwiderhandlung kann mit Geldstrafen bis zu 25.000 € geahndet werden. Die Umsetzung dieses Gesetzes wird aber leider nicht verfolgt und mir ist bis heute noch keine Fall bekannt geworden, in dem ein Arzt eine Geldstrafe zahlen musste, weil er einen Impfschaden nicht gemeldet hat.

Auf der anderen Seite werden neue Impfstoffe mit sehr fragwürdigen klinischen Tests zugelassen. Neue Impfstoffe werden nicht mit reinen Placebo-Impfstoffen (eine neutrale Kochsalzlösung) verglichen, sondern man vergleicht aus „ethischen Gründen" den neuen Impfstoff mit einem bereits bestehenden älteren Impfstoff oder mit einem völlig anderen Impfstoff. Damit geht man sicher, dass das Nebenwirkungsprofil in etwa gleich ist und es somit heißen kann, der neue Impfstoff ist so gut wie andere Impfstoffe verträglich. Des Weiteren werden Nebenwirkungen bei klinischen Tests nur für einen begrenzten Zeitraum verfolgt. Nebenwirkungen, die nach dieser Zeit auftreten, werden nicht mehr registriert. Damit werden Autoimmunerkran-kungen, die sich oft erst nach Wochen oder Monaten bei den Geimpften zeigen, nicht mehr als unerwünschte Arzneimittelwirkung erfasst und haben damit auch nichts mit der Impfung zu tun.

Ärzte, die Impfungen verabreichen, sind verpflichtet, den Patienten über alle möglichen Nebenwirkungen aufzuklären. Unterlässt der Arzt dies, macht er sich bei Auftreten einer stärkeren Impfreaktion bzw. Impfschadens strafbar. Auch dies wird, wie Sie in vielen der Berichte nachlesen können, leider häufig unterlassen. Meist ist es nur ein „kleiner Pieks" und es kann zu „leichten Schmerzen", zu einer „Rötung und Schwellung an der Impfstelle" oder „Fieber" kommen. Aber das war es dann meist schon. Damit Nebenwirkungen auf keine Fall auftreten, verschreibt man vielen Kleinkindern mittlerweile prophylaktisch fiebersenkende Mittel, die am besten gleich nach der Impfung eingenommen werden sollen oder sofort nach Auftreten von Fieber. Krankheit darf nicht sein und erst recht nicht durch eine Impfung. Dass Impfschäden durch eine solche Praxis noch forciert werden, muss man nicht extra erwähnen.

Auf den kommenden Seiten finden Sie einen Teil der Meldungen, die in den letzten Jahren auf www.impfschaden.info gemacht wurden. Die Betroffenen wurden nochmals angeschrieben und gebeten, ihren

Impfschaden bzw. Impfreaktion nochmals ausführlich zu schildern. Diese Fälle sind leider keine (!) Einzelfälle, sondern oft typische Reaktionen nach Impfungen und dürfen deshalb nicht ignoriert werden.

Wenn Sie selber starke Impfreaktionen erlebt haben, besuchen Sie bitte www.impfschaden.info und melden Sie dort Ihren Fall.

Impfungen

Tetanus

Impfstoffe: Tetanol, Tetagam, Tetanus-Impfstoff Mérieux.

Nebenwirkungen laut Beipackzettel (Tetanol):
Gastrointestinale Beschwerden selten. Kurzzeitige Exantheme. Extrem selten Erkrankungen des zentralen oder peripheren Nervensystems, einschließlich aufsteigender Lähmungen, im zeitlichen Zusammenhang mit der Impfung. Thrombozytopenien, allergische Erkrankungen der Niere, verbunden mit vorübergehender Proteinurie, in zeitlicher Nähe zur Impfung wurden beobachtet.

Eine Nacht später bekam ich extremen Schwindel, alles drehte sich, Todesangst und mein ganzes Nervensystem brannte wie Feuer. Es war eine sehr extreme Reaktion. Seitdem kamen jede 2. Nacht diese Anfälle, am nächsten Tag war ich durch den Schlafmangel völlig erschöpft und apathisch, einen Tag später drehte das Nervensystem so extrem hoch, dass ich unter Hochspannung stand und gar nicht mehr schlafen konnte, ich konnte zeitweise nicht mehr schlucken. Ein Gefühl wie unter Dauerschock. Benommenheit im Kopf, Nacken, Kiefer extrem berührungsempfindlich, Wunde am Arm tut extrem weh. Brennender Geschmack auf der Zunge, Tränenfluss brennt. Wir haben versucht, es mit homöopathischen Mitteln zu behandeln (Thuja, Ledum, Belladonna, Aconitum) und ich bekam eine entgiftende Ausleitungsbehandlung mit Akupunktmassage und Akupunktur.

Ich hatte lange überall Taubheitsgefühle, habe meine

Bauchdecke oder meine Beine kaum gespürt und hatte oft eine extreme Benommenheit im Kopf. In der Anfangsphase war mein Nervensystem so empfindlich, dass ich gar keine Berührung ertragen konnte und dann schon wieder Krämpfe bekam. Ärztlich wurde das Ganze in die Psychoecke geschoben, ich war auch bereit, an meiner Psyche zu arbeiten, mit Klinik-Aufenthalt und anschließender Psychotherapie, aber auch das besserte die körperlichen Empfindungen nicht. Die besten Erfahrungen habe ich mit naturheilkundlichen Behandlungen gesammelt, mit Ausleitungstherapien und klassischer Homöopathie. Dem Nervensystem geht es mittlerweile schon etwas besser, aber noch immer habe ich manchmal nächtliche Ausfälle und schwere Atemnot, da die Lunge auch in Mitleidenschaft gezogen worden ist. Ich denke, so ein Impfschaden ist eine sehr komplexe Sache, wenn auch noch eine Autoimmunkrankheit hinzukommt.

Bereits nach der Tetagam-Gabe traten am Tag nach der Impfung starke Gelenk- und Muskelbeschwerden auf. Die Gelenkbeschwerden waren besonders stark im Kiefergelenk und in Armen und Beinen ausgeprägt. Die Muskelbeschwerden setzten auch vor allen Dingen in den Armen und Beinen ein. Nach ca. 7 Wochen war dann eine Auffrischung mit Tetanol, nach der die Beschwerden wieder deutlich stärker wurden. Seit dieser Zeit kam es auch ab und an zu Muskelkrämpfen. In den Knien waren keine Reflexe festzustellen.

Die Symptome hielten ca. 9 Monate an, am stärksten ausgeprägt in den Beinen (Fußgelenk bis Knie - gefühllos, Empfindung, "Stahlgelenke" zu haben) und das Verschwinden trat plötzlich auf, nicht schleichend besser werdend.

Aus heutiger Sicht ist kein bleibender Schaden entstanden. Allerdings waren die 9 Monate mit Beschwerden und div. Arztbesuchen (Neurologe, Rheumatologe etc.) samt Untersuchungen sowie der Unsicherheit, einen bleibenden Schaden zu behalten, äußerst unangenehm.

Ende Mai habe ich mir aus Versehen einen rostigen Nagel in die Fußzehe getreten. Bin dann direkt zum Arzt, der mir die Tetanus Impfung empfohlen hat, da die letzte bei mir sicher 15 Jahre zurückgelegen hat. Vor dieser Impfung war ich komplett gesund. Die Impfung war am Mittag gegen 14.00 Uhr. Etwa eine Stunde nach dem Unfall. Am Abend hatte ich plötzlich starke Schmerzen an der Einstichstelle im Oberarm. Ich konnte den Arm nicht mehr nach oben bewegen. In der Nacht kamen dann starke Schmerzen in allen Gelenken dazu. Ich hatte solche Gliederschmerzen, wie noch nie. Dazu kamen dann noch Kopfschmerzen, Nackenschmerzen bzw. Steifheit und starke Muskelschmerzen im Rücken (wie Muskelkater). Am nächsten Tag fühlte ich mich den ganzen Tag krank, die Schmerzen hielten an. Abends kam dann noch Fieber bis 39,4 dazu, das ca. 6 Tage nach der Impfung erst wieder weg ging. Zu dem Zeitpunkt wurden die Gelenkschmerzen etwas besser, dafür kam Müdigkeit und das starke Krankheitsgefühl mit Schweißausbrüchen und den Gliederschmerzen hielt weiter an. Die Einstichstelle war weiterhin sehr schmerzhaft, dick und heiß. Das Krankheitsgefühl und die Gliederschmerzen haben sich wieder normalisiert, was mir aber geblieben ist, sind ständige Schmerzen am linken Oberarm in Höhe der Einstichstelle. Heute fast 4 Wochen nach der Impfung kann ich den Arm nur mit Schmerzen seitlich nach oben bewegen. Da ich diese Schmerzen vor der Impfung nicht hatte, resultiert das meiner Meinung nach daher.

Ich habe keinerlei Infos über evtl. Nebenwirkungen vom Arzt bekommen. Ich habe am Abend, als das Fieber weiter hochging, den Notdienst angerufen und mir wurde gesagt, ich sollte Ibuprofen nehmen, um das Fieber zu senken und dass solche Reaktionen auf die Impfungen schon mal vorkommen könnten.

Auf Grund einer Verletzung an der Hand, wurde mir die Auffrischung der Tetanus-Impfung in der chirurgischen Notaufnahme des Krankenhauses Dresden Friedrichstadt nahe gelegt. Ich willigte ein. Nach ca. 2 Stunden begann der Arm zu schmerzen. Als Nebenwirkung wurde mir ein Muskelkaterartiger Schmerz beschrieben. Genau dieses trat auch ein. Am folgenden Tag wurde mein Arm teilweise taub, der 5. und 4. Finger wurden taub und begannen zu kribbeln. Nach einem Besuch bei meinem Hausarzt wurde ich an einen Neurologen überwiesen. Auf den Termin musste ich 2 Wochen warten!

Die Symptome des "eingeschlafenen" Armes und der Finger bis zur völligen Gefühllosigkeit des 5. und 4. Fingers dauerten weiterhin an. Zunehmend waren die Sehnen im Unterarm betroffen! Nach über einem Jahr haben sich die Symptome leicht verschoben. Kraftlosigkeit im Arm, Taubheitsgefühl im Arm und in den Fingern. Schmerzen bei kraftaufwendigen Arbeiten und dementsprechend keine kräftemäßige Ausdauer im Arm. Nach diversen Untersuchungen wurden diese Reaktionen mit einer Verletzung von Nervenfasern im Arm, beim Setzen der Spritze, begründet. Die Symptome werden ganz langsam schwächer. Mit Hilfe eines Reizstromgerätes und täglicher 20 minütiger Anwendung über ca. 10 Monate, wurde es besser. Momentan reagiert meine Oberarmmuskulatur zur Abwechslung mal auf starke Wetterwechsel. Bei starker Belastung im Beruf oder bei Gartenarbeit besteht weiterhin das Risiko von länger anhaltenden Schmerzen im Arm (für ca. 2-4 Tage). Nach ca. einem Jahr nach der Impfung erstreckte sich der schnelle Ermüdungszustand der Muskulatur übrigens auf den gesamten Körper. Dafür war das Taubheitsgefühl in den Fingern weg. Ob dabei ein Zusammenhang besteht, konnte nie geklärt werden. Vorher war ich jedenfalls kerngesund und hatte keinerlei körperliche Probleme, selbst bei starker Belastung. Angesprochene Ärzte waren bislang alle ratlos und haben die Symptome auf mein "Alter" geschoben bzw. auf Abnutzungserscheinungen.

Nach der Versorgung einer offen blutenden Wunde durch einen Katzenbiss verpasste man mir im März 1998 eine Tetanus-Auffrischungsimpfung (Impfstoff Tetagam und Tetanol) und sagte mir, ich müsse nach vier Wochen erneut von meinem Hausarzt geimpft werden. Also bin ich brav zu meinem damaligen Hausarzt und bekam am 22.04.1998 0,5 ml Td-pur und dann noch mal ein halbes Jahr später am 23.10.1998 0,5 ml Tetanol.

Ein paar Wochen später hatte ich eines Morgens eine "Wolke" vor dem rechten Auge. Ich konnte aber noch scharf sehen und habe mir nichts weiter dabei gedacht. Die Wolke war nach ein paar Tagen verschwunden und ich dachte nicht mehr daran. Ich erinnerte mich erst wieder daran, als man mich später im Krankenhaus danach fragte.

Im April 1999 hatte ich eines Morgens am linken Oberschenkel eine Stelle, die sich anfühlte, als würde innen im Muskel etwas jucken. Das Gefühl war lästig und so ging ich nach ein paar Tagen zu meinem Hausarzt. Dieser testete mich zunächst auf Borreliose und als dieser Test negativ ausfiel, überwies er mich ins nächstgelegene Uniklinikum. Dort machte man eine Woche lang tausende Tests und Untersuchungen mit mir und die Ärzte sprachen irgendwann von Demyelinisation. Erst auf meine wiederholten Nachfragen, was das denn bedeute, fiel die Bezeichnung Multiple Sklerose. Ohne weitere Verzögerung entließ ich mich selbst aus dem Krankenhaus und begab mich in homöopathische Behandlung.

Ich war zu diesem Zeitpunkt 28 Jahr alt. Ich bin nie schulmedizinisch wegen der MS behandelt worden und auf diese Tatsache führe ich meinen nun nach 13 Jahren mit MS sehr guten Allgemeinzustand ohne bleibende Schäden zurück. Ich habe in den Jahren 1999 bis 2007 jedes Jahr einen MS Schub bekommen und zwar immer zum jahreszeitlichen Termin meiner ersten Tetanusimpfung (entscheidend ist das Klima - immer wenn es nach Frühling roch, ging es bald los). Ich bin in diesen Jahren nie auf die Idee gekommen, dass es sich bei mir um einen Impfschaden handelt und leider hat auch mein Homöopath nie davon gesprochen - ich hatte aber auch die Impfungen nie erwähnt.

Am 5.8.2007 habe ich mir eine stark blutende Wunde zugefügt und im Krankenhaus, wo die Wunde versorgt wurde, verpasste man mir eine Tetanus-Auffrischungsimpfung (Tetanus-Impfstoff Mérieux). Wie dumm von mir, mich nicht dagegen zu wehren!

Im diesem Jahr bekam ich einen zweiten Schub nach dieser Impfung im August! Erst hier kam ich auf die Idee, dass es sich um einen Impfschaden handelt! Im Jahr 2008 hatte ich zwei MS-Schübe: einen im Frühling und einen im August.

Im Jahr 2009 gebar ich im März 2009 mein erstes Kind. Sechs Wochen später hatte ich den schlimmsten MS-Schub meines Lebens, wo ich wirklich fast nichts mehr konnte (nicht laufen, kaum einen Löffel halten, geschweige denn mein Kind und vieles mehr). Die Hormone hatten meinen Körper einerseits vor dem Frühlings-Schub beschützt und andererseits bei Abfall dieser Hormone in diesen schlimmen Schub getrieben.

Einige Wochen nach dem Abklingen des Schubes im Jahr 2009 führte ich mit meinem Homöopathen eine Tetanus-Antinosode durch Einnahme des Medikamentes Nosode Tetanus Antitoxinum durch. Danach war ich bis zum Frühling 2012 schubfrei (im April 2011 bekam ich ein zweites Kind - ohne Schub nach der Entbindung). Im Frühling 2012 bekam ich einen erneuten MS-Schub sehr leichten Ausmaßes.

Mein Impfschaden ist nie anerkannt worden. Insofern könnte man mir Spekulation vorwerfen. Aber die zeitlichen Zusammenhänge sowohl, was die Erstmanifestation meiner Erkrankung angeht, als auch die jährlich wiederkehrenden Schübe zum Zeitpunkt der Impfungen, sind ein großer Anhaltspunkt. Dazu kommt die offensichtliche Wirkung der Antinosode.

Im März 2011 wollte ich mich von meinem Hausarzt impfen lassen. Dieser machte jedoch zuvor einen Impfstatus und riet mir von einer Impfung ab, da ich selbst nach 12 Jahren einen ausreichenden Impfschutz (5,0) hatte. Ende Juli 2011 wurde ich von einer Katze gebissen und musste daher zu einer chirurgischen Ambulanz. Ich hatte die Testergebnisse meiner Blutwerte, insbesondere den Tetanusstatus dabei und wies den behandelnden Arzt darauf hin, dass mein Hausarzt eine Impfung sowohl als unnötig, wie auch eher als gefährlich hielte. Der Arzt meinte, das sei Blödsinn, die Impfung müsste sein und spritze mir das Mittel ohne Aufklärung über mögliche Nebenwirkungen in den Oberarm. Ca.36 Stunden nach der Impfung begann mein Arm zu pochen, die Einstichstelle rötete sich, es entstand eine Ei-große harte Schwellung. Zeitgleich entwickelte sich ein Taubheitsgefühl im Gesicht. Ich bin wieder zu dem behandelnden Arzt und der meinte, das wäre völlig normal. Jetzt, nach 8 Tagen, habe ich immer noch einen murmelgroßen Knoten im Oberarm und immer noch Missempfindungen im Gesicht.

Tetanus-Diphtherie

Impfstoffe: Td-Immun, Td-Impfstoff Merieux, Td-pur, Td-Rix.

Nebenwirkungen laut Beipackzettel (Td-pur):
Gastrointestinale Beschwerden selten. Kurzzeitiges Exanthem. Extrem selten Erkrankungen des zentralen od. peripheren Nervensystems einschließlich aufsteigender Lähmungen, im zeitlichen Zusammenhang mit der Impfung. Thrombozytopenien und allergische Erkrankungen der Niere, verbunden mit vorübergehender Proteinurie, in zeitlicher Nähe zur Impfung beobachtet.

Vorangegangen war im Jahre 2000 eine Antibiose wegen Helicobacter Pylori, die dauerhaft Darmbeschwerden und erste leichte Nahrungsunverträglichkeiten nach sich zog.

1. Impfung 23.08.2002: Td pur 0,5 ml (Tetanus Auffrischung, Diphtherie Basis), damals noch Behring. Ich hatte 2 oder 3 Wochen nach der 1. Impfung die ersten Symptome, die ich nicht einordnen konnte: Empfindlichkeit gegenüber chemischen Stoffen und allgemeines Schwächegefühl im Büro meines Mannes. Zuhause ging es mir da noch gut.

2. Impfung 03.10.2002: Diphtherie-Adsorbat-Impfstoff von Behring.

Etwa 4 Wochen nach Impfung plötzlicher Beginn von ausgeprägter Elektrosensibilität, besonders deutlich zuhause am PC-Bildschirm mit Druck auf Kopf, Ohren, Augen, Speicheldrüsen, Kieferknochen, links stärker als rechts. Besserung der Symptome durch Abstand halten von eingeschalteten Bildschirm, Fernseher, Leuchtstoffröhren, Lautsprechern, u.a. Beginn von erheblichen Schlafstörungen, Gähnen und Traumerinnerung verschwanden völlig, es waren nur noch 2 bis 3 Stunden leichter Schlaf möglich. Durchgehend Druck im Kopf, Druck auf den Augen. Nachts auch oft Schüttelfrost. Tagsüber ständige Unruhe, keine Zeichen von Müdigkeit und schlechte Befindlichkeit. Hinzu kamen ausgeprägte Nahrungsunverträglichkeiten und Durchfall. Das Kurzzeitgedächtnis wurde zunehmend schlechter. Aufenthalt im Büro meines Mannes vermied ich, da dort zusätzlich ein Gefühl von Krankheit mit Schwäche in den Beinen auftrat. Zum Jahreswechsel 2002/2003 hatte auch mein Mann zunehmend mit Kopfdruck und Schlafstörungen zu tun, so dass wir zunächst an eine gemeinsame Ursache der Symptome dachten. Ein Baubiologe erklärte uns die Problematik schnurloser Telefone. Wir tauschten das schnurlose Telefon im Büro meines Mannes gegen ein schnurgebundenes Gerät ein. Bei meinem Mann verschwanden daraufhin Kopfdruck und Schlafstörungen.

3. Impfung 11.05.2003: Diphtherie-Adsorbat-Impfstoff von Behring .

Am 02.06.2003 Hautausschlag an Oberbeinen und Armen in Form von runden roten Flecken, 2 bis 3 cm im Durchmesser, 1 Woche anhaltend. Es begann ein Ziehen in allen Zähnen. Kopfdruck und Schlafstörungen hielten weiter an. Die Elektrosensibilität verstärkte sich.

Einen Zusammenhang mit der vorangegangenen Impfung erkannte ich nicht.

Januar 2004 ließ ich links zwei palladiumhaltige prämolare Kronen entfernen, was eine Nacht lang zu starken Kopfgeräuschen führte, aber für 12 Nächte besseren Schlaf brachte.

Wegen der Zahnsymptomatik suchte ich April 2004 eine Heilpraktikerin auf, die zu Metallausleitung mit Bärlauch und Chlorella riet. Die Ausleitung führte zu Geräuschen im Kopf, so dass die Dosierung minimiert wurde. Eine Röntgen-Panoramaaufnahme des Ober- und Unterkiefers verursachte nach 12 Stunden einen „Kater", der Wochen anhielt, zeigte jedoch deutlich ein Störfeld bei den Zähnen 24 und 25. Es wurde Zahn 25 gezogen, der faul war. Danach 4 bis 5 Stunden tiefer Schlaf und erstmals wieder Gähnen und Traumerinnerung.

Die oben beschriebene Elektrosensibilität mit Druck auf Kopf, Ohren, Augen, Kieferknochen, Speicheldrüsen, links stärker als rechts, und das Ziehen in allen Zähnen hielten unvermindert an.

Februar 2005 suchte ich einen Arzt auf, der sich mit Metallbelastung und Elektrosensibilität auskennt. Nachdem ich ihm den Beginn meiner Elektrosensibilität im November 2002 mit Verschlechterung im Juni 2003 geschildert hatte, ließ er sich meinen Impfpass zeigen. Er erklärte mir, dass das in Impfstoffen enthaltene organische Quecksilber die Giftigkeit von im Körper bereits vorhandenem Quecksilber in logarithmischer Größenordnung vervielfältigt.

Aufgrund dieser Erkenntnis habe ich die Elektrosensibilität bei Behringer als Impfschaden melden lassen. Die Antwort der Chiron/Vaccines Behring: „Die von Ihnen geschilderten Symptome wie Elektrosensibilität, Schlafstörungen, Kopfschmerz, Unruhe, Schüttelfrost, Kaltschweiß, Druck auf den Ohren und Ziehen in allen Zähnen einen Monat nach den oben genannten Impfungen sind nicht bekannt und nicht beschrieben. Ab November 2006 bis Juni 2010 habe ich insgesamt 26 DMPS-Metallausleitungen machen lassen. Nach 17 DMPS-Ausleitungen wurde Ende 2007 eine deutliche und stabile Besserung meiner Befindlichkeit erreicht. Dazu zähle ich die Unruhe. Es war als würde der mit der 2. Impfung „umgelegte Schalter" wieder in die richtige Position gerückt. Wegen Unverträglichkeits-Reaktionen auf DMPS habe ich inzwischen auf DMSA umgestellt. Es wird u. a. immer noch Quecksilber ausgeschieden.

Irgendwann verschwand das Ziehen in allen Zähnen. Seit April dieses Jahres hat sich der Schlaf wieder völlig normalisiert. Das Kurzzeitgedächtnis hat sich nicht verbessert, ist aber auch nicht mehr wesentlich schlechter geworden. Geblieben ist die Elektrosensibilität mit Druck vor allem auf

das linke Innenohr und die linke Gehirnhälfte in Abhängigkeit von der Stärke der magnetischen oder
elektromagnetischen Belastung. Deswegen bin ich auf eine
funkarme Umgebung angewiesen."

Ausgangsfall: Am 12.6.2010 stellte ich abends eine
eingebohrte Zecke am rechten Fuß zwischen großem und
dem nächsten Zeh fest. Die Zecke entfernte ich mit einer
Zeckenzange. Im Laufe des Abends schwoll der gesamte
rechte Fuß stark an, die Bissstelle zeigte Entzündungs-
zeichen.

Am nächsten Morgen suchte ich den ärztlichen Notdienst auf. Die dortige Ärztin impfte mich gegen Tetanus
und Diphtherie mit dem Impfstoff Td-Pur und empfahl, am
nächsten Morgen einen Bluttest beim Hausarzt
durchzuführen, um eine eventuelle Infektion mit Borreliose
festzustellen, sowie die dreiwöchige Einnahme eines Antibiotika. Mein FSME Impfschutz war vollständig.

Schon während der ersten Stunden nach der Impfung
bekam ich starke Schmerzen im geimpften Arm. Diese
Schmerzen hielten für mindestens 14 Tage in unverminder-
ter Stärke an, es trat Taubheitsgefühl und Kribbeln in den
Armen auf. Im Laufe der Zeit gingen diese Schmerzen vom
Arm auf den Nackenbereich und den BWS Bereich über. Die
Nacken und Schultermuskulatur fühlten sich zeitweise
ebenfalls taub an und wurden bretthart. Bewegung war nur
sehr eingeschränkt möglich und schmerzhaft. Starke Kopf-
schmerzen, die aus dem HWS Bereich hochzogen.
Bewegung im Arm und Schultergelenk waren nur unter
großen Beschwerden und nur eingeschränkt möglich.
Gleichzeitig hatte ich Schmerzen wechselnd in anderen
Gelenken, in den Knien, den Hüften, was ich auf eine evtl.

Borreliose schob. Die Schmerzen wanderten von Gelenk zu Gelenk und verschwanden wieder, was blieb, waren starke Schmerzen und Bewegungseinschränkungen im Nacken und BWS Bereich mit Schultergelenken.

Weiterer Verlauf: Bluttest Borreliose nach vierwöchiger Antibiotika Einnahme negativ. Weiterhin starke Schmerzen im HWS-BWS Bereich, Kribbeln in den Armen, Schmerzen beim Heben und Senken der Arme und bei ruckhaften Bewegungen, bei Bewegung des Kopfes. Schmerzen werden durch Ruhe besser, durch Bewegung schlimmer. Durch Hausarzt eingerenkt. Schmerzen werden danach nicht besser und im Laufe des Tages eher schlimmer. Bei einem Termin beim Orthopäden wurde die HWS und BWS geröntgt, aber es wurde keine Erklärung für Schmerzen gefunden. Dann Chiropraktik, eingerenkt… gegen Abend starke Zunahme der Schmerzen. Nachts sehr starke Schmerzen. Ich nahm darauf Medikament Dicla zweimal täglich ein. Schmerzen wurden besser, aber blieben. Der Hausarzt verordnet Therapie-Kombi aus Diclofenac, Kortison Spritzen und Mikrowelle zweitägig 3-mal. Fazit bis 5.8.2010: Schmerzen werden besser nach den Spritzen, aber zum Auslauf der Medikation jeweils wieder schlechter. Die Schmerzen im Nacken und BWS Bereich waren ständig vorhanden. Bewegungen in diesem Bereich und der Schultergelenke waren sehr schmerzhaft.

Der Hausarzt wurde gebeten, eine Impfschadensmeldung beim Gesundheitsamt zu machen! Die Meldung des Impfschadens beim Robert Koch Institut ist auch erfolgt, den zugesandten Fragebogen habe ich ausgefüllt und zurück geschickt.

Die Schmerzen und Beschwerden sind im Laufe der auf die Therapie folgenden Monate sehr langsam besser geworden und nach und nach wieder komplett zurückgegangen, so dass ich heute (nach 2 Jahren) wieder beschwerdefrei bin. Bei mir sind zuvor bis auf eine einmalige Hautreaktion bei einer FSME Impfung niemals

Impfreaktionen aufgetreten. Zudem war ich VOR der Impfung vollständig gesund.

Ich stand dem Impfen immer sehr positiv gegenüber, solcherart Nebenwirkungen habe ich nicht für möglich gehalten. Seit diesem Vorfall habe ich mich bis heute nicht mehr impfen lassen, sogar auf meine jährliche Grippeimpfung verzichtet. Ich werde auch in Zukunft wesentlich kritischer mit Impfungen umgehen.

3-fach Impfung

Impfstoffe: Revaxis, Boostrix, Covaxis, Infanrix.

Nebenwirkungen laut Beipackzettel (Revaxis):
Sehr häufig: lokale Reaktionen an der Injektionsstelle (Schmerz, Erytheme, Indurationen u. Ödeme, i. d. R. innerhalb von 48 Std. nach der Impfung u. 1-2 Tage anhaltend), Knötchenbild. am Injektionsort. Häufig: Schwindel, Übelkeit, Erbrechen, Fieber, Kopfschmerzen. Gelegentlich: Lymphadenopathie, Unwohlsein, Myalgien. Selten: Arthralgien. Aus Post-Marketing-Beobachtung: Sehr selten: Asthenie (Auftreten und Abklingen meist innerhalb weniger Tage), Grippe-ähnliche Symptome (meist am Tag der Impfung), systemisch allergische/anaphylaktische Reaktionen, Allergie-ähnliche Reaktionen wie Urtikaria, verschiedene Arten von Ausschlag und Gesichtsödeme. Potentiell mögliche Nebenwirkung: Guillain-Barré-Syndrom nach Gabe von Tetanustoxoid-haltigen Impfstoffen

Bis zum 26.07.2011 ging es mir gut. Dann bekam ich die Tetanusimpfung (bzw. so eine Breitbandimpfung gegen verschiedene Sachen) als Auffrischung nach 11 Jahren von Repevax. Mein Arm wurde nach einigen Stunden total heiß, es bildeten sich 2 extrem große Schwellungen. An sich kannte ich Schwellungen schon von vorherigen Impfungen, allerdings nicht in dem Ausmaß. Am nächsten Tag hatte ich Fieber (ca. 38°) und extrem starke Kopfschmerzen. Ich musste den ganzen Tag liegen und konnte gar nichts tun, ohne dass mir schwindlig wurde. Am 28.07.2011 war das Fieber wieder komplett weg. Ich habe nur Homöopathie, Belladonna C30 dagegen genommen. Allerdings waren die Kopfschmerzen noch einige Tage da. Zusätzlich bekam ich noch extrem starken Ausschlag an den Beinen, der ziemlich stark juckte und extrem nervig war. Aber auch das verschwand dann nach etwa 2 Wochen. Bleibende Schäden gab es glücklicherweise nicht.

Was mich total ärgerte ist, dass ich nicht über diese möglichen Nebenwirkungen aufgeklärt wurde, (die habe ich dann nach längerer Suche im Netz gefunden), denn dann hätte ich die Impfung nach meinen ganzen Hausarbeiten gemacht! Wieso bekommt man für jedes Medikament einen Beipackzettel, aber für die Impfung davor keinerlei Infos?

Bei meiner nächsten Impfung (Hepatitis A und B) im September 2011 habe ich die Ärztin gefragt, welche Nebenwirkungen da möglich sein können und ob ich da wieder komplett ausfallen könnte, aber sie meinte nur: "Ach, so schlimm wird es schon nicht. Wenn nicht, ruhen Sie sich aus und wenn es nach ein paar Tagen nicht weg ist, dann kommen Sie noch mal." Wieder wurden mir keinerlei Informationen zu möglichen Nebenwirkungen gegeben. Diesmal habe ich auch alles vertragen, allerdings lasse ich mich jetzt auch nur noch freitags impfen, um mich eventuell über das Wochenende hin auszukurieren.

2.Tag nach der Impfung bekam ich Kopfschmerzen, Halsschmerzen, leichtes Fieber und mir war insgesamt nicht wohl, d.h. wie benebelt. Bis heute ist mein Allgemeinzustand noch nicht wieder wie vorher.

Mein Hausarzt, der mich auch überhaupt nicht über evtl. Nebenwirkungen informiert hatte, meinte dazu, das hätte er überhaupt noch nicht gehört. Bei einem Hinweis von mir, dass diese Nebenwirkungen nach der Revaxisbeschreibung (Infoblatt der Herstellerfirma) nicht selten, sondern häufig vorkommen und ich eigentlich eine Aufklärung erwartet hätte, bekam ich zur Antwort "da hätte er ja viel zu tun, wenn er das auch noch alles lesen sollte"! Als Empfehlung gegen die Schmerzen soll ich Ibuprofen nehmen. Ich nehme sie und sie helfen mir zeitweise, aber mit Nebenwirkungen wie Verdauungsstörungen.

Eigentlich wollte ich nur eine Tetanus-Auffrischung und Revaxis hat mir erst mein Hausarzt angedreht. Ich hoffe nun täglich, dass es mir bald besser geht. Ich bin nun gegenüber Impfungen sehr sensibilisiert und habe auch im Freundeskreis zur Weihnachtszeit überall nach Problemen im Zusammenhang mit Revaxis - Impfungen gefragt und siehe da, von bisher fünf Befragten hat nur einer nicht gewusst, ob er Nebenwirkungen hatte und alle anderen haben auch z.T. ähnliche Nebenwirkungen gehabt wie ich.

Am 01.02.2012 wurde ich gegen Tetanus geimpft. Es war eine Kombiimpfung (Diphtherie / Tetanus / Keuchhusten), wie ich später erfuhr!

Autofahren war eine halbe Stunde danach nicht mehr möglich. Starke Schmerzen hielten bis 5 Tage nach der Impfung an. Als der Schmerz nachließ, begann ein Kribbeln im Oberarm mit Taubheitsgefühl. Dies erstreckte sich in einen Zeitraum von 8 Wochen bis zum Daumen und Zeigefinger. Der Schmerz kam immer wieder mal zurück. Außerdem fühlte ich mich ständig krank mit Schüttelfrost, Gereiztheit und Konzentrationsproblemen.

Ein Chirurg bestätigte das Impfproblem mit der Aussage: "Das kann 3 Monate andauern." Er sollte Recht behalten. Mittlerer Weile haben sich die Beschwerden zwar gebessert, habe aber immer noch Muskelprobleme bei starker Beanspruchung des Armes (z.B. Gitarre spielen). Aufgrund der Impfung habe ich schon fast acht Monate immer wiederkehrende Probleme mit dem rechten Arm.

Ich bin am 22.11.2011 aufgrund einer harmlosen Brandwunde mit Revaxis (Tetanus-Polio-Diphterie-Impfstoff) in den Oberarm geimpft worden. 10 Minuten später hatte ich ein furchtbares Kribbeln in der Hand des geimpften Armes. Im Laufe des Tages wurde mir heiß, ich bekam Atembeklemmungen und mein Arm und die Impfstelle fing an, zu schmerzen. Das mit der Beklemmung hörte nach zwei Tagen wieder auf. Am nächsten Morgen war meine Hand total krampfig, ich rief bei meinem Arzt an und die Arzthelferin sagte, dass das alles nach 2(!) Tagen vorbei sei. Nach 4 Tagen ging zum Arzt und musste mir erst einmal ein Statistikvortrag anhören vom Hausarzt und dann meinte er, wenn es nicht innerhalb 2 Wochen vorbei sei, müsse ich zum Neurologen. Eine Woche später ging es mir immer schlechter. Nach 2 Wochen schickte mich der Hausarzt zum Chirurgen, um abzuklären, ob sich ein Abszess im Oberarm gebildet hatte, war aber nicht so. Am nächsten Tag bekam ich ein Termin beim Neurologen, der machte mir ein NLG. Das war der erste Tag, an dem es mir besser ging. Aber durch diese Untersuchung wurde alles nur noch schlimmer und ich musste nachts furchtbar heulen vor Schmerzen.

Die Blutuntersuchung ergab nur eine kleine Erhöhung des Entzündungswertes. Dabei musste ich mir von der Arzthelferin erstmal anhören, dass ich so ein Geschiss mache um einen kleinen Pieks. Danach erfuhr ich erst durchs Fragen, dass ich eine Revaxis und keine reine Tetanusimpfung erhalten hatte. Nebenwirkungen wurden mir am Tag der Impfung nicht nur verschwiegen, nein ich wurde sogar von meinem Arzt angelogen! Drei Wochen lang hieß es, ich habe eine heftige Impfreaktion. In der vierten Woche hieß es, es sei eine allergische Reaktion. In der fünften Woche sagte der vertretende Hausarzt, dass dies doch eine Impfreaktion sei und verschrieb mir Rivanol. Von meinem Hausarzt bekam ich Ibuflam und Cetirizin und Fenistilsalbe, die alle nicht gescheit halfen. In derselben Woche ging ich zum Hautarzt wegen der Allergie, der sagte ich hätte eine Wundrose und ich musste Penicillin nehmen, die ich nach etwa 14 Tage nicht mehr vertrug. Zwischenzeitlich begann ich Tilidin zu nehmen, da ich vor Schmerzen kein Mensch mehr war. Am Ende behauptete der Hautarzt, dass ich geschwollene Lymphknoten um die Wundrose habe. Mein alter Hausarzt sagte, das glaube er nicht, und schickte mich noch mal zum Hautarzt und der sagte, ich hätte eine Pannikulitis und solle mich für Penicilininfusionen im Krankenhaus vorstellen. Dann kam mein Hausarzt auf die Idee, ich hätte eine Kältepannikulitis (Unterhautgewebsentzündung) durch das viele Kühlen mit den Gelkissen.

Hab aber den Hautarzt gefragt, ob das schädlich wäre, und der sagte immer nein! Zwischenzeitlich mache ich Quarkwickel drauf, was mir ein bisschen hilft. Habe nun eine Schiene gegen die Krämpfe und Schmerzen in der linken Hand bekommen, nehme zwischenzeitlich jeden Tag vier Tilidin und zwei Ibuflam gegen die Schmerzen. Und habe jetzt wieder eine Überweisung zum Röntgen der krampfigen Hand bekommen. War jetzt bei einer homöopathischen Ärztin, mal sehen, ob das Mittel mir jetzt hilft. Außer dem Kribbeln und der Wundrose habe ich nach über 11 Wochen immer noch Beschwerden.

Ziemlich genau 3 Wochen nach der ersten DTP-Impfung bekam mein damals 9 Monate alter Sohn offenbar keine Luft mehr, er wurde bewusstlos und war nicht mehr wach zu bekommen. Auch nicht durch sanftes Schütteln oder Tätscheln auf die Wange.

Die - Gott sei Dank - innerhalb von wenigen Minuten herbeigeeilte Hausärztin gab ihm eine Spritze mit Kortison, worauf sich seine Gesichtsfarbe vom Bläulichen wieder in eine normale Farbe änderte und er ziemlich sofort wieder wach wurde.

Danach entwickelte sich Pseudo-Krupp, der aber von der Kinderärztin nicht erkannt wurde und mit Asthma-Mitteln (Sultanolinhalationen) bekämpft werden sollte. Abgesehen davon hat sie auch nicht sagen wollen, was dem Kind fehlt. Keine Antwort, keine Diagnose. Obwohl sie Oberärztin an einer Universitätsklinik war.

Jedenfalls war mein Vertrauen in die konventionelle Medizin durch die inkompetente Ärztin schwer erschüttert.

Wir sind dann zu einer Homöopathin gegangen, die uns ein paar sehr gute Mittel gab, mit denen wir die häufigen Anfälle (bis ca. zum 6. Lebensjahr!!!) in Schach hielten. Jahrelang durchwachte Nächte in Angst, das Kind könnte wieder bewusstlos werden und ersticken... Im Kühlschrank hatte ich für Notfälle Kortisonzäpfchen, die wir aber glücklicherweise niemals einsetzen mussten.

Normalerweise hätten wir bei jedem Anfall mit dem Baby jeweils für eine Woche ins Spital müssen. Und das sechs- bis sieben Mal im Jahr.

Die Behandlung wäre auch im Krankenhaus im Notfall mit Kortison erfolgt, ansonsten nur zur Beobachtung.

Weil ich das nicht wollte - bis zu 7 Wochen pro Jahr mit einem Baby im Spital verbringen - hat uns diese sehr gute Homöopathin beigestanden. Tag und Nacht.

Mir wurde am 09.09.09 meine dritte Tetanus/Polio/xy in den linken Oberarm verabreicht. Am dritten Tag nach der Impfung bekam ich starke Schmerzen im Schulterbereich über den Oberarm, bis zum Handgelenk ausstrahlend. Die Schmerzen verstehen sich vom Gefühl wie eine Mischung aus starker Muskelkater und Verspannung. Nach einer Woche änderte sich nichts. Ich kühlte und cremte mit Voltaren. Paracetamol linderte die Schmerzen nicht. In der zweiten

Woche kam ein Schmerz wie eine Verkrampfung des Arms hinzu. Es begann wie ein einschlafendes Kribbeln von Schulter bis Fingerspitzen und dann verkrampfte der Arm. Die Verkrampfung hielt ca. 15 Sekunden an. Angeblich sollte es nur eine typische Nebenwirkung sein, die bei mir länger andauerte - laut Arzt soll alles nach 14 Tagen abklingen. Davon merkte ich wenig. Sobald ich den Arm nur zum Ankleiden anwinkeln möchte, schmerzte er in darauf folgender Ruheposition wie beschrieben.

Mir hat diese Impfung gesundheitlich drei Monate extrem zu schaffen gemacht. Ich konnte meine Selbstständigkeit als Gärtnerin nicht gerecht werden. Wirkliche Hilfe vom behandelten Arzt bekam ich nicht. Schmerztabletten wie Ibuprofen 600 konnten damals nichts ausrichten.

Geblieben sind mir Taubheitsgefühl im linken Zeigefinger und Kälteempfindlichkeit im linken Arm.

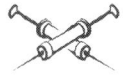

4-fach Impfung

Impfstoffe: Repevax, Tetravac, Infanrix + Hib, Boostrix Polio.

Nebenwirkungen laut Beipackzettel (Boostrix Polio):
Personen von 4-8 J.: Sehr häufig: Schmerzen, Rötung und/oder Schwellung an der Injektionsstelle, Fieber, Schläfrigkeit. Häufig: Reaktionen an der Injektionsstelle wie Juckreiz u. Verhärtung, ödematöse Schwellung der Gliedmaße, an der injiziert wurde, Appetitlosigkeit, Reizbarkeit, Kopfschmerzen. Gelegentlich: Übelkeit, Erbrechen. Sehr selten: hypotone-hyporesponsive Episode, Krampfanfälle, allergische u. anaphylaktische Reaktionen, Personen von 10-93 J.: Sehr häufig: Schmerzen, Rötung und/oder Schwellung an der Injektionsstelle, Mattigkeit, Kopfschmerzen. Häufig: Fieber, Reaktionen an der Injektionsstelle wie Juckreiz und Verhärtung, Wärmeempfindlichkeit, Unwohlsein, Magen-Darm-Beschwerden wie Bauchschmerzen, Übelkeit, Erbrechen. Gelegentlich: Schwindel, Arthralgie, Myalgie, Pruritus, ödematöse Schwellung der Gliedmaße, an der injiziert wurde. Sehr selten: allergische u. anaphylaktische Reaktionen, Erkrankungen des zentralen od. peripheren Nervensystems einschließlich aufsteigender Lähmungen bis hin zur Atemlähmung (z.B. Guillain-Barré-Syndrom).

Levinia hatte auf alle drei Teilimpfungen (Diphtherie-Tetanus-Polio-Keuchhusten) nie eine Reaktion mit Fieber..., aber leider bekam sie nach ein paar Wochen gleich Neurodermitis. Vorerst nur im Gesicht, dann am Rest des Körpers. Ich dachte zu diesem Zeitpunkt nicht an eine Impfreaktion, da ich selber als Kind Neurodermitis hatte. Zusätzlich spannte sie immer wieder ihren ganzen Körper an, das die Ärzte als normal abtaten. Es wurde immer schlimmer, bis wir dann, da war sie fast drei Jahre alt, die Diagnose Myoklonische Epilepsie bekamen. Festgestellt auf eigene Anforderung durch Langzeit EEG. Seither machen uns die Anfälle das Leben schwer. Nach dieser Diagnose entschlossen wir es, mit Homöopathie zu versuchen und nicht die verordneten Medikamente zu nehmen, da wir eigentlich gegen solche Bomben sind und unsere Krankheiten ganz gut mit Wickeln + Homöopathie heilen können. Wir hatten sehr gute Erfolge in diesem fast 3 / 4 Jahren.

Doch leider machte uns das Land Niederösterreich einen Strich durch die Rechnung. Sie hätte kein Recht auf einen Kindergartenplatz gehabt und wir wurden gezwungen, die Medikamente zu verabreichen. Es wurde uns sogar mit der Jugendwohlfahrt gedroht! Daraufhin bekam sie zuerst Convulex 3x 300mg und als das nicht die gewünschte Wirkung erbrachte noch Keppra 2x 400mg dazu. Leider veränderte sich Levinia sehr. Sie war immer sehr müde, der Speichel rann ihr einfach aus dem Mund und auch so war nicht recht viel anzufangen mit ihr. Die Anfälle am Tag veränderten sich nicht merklich und in der Nacht wurden sie ums 10-fache ärger. Wo sie vorher durchschlief, kam sie jede Nacht und hatte jede Minute einen Anfall und das bis zu vier Stunden lang. Mein Mann und ich wechselten uns schon mit dem Schlafen ab und die Ärzte sagten nur, wir müssen weiter machen. Wir waren am Ende.

Auf einmal kam unsere behandelnde Ärztin mit der Idee der Ketogenen Diät, die aber laut ihr sehr aufwendig und sehr anstrengend ist. Ganz egal, wir wollten diese auf jeden Fall versuchen. Der Termin der Einweisung wurde mit August 2009 vereinbart. Bis dahin hatten wir uns genauestens über die Diät informiert (Internet und Bücher). Leider wurde uns auch da alles sehr erschwert. Ich machte aufmerksam, dass meine Tochter keinen Käse mag und überall sogar in den Kakao wurde er rein gemischt, weil es anscheinend nicht anders ging...Ich lud mir schon meine Eltern zum Füttern ein, weil Levinia fast brechen musste bei dem Essen. Sie war schon am zweiten Tag in der Ketose und die Werte stimmten trotzdem nicht. Sie wurde Tag wie auch Nacht jede Stunde gestochen, weil sie das Essen total verweigerte. Ich bat, dass wir nach Hause fahren dürfen (wir hatten im Zimmer in der Nacht laut Babyphon 30°C) und sie konnte sich nicht aus dem Bett bewegen, weil sie ständig an irgendwelchen Infusionen hing. Da ich schon stechen gelernt und auch schon wusste, wie man Rezepte erstellt, dachte ich mir, das wird sicher kein Problem sein. Leider hörten auch hier die Ärzte nicht auf die Mutter, die ihr Kind am besten kennt, und es wurde mir verweigert und sofort ein normales Essen hergestellt, weil wir dann aufhören müssen.

Ich hatte zu diesem Zeitpunkt schon starke Migräne, wo sie mir Kopfschmerztabletten geben wollten. Wir wollten aber nur heim, einen normalen Tag mit Bewegung, baden und normalen Schlafrhythmus genießen. Ich war so verzweifelt, weil ich die Diät ja machen wollte, aber auf unsere Art, dass mein Mann wirklich die Ärztin beschimpfte…Auf einmal ging alles, sie ließen uns auf „Urlaub" in der Früh nach Hause und wir kamen am Abend zum Schlafen wieder rein und siehe da, Levinia aß zuhause alles, was ich ihr zubereitet habe, sie konnte schaukeln, Mittagsschlaf halten… und die Werte passten am Abend perfekt. Schon nach zwei Wochen merkten wir, dass sie Levinia gut tut. Sie fing an, mehr zu reden… Darauf hin wollten wir natürlich so schnell wie möglich mit den Medikamenten aufhören, was laut Ärzte auch nicht so schnell geht, weil man die Diät schon mindestens ½ Jahr machen muss…Wir machten Druck und verminderten die Gabe laufend auch ohne Wissen der Ärzte, die trotz Bluttest es nicht bemerkten, dass sie z.B. Keppra gar nicht mehr bekam. In der darauf folgenden Zeit probierten wir von Reiki, über Zimmertausch, Osteopathie, Pendeln… alles aus, was ich nur so erfahren habe. Leider hatten wir mit keinem wirklichen Erfolg. Wir probierten es mit einem anderen Homöopathen, der leider in 1 ½ Jahren keinen Erfolg erzielen konnte. Er kam mir auch ein wenig überfordert vor und wir waren nicht auf einer Wellenlänge, trotzdem wollte ich ihm eine Chance geben. Mittlerweile bin ich bei meiner ersten Homöopathin angelangt. Wir haben uns auch entschlossen, die Diät aufzuhören, da die Ärzte damals gesagt haben, dass man nach 2 ½ Jahren versuchen kann, es aus zu schleichen.

Levinia ist in der Entwicklung weit zurück geblieben. Sie geht in die erste Klasse Sonderschule. Sie hat große Probleme, sich etwas zu merken, ist aber ein sehr lebenslustiges Mädchen, die gerne lacht, tanzt und sich sehr viel bewegt, wie Trampolin hüpfen, schaukeln...Mittlerweile kann sie sich gut verständigen, aber nur mit 2-3 Wortsätzen. Seid einem Jahr hat sie einen kleinen Bruder, der ihr sehr gut tut. Dem sie viel lernen kann, wie z.B. gerade, die ersten Wörter. Sie schläft auch wieder durch, braucht die Türe aber einen Spalt offen. Sie ist trotzdem sehr lernwillig und hat ein sehr liebenswertes Wesen. Seid ihren Anfällen hat sie einen Tick. Sie sucht sich immer kleine Dinge, wie z.B. Zweige, Playmobilmännchen, die sie in ihren Fingern drehen kann. Dabei verliert sie sich ganz in ihre Welt. Noch dazu verkrampft sie dabei die andere Hand total. Für sie ist das wie eine Sucht oder Befriedigung. Sehr schwer abzugewöhnen! Vor dem Bett gehen und auch zwischendurch will sie überall fest gekratzt werden.

Im Dezember 2011 wurde ich mit dem Impfstoff Repevax (Polio, Diphtherie, Tetanus und Keuchhusten) geimpft. Auf mögliche Nebenwirkungen seitens des Arztes wurde nicht hingewiesen. Nach ca. 1 Woche fingen folgende Symptome an:

Nackensteifigkeit (und diese extrem), Gliederschmerzen, Augenschmerzen, Bluthochdruck (hatte immer 120/80, nach der Impfung: 160/100), Kopfschmerzen, Hautausschläge, Nasenbluten. Am Hinterkopf hatte ich ein fürchterliches Brennen und "Wuseln".

Auch tat mir die Impfstelle weh, war geschwollen und ich konnte meinen Arm schlecht bewegen. Soviel zu meinen körperlichen Symptomen. Zu meiner psychischen Verfassung möchte ich folgendes ausführen: Ich war vor der Impfung ein sehr fröhlicher und agiler Mensch, danach machte ich mir Sorgen um meine Gesundheit, auch haben meine Eltern und meine Freunde sich Sorgen gemacht, was mir leid tat, aber ich konnte es nicht ändern.

Ich war dreimal im Krankenhaus und wurde lumbal punktiert (die Lumbalpunktion tat an sich nicht weh, jedoch die Zeit danach war ein Horrortrip, ich hatte Kopfschmerzen übelster Art (das Hirnwasser bildete sich wieder und dies bereitete mir die Schmerzen). Ich wurde daraufhin von einem sehr groben Arzt im KH am Hals infiltriert wegen den Kopfschmerzen, was enorme Schmerzen mit sich gebracht hat. Ich konnte nicht zur Arbeit gehen, und jegliche Frage meinerseits nach Impfschäden, wurde von den Ärzten sofort verneint und sogar unter Protest verneint! Diese Tatsache hat mich sehr wütend und traurig gemacht, dass man nicht ernst genommen wird und einem die Ärzte nicht zuhören. Jetzt geht es mir, Gott sei Dank, wieder gut, es hat aber so 5 Monate gedauert, bis ich das Gröbste überstanden hatte. Das sind 5 Monate meines Lebens voller Schmerzen und Qualen. Und nun frage ich, hat das alles sein müssen? Ich glaube, es geht hier nicht um die Gesundheit der Menschen, sondern um Profitgier der Pharmaindustrie und auch anderer Beteiligter. Leider ist es so. Das absolute "Highlight" war aber das Gesundheitsamt. Dort schilderte ich einer zuständigen Dame meine Krankheitsgeschichte, das einzige was sie sagen konnte war: "Na ja, sie haben ja mitgemacht und zugestimmt". Ich hatte das Gefühl, man wolle mich auf die "Schippe nehmen". Unglaublich. Keiner will Verantwortung übernehmen. So sieht leider die Wahrheit aus.

5-fach Impfung

Impfstoffe: Pentavac, Infanrix-IPV+Hib, Infanrix penta, Pediacel.

Nebenwirkungen laut Beipackzettel (Pentavac):
Häufig: Appetitlosigkeit, Nervosität (Reizbarkeit), Schlafstörungen, Schläfrigkeit (Benommenheit), Verhärtungen, Fieber ≥38°C, Durchfall und Erbrechen. Gelegentlich: Fieber ≥39°C und lang anhaltendes, unstillbares Schreien. Selten: Fieber ≥40°C, Exantheme und Urtikaria, Krämpfe und hypoton-hyporesponsive Episoden sowie isolierte Muskelhypotonien; nach Gabe von Haemophilus influenzae Typ b-Konjugatimpfstoffen ödematöse Reaktionen der unteren Gliedmaßen. Hierbei traten innerhalb der ersten Stunden nach der Impfung Ödeme mit Zyanose oder transienter Purpura auf, die sich schnell und spontan und ohne Folgen zurückbildeten. Nach Gabe von Tetanustoxoid: Plexus-brachialis-Neuritis, Guillain-Barré-Syndrom.

Unsere Tochter (damals genau 2 Monate) bekam die 5-fach Impfung. Fast genau 24 Stunden nach der Impfung (ich erinnere mich, dass sie um 11 Uhr etwa geimpft wurde) begann mein Kind zu schreien. Sie wurde früh morgens wach (5/6 Uhr), fing dann am Vormittag das Schreien an und brüllte wirklich nur mit kurzen, vielleicht zehn- bis fünfzehnminütigen Pausen. Sie hatte auch erhöhte Temperatur (kann leider keine genauen Angaben mehr machen). Ich gab ihr nachmittags ein Paracetamol-Zäpfchen. Allerdings zeigte dieses keine Wirkung. Ich rief gegen 18 Uhr den Kinderarzt an. Der riet mir, nochmals ein Paracetamol zu geben. Als gegen 20 Uhr (Bettgehzeit-Einschlafstillen) der Spuk immer noch kein Ende hatte und sie sich auch durch Einschlafstillen nicht zum Ruhe geben bewegen ließ, rief ich nochmals den Kinderarzt an. Der ließ uns in die Kinderarztpraxis kommen. Im Auto schlief das

Kind dann gegen 21 Uhr ein, nachdem sie 15 Stunden überhaupt nicht geschlafen hatte und 12 Stunden "durchgebrüllt" hatte.

In der Kinderarztpraxis war sie allerdings sehr schnell wieder wach. Der Kinderarzt untersuchte sie, konnte aber nichts feststellen. Er deutete dies als Nebenwirkung des Keuchhusten-Impfstoffes mit dem Kommentar "So etwas gebe es öfter".

Bleibende Schäden sind in meinen Augen nicht geblieben, aber wer weiß wirklich, ob nicht irgendetwas darauf zurückzuführen ist.

Unser Kind wurde im April 2006 in der 27 SSW geboren. Der errechnete Geburtstermin wäre im Juli 2006 gewesen. Nach langem Überlegen und Warnungen der Hebamme haben wir das Buch Impfen Pro und Contra von Dr. Hirte gelesen. Darin steht, dass man das Kind erst im Laufalter gegen Tetanus impfen sollte.

Wir haben uns dann jedoch für die 5-fach Impfung - Infanrix - HIB entschieden, die wir erst im April 2007 impften.

Damals war unsere Tochter 13 Monate alt - wäre aber laut errechnetem Geburtstermin erst 10 Monate alt gewesen. Nach der Impfung bildeten sich Knoten an der Impfstelle. Die Körpertemperatur stieg leicht an. Im Juli 2007 kam die 2. Impfung. 3 Wochen nach der Impfung hatte meine Tochter eine Lungentzündung mit Fieber 40,8 C.

Wir ließen uns im Krankenhaus aufnehmen, da sie total apathisch war. Sie wurde 10 Tage mit Antibiotikum behandelt. Wir waren 10 Tage stationär und es ging ihr dann besser.

Leider haben wir dann noch die 3. Impfung geimpft, da

wir dachten (nach Dr. Martin Hirte), dass erst nach der 3. Impfung eine ausreichende Immunisierung besteht. In den folgenden 3 Monaten hatte meine Tochter 3-mal Krupp Husten, den wir nur homöopathisch behandelten und der nachts bei kalter feuchter Luft viel besser wurde. Daraufhin haben wir das Impfen sofort abgebrochen. Mein Kind wurde seit August 2007 gar nicht mehr geimpft.

Nun ist meine Tochter 6 Jahre alt. Seit sie nicht mehr geimpft wurde, war nicht mehr schwer krank. Natürlich die gängigen Infektionskrankheiten wie Scharlach oder Magendarm Virus etc., die wir aber immer gut behandeln, wenn möglich homöopathisch.

Seit den Impfungen ist mir aufgefallen, dass mein Kind sehr zappelig, unausgeglichen, verwirrt, unruhig, angespannt, sogar verhaltensauffällig ist (ADS Züge). Das beunruhigt mich sehr, da ich die Impfungen vermute.

Mein nächstes Kind, das im März 2009 geboren wurde, ist gar nicht geimpft, hat keine Fluor Tabletten bekommen, sowie nur zweimal die Vitamin K Gabe.

Dieses Kind ist mittlerweile 3 Jahre alt und vom Verhalten total ausgeglichen, ruhig und zuverlässig, entspannt. Wir sind nun totale Impfgegner geworden und impfen gar nicht s mehr.

Mein Mann und ich haben uns viel Gedanken um das Thema "Impfen" gemacht. Die Kinderärztin unserer Tochter sprach uns auch in ihrem Alter von 2 Monaten darauf an. Sie erklärte uns alle guten Seiten einer Impfung und machte uns ein schlechtes Gewissen, als wir davon noch Abstand halten wollten. Wir ließen uns dann doch überreden, sie mit 4 Monaten das erste Mal impfen zu lassen (5-fach, Pentavac). Die 2. und 3. Impfung folgten jeweils 6 Wochen später.

Nachdem sie die ersten beiden recht gut vertragen hat, bekam sie nach der dritten Impfung nach einiger Zeit einen Ausschlag auf der Schulter. Diesem haben wir anfangs wenig Beachtung geschenkt, geschweige denn, mit der Impfung in Verbindung gebracht. Selbst in ihrem jungen Alter von 8 Monaten konnte sie sich dann schon richtig blutig kratzen und wir wussten schon gar nicht mehr, welche Creme wir noch ausprobieren sollen. Die Kinderärztin meinte nur, dass wir "pflegen, pflegen, pflegen" sollten. Da der Ausschlag immer schlimmer wurde (er wuchs auf eine handtellergroße Größe) und wir von der Ärztin keine Hilfe erfahren haben, wandten wir uns an eine Heilpraktikerin. Sie diagnostizierte eine Eiweissunverträglichkeit, also eine Nebenwirkung des Impfens. Nach der Ausleitung ging es ihr bedeutend besser. Ein halbes Jahr nach der Impfung war der Spuk vorbei. Als wir die Kinderärztin darauf ansprachen, war ihre Reaktion sehr heftig: "Es ist alles Quatsch, was uns da erzählt werden würde und wir wollten das Geld besser investieren und es kommt schon häufig vor, dass Kinder auf Eiweiß reagieren." Leider hat sie daraufhin nie auch nur irgendeine Untersuchung vorgenommen.

Die letzte Auffrischungsimpfung erfolgte erst zu ihrem 2. Geburtstag. Zwei Tage später waren wir auch gleich wieder bei der Heilpraktikerin zum Ausleiten. Das war auch gut so, die Einstichstelle war schon riesig geschwollen und ganz heiß. Weitere Impfungen haben wir nicht vorgenommen.

Unsere Kinderärztin bedrängt uns immer wieder, Impfungen vornehmen zu lassen, doch wir lassen uns jetzt nicht mehr so überrumpeln!

6-fach Impfung

Impfstoffe: Infanrix hexa, Hexavac.

Nebenwirkungen laut Beipackzettel (Infanrix hexa):
Sehr häufig: Schmerzen, Rötung u. Schwellung an der Injektionsstelle, Fieber, Appetitlosigkeit, Abgeschlagenheit, Schläfrigkeit, Reizbarkeit. Häufig: Reaktionen an der Injektionstelle, ungewöhnliches Schreien, Unruhe, Bronchitis, Husten, Rhinitis, Hautausschlag, Dermatitis, Konjunktivitis, Durchfall, (Gastro-) Enteritis, virale Infektionen, Candidose, Otitis media, Infektionen der oberen Atemwege, Pharyngitis. Gelegentlich: diffuse Schwellung der Extremität, an der die Injektion vorgenommen wurde, mitunter unter Einbeziehung des angrenzenden Gelenks, Mattigkeit, Ekzeme, Bronchospasmus, Somnolenz, Laryngitis, Stridor, Bauchschmerzen, Erbrechen, Verstopfung, Infektionen.
Symptome, die in der Post-Marketing-Surveillance beobachtet wurden: allergische Reaktionen (inkl. Pruritus/Hautausschlag), anaphylaktoide Reaktionen (inkl. Urtikaria), Krampfanfälle mit und ohne Fieber, Kollaps od. schockähnlicher Zustand (hypotone-hyporesponsive Episode), Verhärtung, Induration, Schwellung der gesamten Extremität, an der die Injektion vorgenommen wurde. Die Reaktionen klangen nach durchschnittlich 4 Tagen ab. Sehr selten wurde über Thrombozytopenie nach der Verabreichung von Hepatitis-B-Impfstoffen berichtet.

Mein Sohn ist als Frühchen (33.SSW) auf die Welt gekommen. Er hat sich bis vor der 1. Impfung wunderbar entwickelt. Er wuchs und nahm gut zu. Seine Haut war allerdings von Geburt an recht trocken (er hatte über meine Milch - aufgrund einer Infektion meines Notkaiserschnittes - Antibiotika aufgenommen. Seine Darmflora war damit von Anfang an nicht in Ordnung und konnte sich auch nicht ganz von selbst gut entwickeln).
Anfang 2004 erhielt mein Sohn mit 3,5 Monaten seine 1.

Impfung (Hexavac). In Folge dessen konnte ich ein Unwohl-sein bei ihm feststellen (wie es immer so schön heißt: >dies ist zu erwarten<). Jedoch stellte ich auch fest, dass er nicht mehr gut trank.und nur noch schlecht zunahm. Nach der 2. Impfung ging die Katastrophe los. Seine bislang trockene Haut verwandelte sich in eine offene, entzündete Land-schaft. Vor allem war das Gesicht betroffen. Er wuchs nicht mehr. Er nahm nicht mehr zu. Ich stillte ihn nach wie vor, aber er trank nur noch so viel, wie er minimal benötigte – offensichtlich merkte er instinktiv, dass er die Milch nicht vertrug. Meine immer wiederkehrenden Fragen, ob mein Kind vielleicht auf die Nahrung, die ich zu mir nahm und als Muttermilch an ihn weitergab, allergisch geworden war, wurden von ärztlicher Seite stets verneint.

Als mein Kind ein halbes Jahr alt war, vorher über viele Wochen zwischen Mitternacht und 5 Uhr morgens schlecht schlief - sein Juckreiz war so schlimm - bekam er eine solch heftige Superinfektion, dass er ins Krankenhaus musste. Zu diesem Zeitpunkt war er knapp 5 kg leicht. Er wurde wäh-rend des einwöchigen Krankenhaus-Aufenthaltes mit Cortisonsalbe behandelt. Ich hatte mich ungern auf die Therapie eingelassen, wusste ich doch, dass sie die Ursache nicht beheben würde. Aber als mir der damalige Chefarzt der Rabensteiner Hautklinik drohte, dass ich mich – wenn ich mich nicht auf die Kortisonbehandlung einließe - wegen Körperverletzung meines Kindes verantworten müsste, hatte ich keine andere Wahl. 36 Stunden nach Entlassung aus dem Krankenhaus sah mein Kind schlimmer aus als je zuvor. Nun wollte mein Kind rein gar nichts mehr zu sich nehmen – ich als Mutter hatte auf einmal Angst, dass er sterben könnte.

Zum Glück hat mich eine kompetente Ärztin nach dieser Farce in eine Klinik überwiesen, in der der Haut ohne Kortison, aber mit einer Nahrungsmittelumstellung begegnet wurde. Denn ganz offensichtlich hatte mein Kind nach der Impfung starke Allergien auf diverse Nahrungs-

mittel entwickelt. Mit der einhergehenden Ernährungsum-
stellung meinerseits besserte sich der schlimme Zustand
meines Kindes rasch. Wir blieben 9 Wochen im Krankenhaus. In dieser Zeit konnte ich mich ein wenig erholen und
mich von kompetenten Fachleuten über die künftige
Ernährung meines Kindes eingehend informieren und beraten lassen. Mit 1,5 Jahren sah er weitestgehend erschei-
nungsfrei aus. Allerdings hat mein Sohn aufgrund der
fehlenden Bewegung in den Monaten nach den Impfungen
Bewegungsabläufe, die Babys spielerisch absolvieren,
verzögert nachgeholt. Bis heute hält die Entwicklungsverzögerung an. Dies hat diverse Auswirkungen auf sein
Lernen.

Ich mache mir große Vorwürfe, dass ich ihm damals so
unbedacht die 6fach-Impfung geben lassen habe. Was ihm
seitdem geholfen hat, waren homöopathische Behandlungen. Er verträgt keinerlei herkömmliche Medizin. Ich habe
erst vor kurzem erfahren, dass damals (um 2004) ganz speziell die Hepatitis-Impfung in einer Probephase war und
diese nachweislich ein Auslöser für Allergien ist. Gern
würde ich >kleine Person< den >Pharmakonzernriesen<
wegen Körperverletzung verklagen. Aber er ist ja unantast-
bar. Wenn es eine Organisation gibt, die solche Absichten
unterstützt, würde ich sie gern kontaktieren.

Was habe ich gelernt? Ich würde mein Kind nie wieder
unbedacht und vor allem nicht vor Vollendung des 1.
Lebensjahres impfen lassen. Und wenn, dann nur ganz aus-
gewählte Impfungen.

Sie wurde am 18.12.2011 im Alter von 9 Monaten geimpft.
Ich wollte eigentlich nicht impfen lassen. Sie hat sich jedoch
den Fuß verbrannt und meine Kinderärztin hat mich regel-

recht damit überrumpelt.

Angefangen hat es dann am 1.1.2012 mit einer Mittelohrentzündung und 40 Grad Fieber. Anschließend am
1.2.2012 um ca. 19.30 hatte sie einen Fieberkrampf, worauf
wir die Rettung riefen. Am 2.2.2012 um ca. 2 Uhr früh hatte
sie noch mal einen Fieberkrampf. Wir waren eine Woche im
KH, alles was nur ging, wurde durchgecheckt, sie hatte
weder Husten, Schnupfen oder sonst irgendwas. Wir sind
dann entlassen worden mit der Diagnose "kryptogener bak-
terieller Infekt"

Mitte März, also kein Monat später, waren wir wieder
im KH - RSV - den hatten wir übrigens dieses Jahr im März
auch schon wieder inkl. Lungenentzündung

Dazwischen war sie auch immer wieder krank, immer
ein paar Tage mit 40 Grad Fieber. Sie fängt sich wirklich
jedes kleinste Ding ein. Probleme mit der Haut hat sie
ebenso.

Ich gebar im Alter von 29 Jahren meine (zweite) Tochter im
Mai 2001 nach einer problemlosen Schwangerschaft.

Die Geburt verlief ebenfalls problemlos; die Soforttests
und die Früherkennungsuntersuchungen U1 bis U4 waren
alle durchschnittlich bzw. in Ordnung. Das Kind wurde 12
Monate gestillt, davon 6 voll.

Im August 2001 bekam sie die erste Verabreichung der
üblichen 6-fach Impfungen: Hexavac. Im September 2001 die
zweite Gabe: Hexavac. Am 1. November 2001 die dritte
Gabe: Hexavac. Jedes Mal bekam Sie nach der Impfung
binnen weniger Stunden hohes Fieber und war über mehrere Tage auffällig müde.

Die Entwicklung verlangsamte sich auffällig nach jeder
Impfung. Entwicklungsrückschritte traten auf (z.B. das "um-

drehen" wieder "verlernt"). Als Mutter bemerkte ich im Vergleich mit anderen Müttern, dass mein Kind auffällig ruhig war und sich von allein kaum bewegte.

Bei der U5 im Dezember 2001 bemerkte der Kinderarzt eine Fehlstellung im Schulter-Nacken- Bereich.

Bei der U6 im April 2002 fiel die Bewegungsarmut des Kindes stark auf. Im Dezember 2002 erfolgte ein Krampfanfall im Schlaf. Bei der U7 im Juni 2003 wurde neben dem Krampfanfall auch vermerkt, dass sie erst mit fast 2 Jahren laufen konnte.

Im Juli 2002 wurde die Masern/Mumps/Röteln 3-fach Impfung gegeben: Priorix. Danach erneut viel Schlaf, in Wachphasen unruhiges Kind, Bewegungsarmut.

Als Mutter fiel mir auf, dass meine Tochter häufig für längere Zeit an die Wand oder in den Himmel starrte. Der Begriff Absenzen war mir bis dahin unbekannt. Es gab und gibt keine weiteren Epilepsie Fälle in der Familie. Im April 2005 die letzte 6-fach Impfung im Rahmen der U8 Untersuchung. Hexavac. Auffällige motorische Ungeschicklichkeit, Aussprachestörungen. Es wurden keine weiteren Impfungen mehr durchgeführt. Weiterhin Absenzen. Im Alter von 8,5 Jahren traten dann gehäuft Grand-Mal Anfälle auf. Mit 9 Jahren konnte die Occipital-Epilepsie diagnostiziert werden. Das Kind bekommt noch immer täglich Medikamente und ist nicht gänzlich beschwerdefrei.

Mein Sohn hatte bis zum 12.06.2001 eine normale Entwicklung, konnte sich umdrehen, nahm Spielsachen in die Hand und spielte mit seinen Füssen. Da wir vor der Impfung uns mit kritischer Lektüre befasst haben, wollten wir die Impfung verweigern. Die Kinderärztin hat uns große

Vorwürfe gemacht und meinte, wir wären schlechte Eltern. Das Kind würde uns Zeit seines Lebens Vorwürfe machen. Leider willigten wir ein.

4 Stunden nach der Impfung schrie er, wie nie zuvor. Das Schreien war unstillbar und der Kleine krümmte sich wie unter Schmerzen zusammen. Ab dem nächsten Tag lag er wie ein Brett da: Er hob seine Beine nicht mehr, und drehte sich nicht mehr um. Auch konnte er keine Gegenstände mehr in die Hand nehmen.

Bis zum Alter von 1 1/2 Jahren drehte er sich nicht selber um. Laufen lernte er erst mit 2 Jahren. Heute ist er 7 Jahre und hat den Entwicklungsstand eines 4 jährigen und muss eine Sonderschule besuchen.

Ich kann nicht eindringlich genug alle Eltern warnen, den Ärzten nicht blindlings zu vertrauen. In unserer Familie gibt es keine Impfungen mehr!!

Unser Sohn wurde erstmalig im Alter von 4 Monaten 6-fach geimpft. 8 Stunden nach der Impfung zeigte er ohne Fieber einzelne Myokloni (Zuckungen) über einen Zeitraum von 3-4 Stunden, zunächst im minütlichen Abstand, dann im 10-Minutentakt. Nach der zweiten 6-fach-Impfung im Alter von 5 Monaten hatte unser Sohn wiederum ohne Fieber einen generalisierten Krampfanfall mit einer Dauer von 5-10 Minuten.

Inzwischen hat sich herausgestellt, dass unser Sohn das „Dravet-Syndrom" hat. Unser Sohn ist geistig behindert und hat vielfältige Beeinträchtigungen. Insgesamt hatte er in seinem nun knapp 7 Jahre dauernden Leben fast 500 epileptische Anfälle erleiden müssen, darunter auch einige Male einen „Status epilepticus". Die Epilepsie erscheint derzeit therapieresistent, auch bezüglich der geistigen Entwicklung sind die Prognosen sehr negativ. Er wird wohl dauerhaft ein Pflegefall bleiben.

Dem Antrag auf Anerkennung als Impfschaden wurde stattgegeben. Als Impfschaden wurde anerkannt: „Anfallsleiden bei Gendefekt, Entwicklungsrückschritt geistiger und körperlicher Art, Verhaltensauffälligkeiten". Der Grad der Schädigungsfolgen ist inzwischen mit 100 % anerkannt. Trotz der offiziellen Anerkennung als Impfschaden wird dies bei vielen Ärzten weiterhin belächelt, da aus Sicht dieser Ärzte der Gendefekt (SCN1A-Mutation) bereits zuvor vorhanden war und auch ohne Impfung die Epilepsie ausgebrochen wäre. Bei der den Impfschaden begutachtenden Ärztin (und auch im Überprüfungsverfahren) haben wir jedoch erfolgreich argumentiert, dass es auch Menschen mit SCN1A-Mutation gibt, die keine Epilepsie bekommen und es somit noch eine(n) weitere(n) Auslöser bzw. Ursache geben muss. Und als diese(r) Auslöser / Ursache wurde dann bei unserem Sohn aufgrund der sehr engen zeitlichen Zusammenhänge die Impfung als wahrscheinlich (es spricht mehr dafür als dagegen) gesehen.

Wir sind nicht generell Impfgegner. Jedoch haben wir das Gefühl, dass auch den Ärzten (bewusst) zu wenige Informationen über die möglichen Gefahren des Impfens gegeben werden. Uns ist deshalb vor allem auch wichtig, dass die impfenden Ärzte über die Risiken besser informiert werden.

Mumps-Masern-Röteln (MMR)

Impfstoffe: Priorix, M-M-RVAX-PRO.

Nebenwirkungen laut Beipackzettel (Priorix):
In klinischen Studien häufig Nervosität, Hautausschlag, gelegentlich ungewöhnliches Schreien, Fieberkrämpfe, Parotisschwellung, Durchfall, Erbrechen, Appetitlosigkeit, Schläfrigkeit, Schlaflosigkeit, Virusinfektionen, Otitis media, Pharyngitis, Infektionen der oberen Atemwege, Schnupfen, Bronchitis, Husten, Lymphadenopathie, selten Unwohlsein. Nach Markteinführung sehr selten Arthralgie, Arthritis, allergische Reaktionen einschließlich anaphylaktische Reaktionen, Kawasaki-Syndrom, Meningitis, transverse Myelitis, Guillain-Barré-Syndrom, periphere Neuritis, Enzephalitis, Thrombozytopenie, Thrombozytopenia purpura, Erythema multiforme. Einzelfälle von mumpsähnlichen Erkrankungen mit verkürzter Inkubationszeit und vorübergehende Hodenschwellung.

Meine Tochter (damals 3 Jahre alt) hatte nach der Impfung ständig starke Bauchschmerzen. Einige Wochen später kam dann extreme Schlappheit und viel Durst dazu. Dann fing sie plötzlich an, einzunässen und war sehr oft aggressiv. Am 19.09.06 hat der Arzt dann auf mein Drängen hin einen Urintest gemacht und Diabetes Typ 1 festgestellt. Wir mussten dann zwei Wochen ins Krankenhaus, um das Spritzen und Messen zu lernen. Meine Tochter muss jetzt 4-mal am Tag Insulin gespritzt bekommen, was für uns alle sehr schwer ist. Der Hausarzt würde natürlich niemals zugeben, dass der Diabetes durch die Impfung gekommen ist, aber ich bin mir 100% sicher und bereue es sehr, dass ich geimpft habe.

Bisher hatte ich nie gesundheitliche Beeinträchtigungen oder sonstige Nebenwirkungen nach dem Impfen an mir bemerkt. Generell gehöre ich eher zu den robusteren Typen, die generell selten unter Nebenwirkungen o.ä. leiden. Daher war ich auch immer sehr aufgeschlossen, was das Impfen betrifft. Bis vor einigen Monaten, als ich mich von meiner Frauenärztin "überreden" ließ, mich nochmals einer Mumps-Masern-Röteln Impfung zu unterziehen. Ein Jahr zuvor, war von einer anderen Ärztin festgestellt worden (bzgl. Kinderwunsch), dass meine Antikörper gegen den Rubellavirus ausreichend vorhanden sind. Auch hatte ich bereits eine Mumpserkrankung im Kindesalter und wurde im Kindesalter insgesamt 3 x gegen das Masernvirus geimpft. Trotzdem verunsicherte mich die Ärztin bzgl. "Gefahr im Falle einer Schwangerschaft" so, dass ich der Impfung mit dem Impfstoff "Priorix" zustimmte. Ich hatte bisher ja auch nie schlechte Erfahrungen mit Impfungen gemacht...

Schon unmittelbar nach der Impfung hatte ich eine starke Schwellung an der Impfstelle mit Rötung und Schmerz bei Berührung. Das "Bauchgefühl" nach der Impfung war schlecht und ich vermutete, dass irgendetwas nicht stimmte, ohne genaues sagen zu können. Ich war um die Zeit des Impfens Zuhause und hatte weder Stress noch körperliche Anstrengung, trotzdem ging es mir danach nicht gut und ich war extrem nervös und unruhig. Nach 10 Tagen begann dann plötzlich extremes Krankheitsgefühl. Schüttelfrost und hohes Fieber. Starke Gliederschmerzen. Ich vermutete zuerst Grippe. Am 13. Tag stärkste Schwellungen im Lymphbereich/Hals. Extreme Rachenentzündung und starke Schmerzen. Die Vermutung war dann Scharlach, aber das war es nicht. Der Hausarzt mutmaßte zwar bereits eine Impfreaktion, wollte es aber nicht unter Impfschaden deklarieren. Am 14. Tag entstanden juckende kleine rote Flecken hinter den Ohren und an den Händen und am Rücken. Zeitgleich traten brennende Schmerzen an den

Fußsohlen auf, die das Gehen kaum noch möglich machten. Das Krankheitsgefühl dauerte ca. 3 Wochen, danach trat die Besserung nur langsam ein.

Während der Zeit bemerkte ich starke Unruhe, Nervosität und Reizbarkeit an mir. Nachdem die Besserung eintrat und ich wieder einigermaßen gehen konnte, stellte sich ein Knacken im rechten Kniegelenk ein. Ich vermutete zuerst, dass es sich auf Grund der längeren Immobilität bald wieder bessern würde, aber das ist nicht der Fall. Ich bin überzeugt davon, dass dieses Knacken im Kniegelenk ebenfalls mit dieser ganzen Impfgeschichte im Zusammenhang steht. Seit der Impfung ist nun ein gutes halbes Jahr vergangen. Ich fühle mich immer noch nicht so fit wie ich zuvor war, bin oft extrem schnell müde, schnell gereizt und lärmempfindlich. Eine Impfung gegen Hepatitis A und B, welche mir die Ärztin als "unbedingt notwendig" bei Kinderwunsch und Schwangerschaft "empfehlen" wollte, lehnte ich ab. Ich für mich werde es mir sehr genau überlegen, ob und wenn ja für was ich mich überhaupt noch einmal impfen lassen werde. Auf Grund der eigenen Erfahrung stehe ich dem inzwischen sehr kritisch gegenüber. Bei einem eigenen Kind werde ich Impfungen -Stand heute- definitiv ablehnen. Nachdem ich mich schon so angeschlagen fühlte und fühle, möchte ich nicht wissen, was der Impfstoff / die Impfung(en) bei einem Kind auslösen kann.

Unser Kind ist sehr lebhaft und fröhlich. Fünf Tage nach der Impfung gegen Masern, Mumps, Röteln mit dem Impfstoff Priorix begannen starke psychische Veränderungen. Sie hatte nächtliche Wein- und Schreiattacken und ließ sich in diesem Zustand nicht beruhigen. Diese dauerten jeweils 10 bis 15 Minuten an. Am Tag hatte sie schlechte Laune, Wut, aggressives und irrationales Verhalten. Sie weinte bei jeder Kleinigkeit. Körperliche Veränderungen traten nach fünf Tagen ein. Sie hatte 39,0 °C Fieber, Kopf- und Bauchschmerzen und einen geröteten Rachen. Zuerst vermutete die Kinderärztin einen begleitenden viralen Infekt. Die körperlichen Symptome hielten zwei Tage an. Später sprachen die Kinderärztin und auch der Heilpraktiker von einer Hirnhautreizung. Vor der Impfung war sie schon sauber, danach pullerte und kackte sie wieder ein. Die Kinderärztin behandelte sie mit Bioresonanztherapie und der Heilpraktiker mit Apis C200. Es folgten im Abstand von jeweils 6-7 Tagen mehrere Fieberschübe. Nach vier Wochen klangen die Symptome ab.

Direkt nach der Impfung beklagt sich das Kind über Schmerzen an der Einstichstelle (linkes Beim) und humpelt seit diesem Tag bis heute -> 11 Tage nach der Impfung. Das Gangbild wirkt versteift und ist sehr unsicher.

Am 8. Tag nach der MMR-Impfung stellt sich das zu erwartende Fieber zunächst mit 39,3 Grad ein, ebenso ein Atemwegsinfekt mit Husten und Schnupfen.

10 Tage nach der Impfung - heftige Ohrenschmerzen. Diagnose des Arztes am 11. Tag: Mittelohrentzündung, Bronchitis! Das Fieber ist mit 39,9 Grad immer noch sehr hoch. Antibiotikagabe und fiebersenkende Mittel ab heute. Obwohl eine Mittelohrentzündung im Beipackzettel von Priorix unter den gelegentlichen Nebenwirkungen aufgeführt ist, stellt der Kinderarzt diesen Zusammenhang nicht her. Während der 10-tägigen Antibiose stellt sich zusätzlich noch ein juckender Hautausschlag an den Handinnenflächen ein. Schon wieder Durchfall; das Fieber geht jedoch runter. Am 21. Februar dann endlich fieberfrei.

Eine Nachuntersuchung des rechten Ohres beim Kinderarzt ergab noch immer einen Paukenerguss. Am Folgetag klagt der Kleine wieder über heftige Ohrenschmerzen. Diesmal ist es eine Mittelohrentzündung im linken Ohr. Wieder wird ein Antibiotikum verschrieben. Das neue Mittel schließt direkt an das bereits gegebene an. Merkwürdig, dass hier immer noch von einer bakteriellen Infektion ausgegangen wird??!! Am 03. März (4 Wochen nach der Impfung) ist das Mittel aufgebraucht. Am 05. März ist wiederum das erste, rechte Ohr von einer Mittelohrentzündung (die DRITTE in Folge) betroffen. Diesmal bekommt der Kleine nur noch ein fiebersenkendes Mittel, abschwellende Nasentropfen und ein homöopathisches Mittel gegen Otitis media. 14 Tage später ist die Akutphase überstanden. Der Kinderarzt gibt dem harten und lang andauernden Winter 2009/2010 die Schuld an diesem Krankheitsverlauf. Die Möglichkeit einer Impfwirkung räumt er nicht einmal ein.

Mein Kind hat seit der Impfreaktion auf beiden Seiten einen chronischen Paukenerguß. Es wird ärztlicherseits über eine OP (Ohrröhrchen) nachgedacht.

Mumps-Masern-Röteln-Windpocken (MMRV)

Impfstoffe: Priorix tetra, ProQuad.

Nebenwirkungen laut Beipackzettel (Priorix tetra):
Im Rahmen klinischer Studien: Sehr häufig: Schmerzen und Rötung an der Injektionsstelle, Fieber (rektal: ≥ 38°C bis ≤39,5°C; axillar/oral: ≥ 37,5°C bis ≤39°C).Häufig: Reizbarkeit, Hautausschlag, Schwellung an der Injektionsstelle, Fieber (rektal >39,5°C; axillar/oral >39°C) Gelegentlich: Infektionen der oberen Atemwege, Lymphadenopathie, Parotisschwellung, Appetitlosigkeit, Schreien, Nervosität, Schlaflosigkeit, Durchfall, Erbrechen, Lethargie, Unwohlsein, Mattigkeit Selten: Mittelohrentzündungen, Schnupfen Selten: Fieberkrämpfe.. Selten: Husten, Bronchitis.
Nach der Markteinführung wurden folgende zusätzliche Reaktionen im zeitlichen Zusammenhang mit einer Masern-Mumps-Röteln- u. Varizellen-Impfung berichtet: Meningitis, Herpes zoster, Thrombozytopenie, thrombozytopenische Purpura, allergische Reaktionen einschliesslich anaphylaktische und anaphylaktoider Reaktionen, transverse Myelitis, Guillain-Barré-Syndrom, periphere Neuritis, Enzephalitis, Erythema exsudativum multiforme, Arthralgie, Arthritis, Kawasaki-Syndrom.

Sie war sehr quengelig, schreite plötzlich nachts sehr laut auf, lies sich einmal nachts für eine Stunde gar nicht beruhigen, schrie (weinte nicht nur), was sie sonst nie machte, war sehr unruhig und ängstlich für ca. 2 Wochen. Wann es auftrat, weiß ich nicht genau, da ich dachte, sie würde Zahnen, ich kam gar nicht auf die Idee, es könne vom Impfen kommen, bis nun, nachdem es besser ist, meine Bekannte mich darauf aufmerksam machte, dass ihr Kind die gleiche Reaktion auf die Impfung hatte, ihr Kind die Impfung aber erst mit 1 Jahr bekam.

Ich recherchierte daraufhin und überall lese ich, dass die Impfung erst mit 1 Jahr empfohlen ist, in Risikofällen (mein Kind hatte keinen Umgang mit erkrankten, daher frage ich mich warum sollte der Arzt gedacht haben es sei ein Risikofall), aber nicht vor 9 Monaten. Meine Kleine war gerade 5 Tage vorher 8 geworden. Zudem war sie erkältet und hatte einen Tag vorher Fieber, wo der Arzt sagte, das sei kein Problem da zu impfen und sagte die Impfung müsste 3x im 4 Wochen Abstand wiederholt werden. Als ich anrief und mich beschweren wollte, warum sie so früh gemacht wurde, lies mir seine Kollegin über die Sprechstundenhilfe ausrichten, das sei schon ok, dass diese so früh gemacht wurde, der Kleinen ginge es ja gut (sie fragte nicht mal, wie es ihr geht und wie gesagt ihr ging es nicht gut für 2 Wochen) und dann solle man einfach die nächste Impfung erst im 2. Jahr machen. Was ja schon der Aussage von Ihrem Kollegen, dass die MMR 2x im Abstand von 4 Wochen wiederholt werden müsse, widerspricht. Ich habe es auch nicht falsch verstanden, da er mir Impftermine machte. Ich bin sehr schockiert.

Mein Sohn bekam nach einer Woche (Sa) das von der Kinderärztin vorhergesagte Fieber und mit dem Fieber plötzlich Schwäche in den Beinen, sodass er nicht mehr stehen konnte, Nystagmus und Schwindel. Diese Beschwerden kamen anfallartig. Beim 1. Mal rief ich den Notarzt: er konnte nicht auf mein Kind eingehen, dachte nur einen epileptischen Anfall, der es definitiv nicht war (bin erfahrene Krankenschwester). Von der Impfung vor einer Woche wollte er nix wissen. Allgemein Katastrophe von Notarzt (den will ich nie wieder sehen).

Am übernächsten Tag (Mo) fuhr ich mit meinem Sohn zum Kinderarzt, unterwegs im Auto wieder ein Anfall wie oben beschrieben. Dabei war mein Sohn wieder panisch, ängstlich und außer sich. Ich hielt sofort an. Rief wieder den Notarzt (beschwerte mich dabei auch über seinen Kollegen vom Sa.). Wir wurden sofort in die Kinderklinik gebracht. Diagnostik lief mit MRT und CT. Gott sei Dank: alles unauffällig. Wie schon am Sa. vermutete ich eine Impfreaktion. Sie wurde von mehreren Kinderärzten verneint und abgewiegelt. Die Anfälle kamen unregelmäßig immer wieder. Ich suchte eine Homöopathin auf und schilderte unser Anliegen. Sofort bestätigte sie die Impfreaktion und verordnete verschiedene homöopathische Mittel. Es kam nach 1 Woche zur typischen Erstverschlimmerung. Das war für uns beide und unsere Familie noch mal hart. Aber danach war es vorbei. Unsere Homöopathin riet uns, den Impfschaden zu melden. Das tat ich und setzte Himmel und Erde in Bewegung. Die Kinderärzte sträubten sich, mir den Bogen für das Gesundheitsamt auszufüllen. Ich blieb dran und rief den Chefarzt wöchentlich an. Nach 4 Wochen endlich konnte ich das Formular zum Gesundheitsamt geben. Ich füllte aber zuvor ein 2. aus, das das vom Chefarzt nicht vollständig war. Beide Formulare gab ich beim Gesundheitsamt ab. Und mein Sohn mit seiner Problematik ist beim Paul - Ehrlich-Institut registriert.

Während des Krankenhausaufenthaltes nach der Einweisung durch den Notarzt wurde später durch eine Blut- und Urinuntersuchung eine renal tubuläre Azidose festgestellt. Durch Tests wurde diese Diagnose gesichert. Der Kinderarzt überwies uns nach Jena in die Kindernierenklinik. Das hieß eine Woche stationär. Ich bestand darauf bei ihm zu bleiben und das ging dann auch. Seit dem muss mein Sohn alle 4 Wochen zur Blut- und Urinkontrolle in die Kinderklinik (ambulant) und alle 6 Monate ambulant in der Jenaer Klinik vorgestellt werden.

Die Ärzte gaben meinem Sohn Natriumbikarbonat. Erst flüssig in "kleinen" Dosen (schmeckt eklig salzig). Als die

Dosis immer höher wurde, lehnte ich es ab, da die Gefahr bestand das mein Sohn irgendwann nicht mehr trinkt weil alles eklig salzig schmeckt (musste ich zu seinen Getränken mischen). Dazu musste er 1 - 1,2 l trinken pro Tag. Als ich gegen das flüssige Medikament Protest einlegte, bekam er Tabletten (diese waren riesig und nicht teilbar - wegen der Wirkung). Diese und zuvor die Lösung schluckte mein Sohn prima ohne Probleme. Er ist richtig tapfer. Mit der Höchstdosis dieses Präparates waren die Werte schlechter als mit nur einer Tablette. Da reichte es mir. Die Ärzte streiten weiterhin eine Nebenwirkung von der Impfung ab, obwohl er bis dahin kerngesund war. Ich ging zu unserer Homöopathin. Sie bestätigte mir, dass es von der Impfung kommt, man es aber leider nicht nachweisen könne (typisch Deutsches Recht). Von der homöopathischen Therapie wollen die Kinderärzte nichts wissen. Seit Mai habe ich meinen Sohn zusätzlich von Kuhmilchprodukten, wie Milch und Jogurt auf Sojaprodukte umgestellt (er mag gern Milch und Jogurt). Durch das ganze Programm sind wir im unteren bzw. an der Grenze des unteren Normalbereichs des Blutwertes angekommen. Von anfänglich. Standard-BE -8,6 bis heute auf einen Bereich -2,5 bis -4,5 mmol/l (wechselnde Werte unter leichten Infekten).

Die Kinderärztin in Jena staunte und meinte, es würde sich verwachsen. Ha,ha,ha! Will wie alle anderen nix von der homöopathischen Therapie wissen. Ich achte so sehr auf die Werte und Therapie, weil ich nicht möchte, dass mein Sohn irgendwann mal transplantationspflichtig wird.

Fest steht: Mein Sohn und auch ich werden gegen gar nichts mehr geimpft!!!

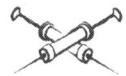

Am Abend nach der ersten Masernimpfung fielen mir am Körper meines Sohnes rote Flecken auf. Ich hielt es für eine harmlose Impfreaktion, die wieder verschwinden würde. Zu diesem Zeitpunkt war ich noch ein Impfverfechter. Am nächsten Tag hatte ich das Gefühl, dass der Ausschlag sich eher verschlimmert hat. Und ich beschloss, mit meinem Sohn noch einmal unsere Kinderärztin aufzusuchen. Sie bestätigte mir, dass es sich um eine Impfreaktion handeln würde, die sich schon mal zeigen könne und es keinen Grund zur Sorge gäbe. Wir fuhren erleichtert nach Hause.

Doch auch in den nächsten Tagen verschwand der Ausschlag nicht. Im Gegenteil, er vergrößerte sich, es bildeten sich mehr rote Flecken, die trocken aussahen und wund wurden. Sie fingen an zu bluten. Ich salbte mit verschiedenen Cremes. So vergingen Wochen. Dann fuhren wir ein zweites Mal zu unserer Kinderärztin. Sie meinte, dass wir die Stellen mit einer Salbe pflegen können. Aber das taten wir ja bereits. Auf meine Nachfrage hin, ob die Impfung nicht vielleicht Neurodermitis ausgelöst haben könnte, antwortete sie mir, dass dies nicht von der Impfung sein könne und es auch nicht nach Neurodermitis aussehen würde. Dennoch ließ ich mir eine Überweisung zum Hautarzt geben. Dieser stellte schnell fest, dass es sich bei dem Ausschlag meines Sohnes um eine der vielen Formen von Neurodermitis handeln würde. Wir bekamen eine Cortisonsalbe mit. Diese half sehr schnell. Doch die Cortisonsalbe war nicht für eine dauerhafte Anwendung gedacht. Zwischendurch mussten wir sie absetzen. So schnell der Ausschlag verschwand, so unglaublich schnell war er auch wieder da. Mittlerweile hatte sich dieser am ganzen Körper, an den Armen, Beinen, Gesicht, Rücken, Brust, Bauch ausgebreitet. Überall trockene, wunde und blutige Stellen. Wir bekamen vom Hautarzt auch andere Cortisonsalben und wechselten diese. Es war immer das Selbe. Sobald eine Cortisonsalbe abgesetzt wurde, war auch der Ausschlag wieder da. Sollte so das ganze Leben unseres

Sohnes aussehen? Mal abgesehen von den vielen Nebenwirkungen des Cortisons? Wir suchten nach Alternativen. Durch eine Bekannte fanden wir nach Monaten zu einem Heilpraktiker. Wir ließen uns auf eine ganzheitliche naturheilkundliche Behandlung ein und setzen das Cortison ab. Heute ist Neurodermitis für uns kein Thema mehr. Wir haben gelernt, nicht allein die Symptome zu betrachten und zu unterdrücken, sondern den Körper als Ganzes zu sehen, zusammen mit dem Geist und der Seele. Ich machte mich mit dem Contra des Impfens vertraut. Damals und auch heute noch, wird von den Kinderärzten viel Angst verbreitet. Ich habe gelernt, kritisch zu sein, selbst zu denken, zu hinterfragen, die Verantwortung selbst zu übernehmen und mich nicht mehr unter Druck setzen zu lassen.

HPV (Gebärmutterhalskrebs)

Impfstoffe: Gardasil, Cervarix, Silgard.

Nebenwirkungen laut Beipackzettel (Gardasil):
Sehr häufig: Fieber, Kopfschmerzen; sehr häufig: an der Injektionsstelle: Erythem, Schmerz, Schwellung. Häufig an der Injektionsstelle: Blutung, Pruritus. Selten: Urtikaria. Sehr selten: Bronchospasmus.

Am 15.05.2012 hat unsere 13-jährige Tochter die 2. Spritze Gardasil bekommen. Bei der 1. Impfung im März haben wir keine Nebenwirkungen festgestellt. 20 Stunden nach der Impfung hatte sie sehr starke Kopfschmerzen und Schwindel. Sie lag 3 Tage im abgedunkelten Zimmer, danach wurde es etwas besser. Sie ist wieder aufgestanden, hatte aber noch Kopfschmerzen und ihr war beim Aufstehen schwindelig und sie war immer müde und schlapp. Sie war auch wieder in der Schule, aber nach 2-3 Stunden musste ich sie jeweils wieder abholen und sie hat dann 2 Stunden geschlafen. Wir waren dann beim Kinderarzt, Augenarzt, Frauenarzt, MHH, Neurologen, etc. und niemand hat etwas feststellen können. Bis auf noch mehr starke Schmerzmittel (für ab 15-jährige) zu verschreiben, hat uns niemand helfen können. Mit den Schmerzmitteln ist sie am nächsten Tag auch 3 Stunden ohne Kopfschmerzen gewesen, aber danach waren die Kopfschmerzen spontan wieder da und ich musste sie wieder aus der Schule abholen.

Am gleichen Tag, den 24.05.12 waren wir dann gegen 17:00 Uhr (immer noch mit Kopfschmerzen) bei einer Heilpraktikerin. Die hat den Impfstoff und die darin enthaltenen Zusatzstoffe mit Kinesiologie getestet, Thuja-Kügelchen gegeben und eine Reizstromtherapie gemacht. Nach einer Stunde Behandlung ist unsere Tochter ohne Kopfschmerzen aus deren Praxis gehüpft und dieser Zustand hält seitdem an. Ihr Körper konnte wohl die Zusatzstoffe (Schwermetalle, Eiweiße) nicht abbauen. Sie hat noch eine Woche Nepro-Rella und Basosyx bekommen und seitdem geht es ihr wie vor der Impfung. Sie war gleich am nächsten Tag wieder 8 Stunden in der Schule ohne irgendwelche Ermüdungser-scheinungen. Wir sind froh und dankbar, dass es ihr bis heute gut geht und hoffen, dass sie das nun ohne weitere Schäden überstanden hat.

1. Impfung Gardasil um 10:00h beim Gyn. Direkt nach der Impfung Schwindel, Kreislaufprobleme. Ca. eine Stunde später linker Torso "brennender" Schmerz. Impfarm schmerzhaft. Ca. 13:00h Kratzen/Kribbeln der Zunge und des Rachens mit Gefühl des Anschwellens. Zuhause bereits Antihistaminikum (Aerius) eingenommen, mit Taxi ins Krankenhaus gefahren. Dort Überwachung, am selben Tag wieder nach Hause. Nach 3 Tagen begannen die Kopf-schmerzen, die loslegten, sobald ich die Augen öffnete (die Augen schmerzen, der Kopfschmerz Schläfenregion bis frontal, anfallartig stärker werdend). Am 22.5. war ich auf der Arbeit, bekam Kreislaufprobleme, war kaltschweißig, hatte Übelkeit und Bauchschmerzen. Wurde von den Kolle-gen nach Hause geschickt. Zuhause mehrfach erbrochen. Am 23.5. direkt zum Hausarzt. Der tippte auf Magen-Darm-Infekt. Einen Tag später war ich wieder beim Hausarzt (da tippte er auf Impfreaktion), weil ich den Krankenschein ver-längern MUSSTE; ich fühl mich so abgeschlagen, ich muss mich für 10 Meter aufraffen, könnte den ganzen Tag nur schlafen. Kopfschmerzen, Übelkeit, Bauchschmerzen (und die Abgeschlagenheit) waren immer noch vorhanden. Das ist jetzt eine Woche her... Die Abgeschlagenheit ist mein größtes Problem, ich weiß absolut nicht, wie ich meine Ar-

beit schaffen soll, wenn das so weiter geht!

Ich bekam im Januar 2008 die erste HPV-Impfung. Sekunden nach der Impfung wurde mir schwarz vor Augen und ich musste mich bei der Ärztin hinlegen. Die Ärztin meinte, das wäre psychosomatisch und ich hätte Angst vor Spritzen. Das kann aber definitiv nicht sein, denn ich habe eine chronische Erkrankung und bekomme seit Jahren mehrmals die Woche Spritzen verabreicht, ohne dass mir dabei schwindlig wird oder ich Angst habe! Mir ist noch nie in meinem Leben nach einer Spritze schwindlig geworden - warum sollte ich jetzt auf einmal Angst vor einer Spritze haben und psychosomatische Reaktionen zeigen?! Nach zwanzig Minuten konnte ich wieder aufstehen und ging nach Hause. Eineinhalb Stunden später wurde ich in der Küche ohnmächtig und fiel mit dem Kopf auf den Fliesenfußboden. Ich werde sonst nur sehr selten richtig bewusstlos!

Ab diesem Tag hatte ich für ungefähr zwei Monate psychische Symptome, die ich vor der Impfung nicht hatte! Ich war innerlich extrem unruhig, völlig unausgeglichen, gereizt, habe bei jeder Kleinigkeit angefangen zu weinen, hatte Angstzustände und habe gezittert. Keines dieser Symptome hatte ich vor der Impfung und es gab keinerlei äußeren Anlass für diese Symptome, sodass ich nur einen Zusammenhang zu der Impfung sehen kann! Nach zwei Monaten verschwanden diese Symptome.

Ich habe keinen Arzt mehr gefunden, der bereit war, mir die zweite Impfung zu verabreichen. Melden wollte allerdings auch niemand meine Beschwerden.

Erst wird überall für diese Impfung geworben wie verrückt, jeder Arzt möchte alle seine Patientinnen impfen - doch kaum tritt ein Problem auf, ist kein Arzt mehr bereit, die Verantwortung für die nächste Impfung zu übernehmen.

Dass aber kein Arzt, bei dem ich war (3 verschiedene...) die Probleme gemeldet hat, finde ich nicht richtig.

Mein Gyn. hatte mich überredet, mich mit Gardasil impfen zu lassen, obwohl ich weit über dem "Teenageralter" und im Grunde genommen weit über dem "benötigtem" Alter war, ich war 36. Die Gründe dafür möchte ich gar nicht wissen. Die Pharmaindustrie ist ja sehr gut im Provisionen zahlen ... Jedenfalls hatte ich "nur" ein ungutes Gefühl im Körper nach der 1. Impfung im Jahre 2008, welches ich der Impfung zwar zuschrieb, denn jeder Eingriff in den Organismus zerstört die Natürlichkeit, aber nach der 2. Impfung waren die Folgeerscheinungen nicht zu übersehen - ich war nur noch müde, kraftlos, schleppte mich durch die Tage, depressiv, nichts machte mehr Spaß.

Nach der 3. Impfung, die ich mir leider dann auch noch geben ließ, obgleich mein Körper klar und eindeutig NEIN gebrüllt hat, bekam ich zuerst an den Händen, dann auch auf den Beinen kleine schmerzhafte erhobene rote Pünktchen. Ich bin generell sehr schmerzresistent, konnte aber damals kaum noch etwas angreifen, ohne zurückzuzucken. Es war ein brennender stechender Schmerz und die Pünktchen wurden laufend mehr, wie kleine Herde, besonders an den Fingergelenken. Wenn ich versuchte, meine Finger auszustrecken, war das fast unmöglich, weil die Punkte aneinander rieben und ich nur hätte schreien wollen.

Dass dies meine Laune, mein Wohlbefinden, meine Umgebung stark beeinträchtigt hat, brauche ich wohl kaum zu erwähnen. Mein Sohn war damals 3 Jahre alt - und bei ihm war ich intelligenter. Er wurde nur im Krankenhaus geimpft und dann hab ich Veto eingelegt...

Mein Mann hat mich zum Homöopathen gesandt und dieser hat Wunder gewirkt - binnen 3 Tagen nach der Behandlung sind die Punkte verschwunden und bis heute nicht wiedergekehrt. Auch mein Homöopath hat eindeutig von einem Impfschaden gesprochen und dass ich Glück hätte, da mein Körper sehr gut auf Homöopathie reagiert.

Am 7.02.2008, 3 Tage nach der HPV-Impfung mit dem Impfstoff Gardasil, bekommt meine Tochter Ohrenschmerzen. Am 11.02. entwickelt sich ein Herpes-bläschen an der Lippe, die am nächsten Tag deutlich mehr werden. Am 13.02. gehe ich mit ihr zum Hausarzt. Er verschreibt Aciclovir 5x1. Am 14.02. starke Ohrenschmerzen.... Am 19.02. treten starke Ohrenschmerzen auf. Nun überweist der Hausarzt meine Tochter ins Krankenhaus. Sie soll dort intravenös mit Aciclovir 3x täglich behandelt werden. Erst am Nachmittag der Krankenhauseinweisung wird ihr nach langem Drängen meinerseits der Tropf angelegt. Zusätzlich muss sie alle sichtbaren Bläschen mit Gentiana violett ein-pinseln. Nach 1,5 Tagen zeigte sich Wirkung. Die behandelnde Hautärztin benannte das Krankheitsbild als Gesichtsgürtelrose und wollte keinen Zusammenhang mit der HPV Impfung sehen. Nach 4 Tagen konnte sie die Klinik verlassen und musste noch ca. 1 Woche 5x1 Aciclovir ein-nehmen. Es ist kein bleibender sichtbarer Schaden entstanden. Sie hat keine weitere Impfung bekommen.

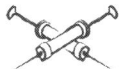

Zwei Tage nach der Impfung am 19.2.2008 war sie ver-ändert. Die Wirkungen im Einzelnen: Abgeschlagenheit, lustlos, extreme Blässe, sehr still, Lungenentzündung, ständige Infekte mit Fieber dabei und seitdem Menstruation ohne Ende. Ich habe einen Frauenarzt aufgesucht, der alles abwiegelt und ihr nun schon zum vierten Mal "Cyclokapron" gegen Blutgerinnung verschrieben hat, was bisher nicht half und sie weiter starke Regeln hat und absolut kraftlos und interessenlos ist. Ihr Lehrer hat sie als leblos bezeichnet, weil meine Tochter trotz ihrer Behinderung immer ein fröhliches Mädchen war. Dazu kamen noch ewiger Schwindel, Übelkeit, Durchfälle etc. Ich bin mit dem Latein am Ende. Der Gyn. meint, Geduld, Geduld, die ich leider nicht mehr habe und so sauer bin. Daraufhin wechselte ich den Gyn...

Auch im Krankenhaus, in dem sie mit einer Lungenentzündung fast 14 Tage mit Erbrechen und Durchfall war, nahm man mich nicht für voll. Alle wollten davon nichts wissen. Eine Allergologin musste sie auf Allergien testen und prompt hatte sie angeblich eine Hausstauballergie. Inzwischen hatte sie wieder ein Haufen Infekte und in der besagten Zeit im Krankenhaus und danach wurde sie mit Antibiotikum aller Art vom Feinsten zugepumpt. Meine Tochter wird jetzt 14 und sie muss seither in der Schule aufs Schwimmen verzichten und klagt außerdem ständig noch über Halsschmerzen. Ich habe das Gefühl, alles was Sandra (Down Syndrom)gelernt hatte, müssen wir neu beginnen. Ich habe die Impfung geben lassen, auf Anraten der Schule durch eine Impfausweiskontrolle. Jetzt weiß ich nicht mehr weiter und mache mir große Vorwürfe, vor allem, als ich dann, als es zu spät war, den Beipackzettel im Net gelesen habe. Darin hieß es: Gardasil HPV Impfung u.a. Anwendungsbeschränkungen: Genetischer Gendefekt.

Leider wurde ich vorher nicht beraten, ich bin hin und sie wurde geimpft und nun wird man als hysterische Mutter hingestellt. Auch hatte ich schon Kontakt zu Gesundheitsministern, was die geantwortet haben, brauche ich wohl hier nicht erklären.

Anna ist am 05.05.08 während des Fußballtrainings bewusstlos zusammengebrochen. Sie war 25 Min. bewusstlos, ist dann ins Krankenhaus eingeliefert worden und wurde komplett durchgecheckt (CT, MRT, EEG, EKG, Ultraschall usw.). Alles ohne Befund, auch das Blutbild weißt keine Auffälligkeiten auf. Sind dann nach 6 Tagen entlassen worden. Sie war über Pfingsten zu Haus, wobei uns auffiel, dass sie nicht mehr die Alte ist; sie leidet unter Wortfindungsstörungen, Schwindel, Übelkeit, starke Kopfschmerzen, Sehstörungen, Atemnot, Schwitzen. Über Kopfschmerzen klagte sie des öfteren, seit Feb.08 auch über Bauchschmerzen, aber halt nur ab und zu. Körperlich ist sie bis dahin sehr fit gewesen und sonst waren auch keine gesundheitlichen Schäden bekannt.

Sie ist dann am 16.05.08 wieder ins Krankenhaus eingeliefert worden (Neuropädiatrie Oldenburg), auch dort wurden sämtliche Untersuchungen wiederholt oder ergänzt. Wieder ohne Befunde. Wir sind mit unserem Latein am Ende. Für mich machten ihre Symptome den Eindruck, als ob sie etwas mit dem Herzen hatte, kardiologisch waren aber auch keine Auffälligkeiten (außer einem niedrigen Blutdruck). Kann das alles mit der Impfung zusammenhängen? Nach unveränderten 2 Wochen zu Haus, erneut ins Krankenhaus Oldenburg gekommen, sämtliche Untersuchungen wurden wiederholt, einschließlich Punktion vom Gehirnwasser, wieder alles ohne Befund. Psychologische Begutachtung wurde veranlasst, man hatte auch auf diesem Gebiet keine Einwände - aber der Prof. wollte sie darauf tatsächlich in die Kinderpsychiatrie einweisen. Ich als Mutter habe mich dagegen strikt geweigert, die Einweisung zu unterschreiben, mit dem Resultat, dass eine weitere Psychologin zu Rate gezogen wurde. Bei gemeinsamen Gesprächen war Sie die erste, die aufmerksam wurde, als ich die HPV- Impfung erwähnte (was ich ständig tat!). Auch Sie hatte eine Tochter, die ähnliche Symptome seit der Impfung hatte. Bin der „guten Frau" heute noch sehr dankbar, dass

Sie den Chefarzt der Neuropädiatrie Oldenburg aufforderte, Annas Leidensweg als Impfschaden bei der STIKO zu melden.

Nach der Entlassung haben wir eine Heilpraktikerin und einen Osteopathen aufgesucht. Dort wurde meine Tochter über einige Wochen abwechselnd behandelt. Die HP leitete mit einer Nosode die Impfung aus dem Körper, was die ersten zweimal heftigste Reaktionen auslöste, die aber bei jeder weiteren Behandlung weniger wurden. Der Osteopath leitete nach jeder Nosodengabe, den schrecklichen Impfstoff aus dem Körper. Diese Behandlungsmethode dauerte zwar, aber im Spätherbst war Anna wieder einigermaßen fit. Die beste Nachricht kam dann auch um diese Zeit: der Impfschaden wurde anerkannt. Für mich sehr wichtig, da ich ja bei den Ärzten, als hartnäckige Übermutter überempfindlich reagieren würde! Der Kinderarzt, der damals geimpft hat, hat keine HPV- Impfungen mehr vorgenommen.

Meine Tochter bekam nach der ersten HPV Impfung mit dem Impfstoff Gardasil Kopfschmerzen und Schwindelanfälle, die wir jedoch nicht auf die Impfung zurückführten. Nach der zweiten Impfung zeigte sich das gleiche Krankheitsbild. Wir gingen wegen der Kopfschmerzen zum Augenarzt. Dieser konnte aber nichts feststellen. Zu den Kopfschmerzen und dem Schwindel kamen jetzt noch Rückenschmerzen und Übelkeit hinzu. Wir gingen zum Orthopäden, der Verhärtungen feststellte und Krankengymnastik verschrieb. Nach der 3. Impfung verstärkte sich alles noch mehr. Meine Tochter ist völlig schlapp und war schon oft nicht in der Schule, weil die Kopfschmerzen, die Übelkeit, die Schwäche und der Schwindel

zu massiv sind. Wir haben alles aus medizinischer Seite abklären lassen. EEG war in Ordnung.
Langzeitblutdruckmessgerät zeigte keine Auffälligkeiten.
Blutuntersuchung wegen Borreliose, Diabetes, Pfeiffersches
Drüsenfieber und Schilddrüse waren ok. Ein MRT wurde
gemacht. Kein Tumor, keine Hirnhautentzündung, keine
Blutung. Das Gleichgewichtsorgan zeigte keine Auffälligkeiten. Die Klinik für Diagnostik konnte auch nichts
feststellen und diagnostizierte ein gesundes Kind. Wir sollten uns überlegen, unser Kind in eine psychologische Klinik
einzuweisen.

Wir haben unsere Tochter zunächst vom Gymnasium
genommen und auf der Realschule eingeschult. Dies war
nicht einfach, weil sie zu gute Noten hatte (keine einzige 4).
Wir wollten sie entlasten, damit genug Energie für die
Bekämpfung des Hilfsstoffes Aluminiumhydroxidsulfat,
welches in der Gardasilimpfung für Ihren Zustand verantwortlich war, übrig bleibt.

Besuche bei zwei verschiedenen Heilpraktikern ergaben
die Diagnose Impfschaden. Jetzt wird eine Ausleitung der
Vergiftung vorgenommen und ich hoffe und bete, dass es
meiner Tochter dann endlich besser geht. Der Heilpraktiker
konnte zwar alles Mögliche ausleiten und hat auch alles
Mögliche unternommen, um den Zustand zu verbessern.
Akupunktur gegen die Kopfschmerzen, Magnetfeld- und
Lichttherapie und eine Sauerstoffzufuhr über das Blut. Letzten Endes hat meine Tochter aber immer noch reagiert, wenn
sie den Impfstoff in der Hand hielt.

Wir fuhren dann zu einem Heilpraktiker nach Wupper-
tal, welcher auf Impfschäden spezialisiert ist. Er hat eine
umfangreiche spezielle Blutuntersuchung vorgenommen
und viele Medikamente vorgeschlagen, die es allerdings
nicht in Deutschland zu kaufen gab. So bestellten wir einige
in Belgien und Holland.

Jetzt sind mittlerweile drei Jahre vergangen. Das
Krankheitsbild hat sich sukzessive verbessert. Bleibende

Schäden können bis zum heutigen Tag zum Glück nicht festgestellt werden.

Unsere Tochter war vor der Impfung ein sportliches und trotz der Allergien gesundes und leistungsstarkes Mädchen.

Wenige Stunden nach der Impfung klagte sie über Kreislaufprobleme und "schwache Beine". Später stelle sich ein "zitteriges Gefühl" in dem Beinen, Armen und auch Kiefer ein. Keinerlei Kraft. Selbst ein kurzer Spaziergang von 15 Minuten war nicht zu schaffen. Vorstellung beim Arzt ergab keinen Befund. Nachdem sich auch noch Taubheitsgefühle einstellten Einweisung in die neurologische Abt. der MHH. Verdacht auf MS. Gott sei Dank wurde diese Befürchtung nicht bestätigt. Alle Untersuchungen ohne Befund. Extreme Infektanfälligkeit. Bereits die zweite starke Erkältung mit Mittelohrentzündung und Bronchitis innerhalb von 4 Wochen. Sonst bekommt unser Kind nie Erkältungen.

Mehrfache Nachfrage, ob diese Symptome von der Impfung kommen, wurde jedes Mal verneint. Nur unser Hausarzt glaubt daran, da er unsere Tochter schon lange kennt. Zwischenzeitlich waren wir beim Heilpraktiker und beim Osteopathen. Leichte Besserung. Leider nach wie vor nicht belastbar. Vorher ist sie als zweitschnellstes Mädchen im Sportunterricht gelaufen, jetzt muss sie sich nach einem 20 Min. Spaziergang sich ausruhen. Oft hat sie bisher in der Schule gefehlt. Wenn sie zur Schule geht, müssen wir sie fahren, da der Schulweg schon zu anstrengend ist. Meldung beim Hersteller ergab nur die Aussage, dass das nicht mit der Impfung zusammen hängen kann, sondern mit dem Untergewicht unserer Tochter. Das hat sie schon immer und ist familiär bedingt. Bis zu der Impfung hat sie auch immer mit gutem Appetit gegessen. Leider hat sie durch die Impfung bereits 3 Kilo abgenommen.

Es geht ihr heute (1 Jahr später) besser, aber sie hat immer noch nicht ihre alte Form. Die Taubheitsgefühle und das innere Zittern (in Armen, Beinen, Gesicht) kommen immer mal wieder. Auch ist die Infektanfälligkeit geblieben.

Sie kann wieder regulär zur Schule gehen. Benötigt aber immer lange Ruhezeiten. Sie hat auch ihr Freizeitverhalten darauf eingestellt. Heute ist sie fast 18 Jahre alt und trifft sich am Wochenende höchstens an einem Abend oder Tag, damit sie sich am nächsten Tag ausruhen kann.

Unsere Tochter wurde Ende Juli 2007 gegen Gebärmutterhalskrebs geimpft. Ca. 2 Wo. später traten niedriger Blutdruck, Kollapsneigung, Hitze- u. Kältegefühl bis zu Schüttelfrost auf. Kurz danach bekam sie Magenkrämpfe und ihr war ständig übel. Sie war müde, schlapp, beklagte sich über einen "schweren Kopf" und "schwere Beine". Dazu kamen dann sehr starke Kopfschmerzen, die auch kaum auf Schmerzmittel reagierten und Sehstörungen. Diese beschrieb sie als Doppelbilder und vernebeltes Sehen. Auch beklagte sie sich über Muskel- und Gelenkschmerzen. Nach einigen Wochen kamen dann noch Herzbeschwerden dazu, die sie als Druckgefühl beschrieb. Dann blieb auch ihre Periode aus und sie bemerkte eine Genitalwarze, weshalb wir eine Gynäkologin aufsuchten. Es wurden in dieser Zeit die verschiedensten Untersuchungen durchgeführt (EKG, Belastungs-EKG, Herzultraschall, Bauchultraschall, Blutuntersuchungen auf Eisenmangel, Borreliose, Schilddrüsenerkrankung, usw.), alles ohne Befund. Auch unsere Besuche bei Fachärzten (Neurologe, Augenarzt, Orthopäde, HNO-Arzt) brachten kein Ergebnis. Es wurde auch ein CT u. MRT vom Kopf und sogar eine Liquor-Punktion durchgeführt. Wieder kein Befund.

Der Zustand meiner Tochter nach der Impfung zog sich

gut 1,5 Jahre hin. Im Vordergrund stand Unwohlsein, Muskelkrämpfe, Kopfschmerzen, Sehstörungen, Übelkeit, Gewichtsverlust von 12 kg. Es wurde dann eine Lactoseunverträglichkeit festgestellt, die zwar wieder besser geworden ist, aber immer noch anhält.

Unsere Tochter hat nach der Behandlung wieder an Gewicht zugenommen. Sie ist bei einem Heilpraktiker mit dem potenzierten Impfstoff behandelt worden. Die Behandlung hat sie 4x wiederholt. Zusätzlich hat sie noch eine Eigenblutbehandlung durchführen lassen. Danach hat sie dann auch langsam wieder an Gewicht zugenommen, hat jetzt ihr ursprüngliches Gewicht wieder. Sie leidet allerdings an Asthma bronchiale bei Erkältung, aber vor allem im Frühjahr/Sommer durch Gräserpollen. Deshalb hat sie dieses Jahr auch eine Bioresonanztherapie durchführen lassen und nimmt auch Medikamente (Asthmaspray). Der Zustand hat sich verbessert. Wir können jedenfalls sagen, dass die Behandlung mit dem potenzierten Impfstoff (nach einem Arzt in Holland, ich glaube, der Name ist Smit) geholfen hat. Wir sind jedenfalls froh, dass sie die 2. und 3. Impfung nicht bekommen hat. Ich arbeite selbst in einer Arztpraxis. Nachdem die Nebenwirkungen bekannt wurden, wird in der Praxis seit 2007 nicht mehr gegen Gebärmutterhalskrebs geimpft.

Meine Tochter ist mittlerweile 19 Jahre alt- im Oktober 20. Seit der Gebärmutterhalskrebsimpfung 2008 ist sie ständig krank - ihr Immunsystem wurde trotz der Behandlung bei einer Heilpraktikerin nicht mehr hergestellt.

Jeden Infekt schnappt sie auf - Halsschmerzen sind an der Tagesordnung - auch Kopfschmerzen und Müdigkeit. Sobald sie auch nur eine Party etc. besucht, kann ich davon ausgehen, dass sie daraufhin sofort wieder krank ist.

Wir haben schon alles probiert- jegliche Immunstärkung, aber es hilft nichts. Ich bereue es zutiefst, dass ich meiner Tochter dies angetan habe - denn ihre Gesundheit wurde davon stark beeinträchtigt.

Auch wenn dies von den Ärzten belächelt wird (alles nur Zufall usw.), glaube ich, dass die Impfung schuld an dem schwachen Immunsystem meiner Tochter ist. In meinem Bekanntenkreis ist noch eine Frau, deren Tochter hat denselben Leidensweg nach der Gebärmutterkrebsimpfung hinter sich, wie meine Tochter.

Es ist eine Sauerei, dass eine Impfung zugelassen wird, die weder komplett erforscht, noch deren Nutzen ausreichend belegt ist.

Ich wurde am 21.02.2008 mit Gardasil geimpft. Exakt 7 Tage nach der Impfung, also am 28.02.2008 war mein Schultergelenk des geimpften Arms steif und tat schrecklich weh. Ich konnte meinen Arm ca. 4 Wochen fast gar nicht mehr bewegen. An- und Ausziehen wurde zur Qual und ging nur noch unter Tränen. Ich war dann in der ersten Woche sofort beim Orthopäden, um abklären zu lassen, ob es an der Impfung liegen könnte, weil die Reaktion erst eine Woche später einsetzte und ungewöhnlich schien. Dieser bestätigte jedoch meinen Verdacht, weil er sonst keinerlei andere Anzeichen für diesen Entzündungsherd ausmachen konnte. Ich habe diesen Vorfall sowohl meiner Ärztin als auch Sanofi Pasteur gemeldet und mich gegen eine Fortsetzung der Impfung entschieden, obwohl weder meine Ärztin, noch der Hersteller der Ansicht sind, dass die Impfung die Reaktion ausgelöst hätte. Ich kann meinen Arm mittlerweile wieder vollständig bewegen, die Schmerzen sind allerdings geblieben, mal mehr, mal weniger. Drückt man auf die Einstichstelle, zieht sich der Schmerz von der Schulter bis in den Ellenbogen. Mittlerweile findet man unzählige Beiträge über Gelenksentzündungen nach der Impfung mit Gardasil und der Hersteller streitet es immer noch ab.

Monate später verschwanden die Schmerzen, aber im Herbst 2008 dann der nächste Schock. Auffälliger Zellbefund am Gebärmutterhals. Noch im Dezember 2008 wurde ich operiert (Konisation) und bekam die endgültige Diagnose: Pap IIId und HPV high risk. Der operierende Arzt sagte mir, dass ich meiner Frauenärztin sehr dankbar sein solle, dass sie sofort reagiert und mich zur OP geschickt habe, denn er musste sehr viel Zellgewebe entfernen, was man beim Abstrich zuvor so nicht einschätzen konnte. Er sagte, es wäre schnell ganz anders ausgegangen. Auch meine Frauenärztin fand die Geschwindigkeit der Zellveränderung merkwürdig und da ich seit 7,5 Jahren in einer festen Partnerschaft lebe und keine wechselnden Geschlechtspartner habe und zuvor auch keine hatte, gab es so auch keine handfeste Erklärung für diesen Umstand. Nach dieser Diagnose bin ich aber sicher, dass die Impfung in unmittelbarem Zusammenhang hierzu steht.

In der Kantonsschule wurden alle Eltern angeschrieben, ihre Tochter doch gratis gegen Gebärmutterhalskrebs durch Papilloma-Viren impfen zu lassen. Eine so genannte HPV-Impfung namens Gardasil. Die Impfung sei dreimal nötig und sei sehr wichtig. Man sei dann lebenslang immun gegen Gebärmutterhalskrebs.

Schon direkt nach der ersten Impfung hatte meine Tochter starke Übelkeit und ein Gefühl über mehrere Stunden, gleich in Ohnmacht zu fallen Dazu etwa 4 Tage einen hart geschwollenen, schmerzenden Arm, an dem der Einstich erfolgt war. Sie konnte nicht in der Schule bleiben und musste nach Hause kommen.

Nach der zweiten Impfung waren es die gleichen Symptome, aber verstärkt, dazu kam mehrere Stunden Konzentrationsunfähigkeit und Mühe, einen Text zu verstehen. Später Gelenkschmerzen. Sie war etwa zwei Tage krank.

Eine Klassenkollegin meiner Tochter hatte dieselben Probleme, die anderen Mädchen haben die Impfung offenbar vertragen.

Die dritte Impfung hat meine Tochter nicht mehr gemacht. Ich war auch auf Internetforen schauen, dort gibt es viele Beschreibungen von z.T. schlimmen Erkrankungen nach der HPV-Impfung. Offenbar sind alle Ärzte ratlos oder spielen das Problem herunter.

Unsere Tochter wurde am 15.06.07 und am 10.08.07 mit Gardasil geimpft. Während Sie die erste Impfung noch gut vertrug (relativ geringe Nebenwirkungen), setzten unmittelbar nach der zweiten Impfung massive Beschwerden wie Kopf- und Gliederschmerzen in teils unerträglicher Intensität, Übelkeit, Schwindel, Atembeschwerden, Lähmungserscheinungen (insbesondere im Armbereich), Händezittern, Gesichtsmuskelschmerzen und viele andere mehr ein. Ein Klinikaufenthalt erbrachte in der Diagnostik keinerlei Hinweise auf physische, virale oder sonstige klinische Befunde. Zwischenzeitlich weiteten sich die Schmerzen hinsichtlich Ihrer Intensität und des Umfanges (bzgl. der betroffenen Körperregionen) massiv aus. Die Atemnöte wurden so intensiv, dass sie von unserer Tochter als lebensbedrohlich empfunden wurden.

Die Muskelschmerzen sind auch heute noch spürbar und treten in leichten Schüben 3 - 5-mal im Jahr auf. Die anderen damals geschilderten massiven Beschwerden sind ab

Mitte 2010 kontinuierlich abgeklungen, wofür wir mehr als dankbar sind.

Ständige Übelkeit, gelegentlich auch Bauchschmerzen mit der Folge einer Gewichtsabnahme von 5 kg vom Zeitpunkt der ersten bis zur 2. Impfung, weitere 2,5 kg nach der 2. Impfung (auf 40,5 kg bei einer Körpergröße von 1,60 m). Die 3. Impfung wurde nicht durchgeführt.

Abgeschlagenheit, Antriebslosigkeit Müdigkeit; Stress- und Überforderungsgefühl, Stimmungseinbrüche, starkes inneres Kältegefühl, Appetitmangel, extrem veränderte Speisevorlieben: starke Bevorzugung von Kohlehydraten, insbesondere Nudeln, Pfannkuchen, Brot, teilweise auch Schokolade, Abneigung gegen Fleisch, Gemüse und überhaupt Salziges, auch weniger Appetit auf Obst; Alle Symptome begannen schleichend und wir haben Sie nicht sofort mit der Impfung in Verbindung gebracht. Alle erhobenen Laborwerte (teilweise am Tag der zweiten Impfung, umfassender etwa 6 Wochen nach der 2. Impfung) waren unauffällig;

Alle Symptome wurden etwa 10 Wochen nach der zweiten Impfung allmählich besser und sind jetzt, 4 Monate später, nur noch in geringem Ausmaß vorhanden. Das Gewicht steigt wieder.

Unsere Tochter hat nie zuvor Probleme mit einer Impfung gehabt.

Seit der letzten Impfung klagt sie zunehmend über starke, anhaltende Kopfschmerzen, Übelkeit, Antriebslosigkeit, chronische Müdigkeit und Schwindel. Dann kamen noch undefinierbare Kreuzschmerzen und immer feuchte Hände hinzu.

Am 22.3 fiel sie in einer Diskothek zusammen und wurde auf die Intensivstation eingeliefert – man diagnostizierte Herz-Kreislaufprobleme und Ohnmacht. Dann ist sie bei leichter Gymnastik im Sportstudio ohnmächtig geworden und wurde über 3 Wochen krankgeschrieben.

Sie bekam eine Überweisung von einem Neurologen für MRT des Schädels zur Diagnosesicherung: "Kephalgie (R51+G), Sensibilitätsstörung, Ausschluss von Sinusvenenthrombose und Ausschluss von Encephalomyelitis disseminata.

Sie ist licht- und geräuschempfindlich, ihre Reaktionsfähigkeit ist eingeschränkt. Wir wurden vor der Impfung überhaupt nicht aufgeklärt, meine Tochter wurde auch nicht untersucht. Es kam von der Gynäkologin nur die Frage, ob sie gesund ist!

Ich habe meine TKK angerufen und um Hilfe gebeten, dass sie mir eine Anlaufstelle für Impfschadenspezialisten durchgeben - sie konnten mir aber nicht helfen.

Meine Tochter (16 J. alt) wurde das erste Mal am 09.03.12 mit GARDASIL geimpft. In den ersten 2-3 Tagen ging es ihr schlecht: Schmerzen im Brustbereich und den Eierstöcken; Sie hatte sehr starke Kopfschmerzen, die ca. 10 Tage lang andauerten. Danach war sie 3-mal erkältet, fühlte sich schwach. Leider habe ich es nicht gleich verstanden, dass das alles wegen dieser Impfung aufgetreten ist.

Am 12.06.12 wurde meine Tochter das zweite Mal mit

GARDASIL geimpft. Und dieses Mal waren die Folgen noch viel schlimmer: 2-3 Minuten nach der Impfung hat mir meine Tochter gesagt, dass sie sich schlecht fühlt. Ich habe es ihr aber sogleich nicht geglaubt. Wir sind nach Hause gefahren und ich dachte, dass es meiner Tochter schon besser geht. Aber sie ist sehr müde geworden und ins Bett gegangen. In den nächsten Tagen wurde sie sehr schwach und müde, konnte nicht mal richtig aufstehen. Zwei Wochen hat sie fast nur im Bett verbracht und konnte nicht mehr die Schule besuchen.

Sie hatte folgende Nebenwirkungen: Aphten (Schleimhaut Entzündung) - dagegen habe ich ihr Cotrim 4 Tage lang gegeben, Muskelschwäche überall, jedoch am meisten in den Armen. Seit dem vierten Tag kamen Schmerzen in beiden Oberarmen hinzu. Dann starke Kopfschmerzen, die 1,5 Monate andauerten, welche 3 Minuten nach der Impfung aufgetreten sind, einen niedriger Blutdruck, starke Schweißausbrüche, selbst im passivem Zustand, Müdigkeit, Übelkeit, die 1.5 Wochen andauerte, Magenschmerzen, Schlafstörungen und Muskelschmerzen bei jeglicher Bewegung.

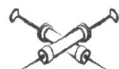

1. Impfung im Dezember 2007; meine Tochter war damals 13 Jahre alt. 4 Wochen danach gehäuft Ohnmachtsanfälle, ca. 3 Monate danach starker Haarausfall und ständige Infekte der Atemwege, der Mundschleimhaut und der Augen

Meine Tochter konnte nach der ersten Impfung ihren Alltag noch bewältigen und das Schuljahr 2007/2008 erfolgreich abschließen.

2. Impfung August 2008: Grippeartige Symptome (Abgeschlagenheit, Gliederschmerzen, Kopfschmerzen, Übelkeit, Erbrechen). Abgesehen von einem Vitamin B Man-

gel waren keine auffälligen Werte im Blut feststellbar. Seit Januar 2009 jeweils mehrwöchig anhaltender Schwindel, auch nachts, gelegentlich Schwellung des Gesichts und der Beine, und häufig auftretende Gliederschmerzen. Empfindungsstörungen in den Fingern und Zehen, Muskelschmerzen (ähnlich einem Muskelkater), Sehstörungen (unscharfes Sehen), Hörgeräusche und andere Wahrnehmungsstörungen (z.B. "Körper scheint sich um sich selbst zu drehen", Pseudohalluzinationen), starke Beeinträchtigung des Kurzzeitgedächtnisses und des Bildgedächtnisses, Ausbleiben der Monatsblutung, Einschlafstörungen, chronisches Müdigkeitssyndrom

Seit dem Schuljahr 2008/2009 konnte meine Tochter aufgrund des Drehschwindels und aufgrund der chronischen Erschöpfung kaum mehr die Schule besuchen. Sie erhielt gegen den Drehschwindel das Epilepsie-Mittel Topimarat und wurde zusätzlich krankgeschrieben. Der Schwindel ging durch die Ruhe und durch das Medikament nach ca. 3 Wochen zurück und ihr Zustand besserte sich eine Zeit lang. Die chronische Erschöpfung blieb jedoch bestehen. Als sie im Schuljahr 2009/2010 wieder ihrem Schulalltag nachkommen wollte, verschlimmerten sich die Symptome innerhalb weniger Wochen – trotz Einnahme von Topimarat. Der Schwindel kam zurück, begleitet von weiteren neurologischen Symptomen, wie den Gliederschmerzen und den Sehstörungen. Topimarat musste wegen der starken Nebenwirkungen, vor allem wegen der dadurch verursachten Gewichtsabnahme, abgesetzt werden.

Meine Tochter wurde erneut krankgeschrieben und begab sich im November 2009 in eine Naturheilpraxis in Behandlung. Zu diesem Zeitpunkt war sie in einem sehr schlechten Zustand und konnte das Haus nicht mehr alleine verlassen, so schwach war sie und so sehr belastete sie der Drehschwindel, der auch nachts nicht aufhörte.

Sie erhielt dort verschiedene Infusionen (z.B. Alpha-Liponsäure, Vitamin C, Vitamin B...) und Medikamente zur

Stabilisierung ihres Hormonhaushaltes und wurde zusätzlich durch einen chinesischen Arzt behandelt (Chinesische Dekokts). Bis zum Sommer 2010 gingen einige der Symptome zurück. Was jedoch blieb, waren die chronische Erschöpfung und eine starke Migräne. Jetzt traten jedoch chronische Kopfschmerzen in den Vordergrund – weniger der Schwindel. Außerdem Herzrasen und Kreislaufbeschwerden.

Im September 2010 machte sie einen erneuten Versuch, dem Schulalltag nachzukommen. Die alternative Behandlung mussten wir inzwischen aus Kostengründen abbrechen. Sie schaffte es zunächst an 3 – 4 Tagen die Woche die Schule zu besuchen. Eine ganze Woche konnte sie nicht durchhalten. Nach einem Praktikum im November waren ihre Kräfte jedoch komplett aufgebraucht und sie wurde schließlich wegen der vielen Fehltage aus der Schule ausgeschlossen.

Wir gaben uns gegenüber der chronischen Müdigkeit geschlagen und seit November 2011 erhält meine Tochter Fernunterricht, wodurch sie sich den Alltag und ihre Kräfte selbst einteilen kann.

Sie wurde wieder von einer chinesischen Ärztin behandelt – diesmal auch mit Akupunktur – und ihr Zustand verbesserte sich allmählich. Sie kann inzwischen wieder täglich Unternehmungen machen. Die chronischen Kopfschmerzen sind ebenfalls zurückgegangen. Was bleibt sind Einschlafstörungen, eine starke Wetterfühligkeit, gelegentliches Herzrasen, Kurzatmigkeit und Migräneanfälle.

Der Impfschaden durch Gardasil wurde vom Versorgungsamt München im Oktober 2010 als "Verschlimmerung einer bereits vorhandenen Migräne in eine "migraine accompagnee" anerkannt. Als Grad der Schädigung wurde 10 anerkannt.

Momentan entsteht meiner Tochter kein Nutzen aus der Anerkennung. Sie hat folgende Diagnosen: Migraine accompagnee, chronisches Müdigkeits-Syndrom,

Beeinträchtigung der Mitochondrien (genetische Erkrankung der Mitochondrien wurde ausgeschlossen) und abgelaufene EBV-Erkrankung; Zeitpunkt des Ausbruchs nicht bekannt.

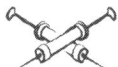

5 Tage nach der 1. Impfung: Schwindel, dann folgten: berstende Kopfschmerzen mit Licht- und Lärmempfindlichkeit, Übelkeit nach jedem Essen, Schmerzen in den Beinen (Muskeln und Gelenke), außerdem bekam meine Tochter Halsschmerzen und es wurde alles auf eine eitrige Angina geschoben. Symptome verschwanden aber nach knapp 2 Wochen immer noch nicht, obwohl die Angina ausgestanden war. Ein großes Blutbild ergab keine Borreliose, kein Pfeiffersches Drüsenfieber und auch sonst nichts Auffälliges. Darauf kam Sie in eine Kinderklinik und wurde dort auf den Kopf gestellt, wobei aber keine Erkrankung festgestellt wurde (MRT, Hirndruck, Atemtest, alles unauffällig). Mein Verdacht auf Impfschaden wurde von den Ärzten als mütterliches Hirngespinst abgetan.

4 Wochen nach dem ersten Aufenthalt folgte der zweite einwöchige Aufenthalt in der Klinik, nachdem meiner Tochter bei einer Veranstaltung schwindelig wurde, sie sich hinlegen musste und Sternchen sah; sie wurde mit einem Rettungswagen in die Klinik gebracht, da der Notarzt ventrikuläre Extrasystolen im EKG festgestellt hatte. Zum Schwindel kamen wieder sehr starke Kopfschmerzen ohne Aura hinzu, allerdings mit kurzen Taubheitsgefühlen in den Händen, der linken Wange und am Hinterkopf. Es folgte wieder das gleiche Prozedere, wie beim ersten Aufenthalt wieder ohne Ergebnis, lediglich das EKG zeigte weiterhin monomorphe ventrikuläre Extrasystolen. Meine Tochter wurde mit der Empfehlung entlassen, ein erneutes Langzeit-

EKG im Intervall von 3 Monaten durchführen zu lassen.

Eine Woche später wurden wir von der Hausärztin wieder in die Klinik geschickt, um eine Lumbalpunktion durchführen zu lassen, da sich die Kopfschmerzen/Schwindel nicht gebessert hatten. Diese verlief an sich komplikationslos, allerdings kam es am Entlassungstag erneut zu Kopfschmerzen und Rückenschmerzen in die Beine ausstrahlend, später kam dann noch Schwindel und Kribbeln in beiden Füßen. Also wieder in die Klinik. Alle Laborwerte waren wieder unauffällig. Zitat Arztbrief: "Zum jetzigen Zeitpunkt können wir nach wie vor keine organische Genese dieser Beschwerden feststellen." ....." Sollten die Beschwerden langfristig persistieren, halten wir eine psychotherapeutische Anbindung für sinnvoll. Alles nur psychisch bedingt!

Meine Tochter war insgesamt dreimal in der Uni-Kinderklinik (insgesamt hat sie 2 1/2 Monate in der Schule gefehlt, mehr als dass sie dort war), im Anschluss wurde noch ein Schellong-Test gemacht, der aber wegen "Schwindel und Übelkeit im Sinne einer orthostatischen Dysregulation" (Zitat aus Arztbericht) abgebrochen werden musste.

Nach diesen Krankenhausaufenthalten waren dann, Gott sei Dank, die Sommerferien und in dieser Zeit begann ein homöopathischer Arzt mit einer Eigenblutbehandlung bei meiner Tochter. Die Kopfschmerzen und Schwindel wurden mit der Zeit immer seltener, lediglich die Extrasystolen treten immer mal wieder nach körperlicher Anstrengung auf (auch heute noch, nach 4 Jahren).

Alles beginnt mit einer normalen Routineuntersuchung (Pap. Test) bei meiner damaligen Frauenärztin im August

2006. Zu diesem Zeitpunkt bin ich knapp 22 Jahre alt und lebe bereits seit vier Jahren mit meinem jetzigen Mann zusammen. Der Krebsvorsorge-Abstrich bringt ein beunruhigendes Ergebnis: Pap III D. Meine Ärztin rät mir zu einem Kontrollbefund nach vier Wochen. Sollte sich der Befund erneut bestätigen, solle ich mich einer so genannten „Konisation" unterziehen, bei der ein Teil des Gebärmutterhalses und somit die potentiellen Krebszellen abgetragen würden. Zudem rät sie mir zu einem HPV-Test, anhand dessen das Humane Papillomavirus am Gebärmutterhals nachgewiesen werden könne. Das Ergebnis lässt nicht lange auf sich warten: HPV positiv, Gruppe „high risk". Jedoch zeigt sich der Kontrollabstrich mit dem Ergebnis Pap IIw nach einigen Wochen leicht verbessert. Dennoch beunruhigt mich der positive HPV Test und die Aussicht auf eine mögliche Erkrankung an Gebärmutterhalskrebs.

Bei meinen nächsten Krebsvorsogen im März und August 2007 schwankt der Wert zwischen Pap IIw und Pap III. Doch meine Ärztin hat einen guten Vorschlag: Seit Neustem gebe es einen Impfstoff, der gegen die HP-Viren wirke: Gardasil. Zwar sei ich bereits mit diesem Virus infiziert und für die Impfung eigentlich zu alt, aber man könne ja nie wissen, vielleicht wirke es ja dennoch. Möglicherweise käme es zu einer „Kreuzreaktion" und der Körper wehre sich durch die Konfrontation mit den toten Viren von selbst gegen die bereits vorhandenen Viren. Klingt logisch für mich und ich willige ein.

Ich erhalte im September und November 2007 die ersten beiden Gardasil-Impfungen. Bis auf eine verstärkte Tagesmüdigkeit kann ich aber keine weiteren Nebenwirkungen feststellen. Auch die Müdigkeit bringe ich nicht mit der Impfung in Zusammenhang, da ich zu diesem Zeitpunkt gerade mein Studium beendet und meine erste Arbeitsstelle angetreten hatte.

Am 11. März 2008 folgt dann die dritte Impfung. Mit schwerwiegenden Folgen: Zwei Tage nach der Impfung setzen plötzlich heftiger Durchfall und starke Übelkeit ein. Danach wieder einige Tage nichts.

Zwölf Tage später, am 23. März 2008, trifft es mich dann aber besonders heftig: Magenkrämpfe, Oberbauchschmerzen, Übelkeit, Durchfall, Erbrechen, Schwindel, Gliederschmerzen, Atemprobleme.

Mein Hausarzt vermutet eine Lebensmittelvergiftung, hält es aber nicht für notwendig, mögliche Erreger anhand einer Blut- oder Stuhluntersuchung nachzuweisen. Therapieren könne man einen solchen bakteriellen Infekt schließlich sowieso nur symptomatisch.

Tatsächlich war ich am Abend vor Auftreten der Symptome mit meinem Mann essen und die Theorie meines Hausarztes leuchtet mir ein. Aber warum hat mein Mann nichts? Wir hatten ja das Gleiche gegessen... Diese Tatsache hinterfrage ich zu diesem Zeitpunkt nicht.

Und mit der Impfung bringe ich die Symptome nicht in Verbindung. Keine Sekunde.

Seit diesem Tag jedenfalls bestehen meine Beschwerden überwiegend aus chronischer Übelkeit, Verdauungsbeschwerden wie Durchfall und Blähungen, Bauchschmerzen, lähmender Müdigkeit, Gliederschmerzen und starker Migräne (die zuvor nie dagegen gewesen war). Intensität stetig zunehmend. Eine Bewältigung des Alltags ist unmöglich und ich muss im September 2008 meinen Beruf als Sprachhheilpädagogin aufgeben. Zu diesem Zeitpunkt bin ich fast 24 Jahre alt und gerade verheiratet.

Seither besteht meine Aufgabe in dem Versuch, gegen meine Beschwerden anzukämpfen, nachzuforschen und eine Erklärung für das Fortbestehen zu finden:

Ich lasse mich auf „Helicobacter pylori" testen, unterziehe mich einer Magen- und Darmspiegelung, gebe sicherheitshalber zwei Stuhlproben ab - alles ohne Befund.

Dennoch kann ich das Haus nicht mehr ohne „Übelkeitsaustattung" verlassen und mein Auto wird aufgrund der permanenten Übelkeit und Erbrechen

„brechsicher" mit Plastiktüten, Vomex-Tabletten, einer kleinen Flasche Wasser und Riechfläschchen mit japanischem Minzöl ausgestattet.

Es wird auf mein Drängen hin das zweite Blutbild innerhalb kurzer Zeit durchgeführt, mit demselben ernüchternden Ergebnis: Bis auf einen leichten Eisenmangel alles perfekt.

Ich unterziehe mich allen möglichen Nahrungsmittelunverträglichkeits-Tests und es wird schließlich eine erworbene, ausgeprägte Fruktose-Intoleranz festgestellt. Jedoch gibt es scheinbar immer weniger, was ich vertrage, denn trotz Verzicht auf Fruktose-haltige Lebensmittel werden Übelkeit, Durchfall und Bauchschmerzen immer schlimmer. An manchen Tagen kann ich außer Reiswaffeln und Wasser nichts zu mir nehmen.

Mein Hausarzt, den ich aus Verzweiflung immer wieder aufsuche, speist mich regelmäßig und ohne weitere Bemühungen mit der Diagnose „Reizdarm-Syndrom" ab und verordnet zum wiederholten Male MCP-Tropfen. Die Beschwerden verbessern sich dadurch kein bisschen. Es wird immer schlimmer.

Ich lasse einen Hormonspiegel erstellen, ohne Auffälligkeiten.

Also suche ich zudem einen Gastro-Enterologen auf. Als auch er nichts Organisches feststellen kann, überweist er mich mit der Verdachtsdiagnose „Depressionen" an einen Neurologen.

Dieser verordnet ohne zu Zögern das Antidepressivum „Trimipramin", das ich zwar nehme, das aber an meiner Symptomatik (überraschender Weise...) nichts ändert. Also wird noch ein anderes AD ausprobiert: „Citalopram", ein Serotonin-Wiederaufnahmehemmer. Verträglichkeit miserabel, Wirkung gleich null. Daher soll ich nun eine Psychotherapie machen. In meiner großen Verzweiflung folge ich diesem Rat und beginne eine „tiefenpsychologisch fundierte" Therapie bei einer Psychotherapeutin. Auch ein halbes Jahr später hat sich an meiner Symptomatik nichts geändert. Die Therapeutin und ich beenden die Therapie einvernehmlich und haken die vergangenen sechs Monate ab als „ein Versuch war's wert."

Zu den bisherigen Symptomen kommt nun auch noch ein bisher nie da gewesenes „Prämenstruelles Syndrom" - ab ca. eine Woche vor Beginn meiner Periode liege ich fest im Bett und bin handlungsunfähig.

Mein Leidensweg gipfelt im April 2009 (genau ein Jahr nach der dritten Impfung und dem Beginn meiner Beschwerden) in unerklärbaren, plötzlich auftretenden Lähmungserscheinungen in Beinen und Armen. Ich kann nicht mehr gehen und meine Arme nicht mehr bewegen. In der Klinik werde ich mit Verdacht auf Rückenmarkstumor, MS und ALS untersucht, aber die bildgebenden Verfahren sowie die anschließende Lumbalpunktion sind ohne Befund. Dann wird eine Form von Epilepsie vermutet, was aber auch innerhalb eines Tages anhand EEG, Provokations-EEG und Schlafentzugs-EEG widerlegt werden kann. Ich werde ohne Befund und damit ohne Erklärung für die Lähmung entlassen. Möglicherweise, so sagen die Ärzte, handle es sich um eine starke Form der Migräne, die diese Symptome verursache.

Die Lähmungserscheinungen werden zwar im Laufe der kommenden Wochen weniger und ich kann mich wieder bewegen, aber mein Allgemeinzustand verschlechtert sich zusehends. Ich suche verschiedene Ärzte und Heilpraktiker auf, lasse eine Feng-Shui-Beraterin, einen Baubiologen und einen Schamanen zu mir nach Hause kommen, um alle möglichen (und unmöglichen) Ursachen für mein immer schlechter werdendes Befinden herauszufinden und ggf. zu beheben. Ohne Erfolg.

Im Herbst 2009 gerate ich auf Empfehlung einer Freundin an einen Homöopathen, doch meine Hoffnung auf Besserung oder gar Heilung ist nach anderthalb Jahren vergeblichen Versuchen der Therapie recht gering.

Jedoch kommen wir nach mehrmaligem Durchgehen aller möglichen Theorien, woher meine Beschwerden kommen könnten, gemeinsam auf die Idee, dass die Impfung mit Gardasil der Auslöser sein könnte. Ein Blick auf die Homepage impfschaden.info lässt mich erstarren: Hier schreiben unzählige junge Frauen und Mädchen „meine" Leidensgeschichte und noch viel Schlimmeres.

Ich beginne eine Therapie mit Thuja in einer hohen homöopathischen Potenz und erfahre in den kommenden Monaten (es ist Frühjahr 2010, also nach zwei Jahren Krankheit) allmählich Besserung. Nach ca. einem halben Jahr geht es mir fast wieder so gut wie vor der Impfung, aber einige „Mäkel" sind bis heute geblieben: Die Nahrungsmittelunverträglichkeiten und die Migräne.

Mittlerweile bin ich im 5. Monat schwanger und erwarte eine kleine Tochter. Mit Sicherheit wird sie niemals geimpft werden.

Unsere 14-jährige Tochter wurde am 25.01.2012 (kerngesund, intelligent, sportlich, lebensfroh...) mit Gardasil geimpft.

Danach zeigten sich grippeartige Symptome wie leichtes Fieber, Schüttelfrost und Husten. Am 21.02.2012 kam es nachts zu einem ersten (bemerkten) Krampfanfall. Danach hatte sie starke Rücken- und Kopfschmerzen, war müde und unkonzentriert und es entwickelte sich eine äußerst massive Lippenherpes-Infektion (was sie seit vielen Jahren nicht mehr hatte).

Am 05. und 06.03.2012 kam es zu zwei weiteren nächtlichen Krampfanfällen mit Bewußtseinsverlust und starken Rückenschmerzen. Es folgten insgesamt drei stationäre Krankenhausaufenthalte, diverse Untersuchungen (Blut, EEG, Schlafentzugs-EEG, Lumbalpunktion, MRT, Schlaflabor) mit unauffälligem Befund. Weil zuhause dann zwei weitere Krampfanfälle auftraten, wurde sie auf nun 2 x 500 mg Keppra (Antiepileptika) eingestellt und mit der Diagnose: Verdacht auf Epilepsie nach Hause entlassen. Seit einigen Tagen traten zwar keine weiteren Krämpfe auf, aber die Tabletten machen sie müde, lustlos und unkonzentriert.

Weil in unseren Familien keine genetische Disposition für Epilepsie besteht, sie auch als Kleinkind keine Fieberkrämpfe hatte, es keinerlei Verletzungen gab und das MRT keine Hinweise liefert, sie außerdem zum Zeitpunkt der Impfung mental und physisch äußerst stabil war, führen wir ihre Symptome auf die erste Gardasil-Impfung zurück. Die beiden weiteren Impfungen habe ich abgesagt und ich rate allen jungen Mädchen dringend von der Impfung ab.

Seit Juli 2012 hatte unsere 15-jährige Tochter keine Krampfanfälle mehr, aber leidet unter den Nebenwirkungen von Keppra (Müdigkeit, Lustlosigkeit, Gewichtszunahme). Außerdem bleibt immer die Angst vor weiteren Anfällen, die bei ihr immer aus dem Schlaf heraus aufgetreten sind (z.B. bei Klassenfahrten). Die Monate Februar bis Mai 2012 waren für unsere ganze Familie der Horror und ich schrecke nachts nach wie vor bei jedem kleinen Geräusch auf oder schlafe gar nicht erst ein. Wir machen uns furchtbare Sorgen um die Zukunft unserer Tochter.

Weil wir uns weder mit der Diagnose 'Verdacht auf Epilepsie' noch mit der damit verbundenen Unsicherheit auf Lebenszeit ohne Aussicht auf Heilung abfinden können, haben wir im Juni eine klassisch homöopathische Behandlung begonnen und wollen ab Oktober in Absprache mit dem behandelnden Kinderneurologen das Ausschleichen aus Keppra wagen...Wir möchten darauf vertrauen, dass sie wieder ganz gesund wird.

Ca. 7-10 Tage nach der Impfung erkrankte meine Tochter an einem Infekt der oberen Luftwege. Symptome: die ersten 3-4 Tage leichte Angeschlagenheit, schwache Erkältungssymptome, Halsschmerzen, Anschwellen der Lymphknoten. Ab dem 3. Tag kam Fieber bis 40 Grad hinzu, absolute Verschleimung der Atemwege bis hin zum Gefühl der Erstickungsgefahr. Sie spuckte ab dem 3.-4. Tag permanent Schleim. Die Ärzte diagnostizierten: Infekt der oberen Luftwege und verabreichten Antibiotika. Sehr auffallend war zudem, dass ihr Menstruationszyklus aus dem Rhythmus geriet und sie jedes Mal mit Beginn ihrer Periode "krank" wurde. Zuerst wurde sie im Rhythmus von 2 Wochen krank, dann von 4 Wochen, 6 Wochen und im Moment sind wir bei einem 8-wöchigen Rhythmus. Der Menstruationszyklus verlief gleich (Zwischenblutung, Schmierblutung, Periode).

So erhielt sie im Jahre 2007 mindestens 7x Antibiotika. Da die HNO-Ärztin keinen Rat mehr wusste, wurde wir u.a. auch zum Tropeninstitut Düsseldorf verwiesen. Auch hier leider ohne Erfolg - kein krankhafter Befund bzw. keine Tropenerkrankungen feststellbar. Meine Tochter leidet bis zum heutigen Tage an diesen "Symptomen", dieser Erkrankung, die immer mit hohem Fieber, dick geschwollenen Halslymphknoten und einer absoluten Verschleimung der Atemwege einhergeht. Zu dieser Symptomatik gehört auch immer ein Erbrechen von Schleim zwischen dem 3. bis 5. Tag.

Zusätzliches Problem: dieser ganze Verlauf hinterlässt bei meiner Tochter psychische Auswirkungen/Ängste, dass sie diese Erkrankung behalten wird, dass sie eines Tages gegen Antibiotika immun sein wird - dass es noch schlimmer werden kann....Diese Ängste sind wesentlich stärker und beeinflussen das Leben einer Heranwachsenden wesentlich mehr, als ich es hier darstellen kann. Letzte Erkrankung in den Herbstferien 2009, wieder mit Antibiotikagabe, bat mich meine Tochter darum, dass sie sich bei der nächsten

Erkrankung ins Krankenhaus legen möchte, damit die Ärzte einfach mal sehen, wie schlecht es ihr wirklich in dieser Zeit, ca. 1 1/2 Wochen, geht - denn man glaubt ihr/uns nicht! Es heißt immer nur: normale Erkältung......

FSME

Impfstoffe: Encepur, FSME Immun

Nebenwirkungen laut Beipackzettel (FSME immun):
Nach der 1.Impfung grippeähnliche Symptome und selten Fieber
über 38°C möglich, die in der Regel innerhalb von 24-48 Std. ab-
klingen. Ab der 2.Teilimpfung sind Lymphadenopathie, Übelkeit,
Erbrechen, Spannungsgefühl an der Injektionsstelle, Müdigkeit,
Verhärtung an der Injektionsstelle, Fieber, Muskel- und Gelenk-
schmerzen, Sehstörungen, unscharfes Sehen, Lichtscheue,
Schüttelfrost, unsicherer Gang, Meningismus, Schwindel,
Nervenentzündungen, Juckreiz, Urticaria, Rötung, entzündliche
Reaktionen des Gehirns möglich.
Sehr häufig (≥10%): vorübergehende Schmerzen am Injektionsort;
allg. Unwohlsein; Kopfschmerzen; Übelkeit; Myalgien. Häufig (1-
10%): grippeähnliche Symptome; Arthralgien. Gelegentlich (0,1-
1%): Erbrechen. Sehr selten (<0,01% und Einzelfälle): Granulom
am Injektionsort ggf. Serombildung; Arthralgien und Myalgien
im Nackenbereich, die das Bild eines Meningismus ergeben. Aller-
gische Reaktionen. In Einzelfällen Erkrankungen des zentralen
oder peripheren Nervensystems, einschließlich aufsteigender Läh-
mungen bis zur Atemlähmung (z.B. GBS). Hinweis auf Häufung
von Autoimmunerkrankungen nach Impfungen gibt es nicht.

Ich war früher sportlich sehr aktiv (4-5 Tage / Woche). Mit
28 Jahren bekam ich die FSME-Impfung (Chiron-Behring
"Encepur"). Seitdem ist an Sport nicht mehr zu denken. Folgende Probleme sind aufgetreten: Rückenbeschwerden,
Nackenkopfschmerzen (Meningismus), Muskel- und
Gelenkbeschwerden bereits nach geringer Anstrengung. Die
Beschwerden sind zwar (dank alternativer Heilmethoden)
im Laufe der Jahre weniger geworden, dauern aber bis heute
an. Sport oder jede Art von körperlicher Arbeit sorgen

(zeitverzögert, meist 1-2 Tage später) für heftige muskelka-
terartige Beschwerden. 2009 wurde Diabetes mellitus Typ 1
festgestellt. Ein Zusammenhang zur Impfung ist nach Meinung der Ärzte nicht ausgeschlossen. Seit März 2012 (nach
mehr als 10 Jahren Verfahrensdauer!) sind meine Beschwerden nach dem IfSG als Impfschaden ("Makrophagische
Myofasciitis") anerkannt.

Mein Sohn war am 08.05.2007 zur Impfung, ein Bemerkung
der Arzthelferin, dass nur noch dieser Impfstoff da war, tat
die Ärztin mit einer Handbewegung ab.

4 Std. später hatte er eine komplette Lähmung der
linken Seite. Wir sind am nächsten Tag wieder zum Kinderärztin gegangen, es wurde Blut abgenommen. Die Lähmung
hatte nach 2 Tagen aufgehört.

Die Blutabnahme hat Werte ergeben, als hätte er ein
Herzinfarkt erlitten. Nach 3-4 Tagen war alles wieder halbwegs in Ordnung.

Im Laufe der nächsten 4 Monate wurde er schwächer,
hatte keine Kraft mehr für Sport, musste sich immer wieder
hinlegen. Hatte Kopf und Gliederschmerzen, Krämpfe,
konnte das Wasser nachts nicht halten, musste am Tag 4-6
Liter Wasser trinken, um sein Durst zu löschen und am Ende
ist er im Krankenhaus gelandet mit Diabetes Typ 1.

Wir können es leider nicht beweisen, dass der Diabetes
durch die Impfung ausgelöst wurde. Allerdings ist es für
uns ganz klar, dass er zu diesem Zeitpunkt krank geworden
ist. Jetzt muss er ein ganzen Leben damit zurechtkommen.

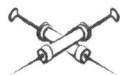

Ich wurde am 23.3.2008 im Alter von 43 Jahren mit Encepur für Erwachsene in den linken Oberarm geimpft. Die Impfung erfolgte aufgrund des Anratens des Betriebsarztes wegen Montagearbeiten in Baden Württemberg. Es war die Erstimpfung. Die zweite Impfung habe ich nicht durchführen lassen.

6 Tage nach der Impfung trat ein Taubheitsgefühl im rechten Bein (rechter Unterschenkel) auf. Das Taubheitsgefühl stieg weiter auf in Richtung Oberschenkel, ein Laufen war nach dem 12. Tag nach Impfung nicht mehr möglich. Der Hauptnerv N. femoralis versagte komplett (zuständig für das Heben des Beines). Durch Familienangehörige wurde ich in die Notaufnahme des Uniklinikums Hamburg gebracht und durch den aufnehmenden Arzt auf die neurologische Station eingewiesen. Dort wurde Blut untersucht, IgG und IgM waren ohne Befund. Liquor Punktion ohne Ergebnis. Die erfolgte Impfung wurde angezweifelt, trotz Eintragung im Impfausweis. Während des Krankenhausaufenthaltes stieg die Lähmung des rechten Beines weiter auf. In Höhe Bauchnabel stagnierte die Lähmung. Es wurden MRT Aufnahmen (Kernspintomografie) von Kopf, Wirbelsäule, Bein gemacht. Alles ohne Befund. In den SEP, MEP und VEP zeigte sich kein wegweisender Befund, ebenso in Neurographie und EMG.

Nach 14 Tagen Aufenthalt wurde mir psychologische Beratung angeboten, die ich ablehnte. Aufgrund meiner Ablehnung wurde ich entlassen mit dem gelähmten Zustand. Zitat: "...halten wir eine psychosomatische Genese für die wahrscheinlichste Erklärung der vom Patienten geschilderten Symptome. Eine von unserer Seite empfohlene Vorstellung bei den psychosomatischen Kollegen wurde vom Patienten nicht gewünscht..."

Die Lähmung des rechten Beines und des Bereiches unterhalb des Bauchnabels dauert bis in den Oktober 2008 (7 Monate). Danach bildete sich die Lähmung im Bereich des Bauches langsam zurück. Ein Laufen war immer noch nicht möglich. Erst nach 14 Monaten (Mai 2009) wurde die Lähmung des rechten Oberschenkels weniger. Die Lähmung des Unterschenkels besteht bis heute unverändert. Das Laufen ist nur mit Einschränkung möglich, das Feingefühl rechts fehlt völlig.

Fazit: da ich mich sehr früh (viel zu früh) in der Neurologie vorgestellt habe, konnten noch gar keine FSME Antikörper im Blut gemessen werden. Die Symptome werden aber als Nebenwirkungen der FSME Impfung in der Literatur beschrieben. Es ist absolut kein Einzelfall. Am Schockierendsten ist das arrogante Verhalten der Ärzte.

Nachdem in diesem Jahr ein regelrechter Aufruf zur Impfung gegen FSME durch Deutschland rauschte, beschlossen wir, uns alle (mein Mann, mein Sohn 10 Jahre und ich) dem Aufruf zu folgen und uns impfen zu lassen. Die erste Impfung überstanden wir alle gut. Nach der zweiten Impfung bekam mein Mann ca. 2 Tage später starke Gelenkschmerzen. In den kommenden Tagen verschlimmerte sich der Zustand, er suchte den Arzt auf. Der Arzt konnte keinen Zusammenhang zur Impfung erkennen, obwohl mein Mann sofort darauf hinwies. Er hatte niemals zuvor derartige Beschwerden. Es folgten nun Blutuntersuchungen etc. Keine Borrelien, keine Rheumafaktoren, alles ziemlich normal, lediglich erhöhte Yersinien (die sich auch auf die Gelenke legen können). Er bekam Antibiotika, nichts wurde besser.

Es folgt die Überweisung zum Rheumatologen. Mein Mann spricht wieder die Impfung an, auch der Rheumatologe glaubt nicht an eine Nebenwirkung bzw. einen Impfschaden. Es folgen weitere Blutuntersuchungen, Knochenszintigraphie usw. Meinem Mann geht es schlecht, er ist teilweise völlig bewegungsunfähig. Die Befunde sagen wenig aus, Entzündungswert ist hoch, sonst alles im Normbereich.

Rheumatologe verordnet Diclac, das allein schlägt nicht an, es kommt Prednisolon dazu. Nach einige Tagen dann endlich Besserung, es ist inzwischen August. Nun soll das Prednisolon langsam abgesetzt werden, sofort sind die starken Schmerzen wieder da. Weitere Medikamente und zwar Opioide werden verabreicht - keine Besserung. Mein Mann ist schon beinah ein Pflegefall.

Ich wende mich während einer Fernsehsendung zum Thema "Rheumatische Erkrankungen" im Chat an einen Prof. der Rheumatologie und frage, ob eine reaktive Arthritis (das ist die z.Zt. bestehende Diagnose) durch eine FSME Impfung ausgelöst worden sein kann. Er antwortet mit "möglich" (d.h. also JA). Inzwischen habe ich noch andere Stimmen von Ärzten eingefangen, die in der Impfung den Auslöser sehen, da durch die Impfung das gesamte Immunsystem zusammengebrochen ist. Davon hatten wir noch nie etwas gehört, dass so etwas passieren kann!

Mittlerweile macht mein Mann eine Basistherapie, dazu weiterhin Prednisolon, auch ohne Diclac geht es leider nicht. Es kommen noch Magenmedikamente hinzu und Medikamente gegen Speiseröhrenentzündung (kommt vom Diclac) also, das volle Programm. Ich habe die Krankenkasse informiert und um Aufklärung gebeten (Vorsicht vor Zeckenimpfung). Das jedoch darf die Krankenkasse nicht, man hat sich aber eine Notiz gemacht, denn es kommen ja sehr hohe Behandlungskosten auf die Kasse zu.

Ich telefonierte auch mit dem Hersteller des Impfstoffes (auf meine Mail hatte man nicht geantwortet) und wollte den Impfschaden wenigstens melden.....aber..... Impfschäden dürfen nur Ärzte melden! Was aber, wenn der Arzt nicht daran glaubt? (Keine Meldung!)

Eine dritte Impfung kommt nun für uns alle nicht mehr in Frage, mein Mann darf noch nicht mal gegen Grippe geimpft werden.

Über die Reaktion von Novartis (Hersteller) war ich sehr enttäuscht, man hatte wohl kein Interesse.

Mein Mann wechselte den Rheumatologen (was für einen Kassenpatienten auch nur schwierig sein dürfte, denn es gibt sehr lange Wartezeiten bei diesen Fachärzten - mein Mann ist zum Glück Privatpatient) und dieser Arzt begann sofort mit einer Immuntherapie. Mein Mann bekam Azathioprin, das Immunsystem wurde "runtergefahren" und konnte keine Attacken mehr auslösen. Zum Glück wurde das Medikament gut vertragen, allerdings war mein Mann sehr empfänglich für Erkältungen und ein Schnupfen oder Halsschmerzen blieben wochenlang, da das Immunsystem nicht richtig arbeiten konnte.

Die Gelenkbeschwerden wurden im Laufe von Monaten besser. Die Immuntherapie wurde ca. 2 Jahre beibehalten, danach schrittweise abgesetzt. Mein Mann ist bis zum heutigen Tag bei seinem Rheumatologen unter Kontrolle (4-mal Jährlich).

Über eine Bekannte (Pharmareferentin bei Novartis) konnte ich den Impfschaden doch noch an Novartis melden. Novartis bat um unsere Genehmigung, sich mit dem behandelnden Arzt in Verbindung setzen zu dürfen. Vom Arzt haben wir diesbezüglich kein Feedback erhalten, wir glauben, dem Rheumatologen ist die Ursache der reaktiven Arthritis egal, der Patient muss behandelt werden.

Mein Mann kommt heute ohne Immuntherapie zurecht, hat ab und an mal einen Schub, nimmt dann ggf. Schmerzmittel (Arthotec Forte 75 mg - auch dieses Medikament gibt es nur für Privatpatienten!). Von Impfungen (auch Grippeschutzimpfungen) nimmt mein Mann Abstand, da man nie weiß, wie das Immunsystem reagieren könnte, auch die Ärzte raten weder zu noch ab.

Im Übrigen hatten sich nach meinem Eintrag (bei www.impfschaden.info) einige ebenfalls Betroffene bei uns gemeldet, deren Verlauf sehr ähnlich ist, wie der meines Mannes. Im Laufe der Jahre wurden die Beschwerden besser (der Impfstoff hat sich im Körper abgebaut). Die Angst vor einem Rückfall und die Angst vor Impfungen sind geblieben.

Nach der ersten Impfung hatte ich verhältnismäßig lang Schmerzen in dem Oberarm, in den der Impfstoff injiziert wurde, ansonsten gab es keine Auffälligkeiten. Nach der zweiten Impfung (zwei Wochen später) waren die Schmerzen stärker und hielten gut eine Woche an. Seit der Impfung habe ich konstant stärker werdende Erkältungssymptome: Hals-, Kopf- und Gliederscherzen sowie ein allgemeines Gefühl der Schwachheit. Sport ist grade nicht möglich (ich mache sonst 3-4 mal in der Woche Sport!). Ich fühle mich sehr erschöpft. Nach zwei Wochen wurden die Symptome am stärksten, ich habe mich nicht arbeitsfähig gefühlt und bin zu meiner Ärztin gegangen, bei der ich mich auch habe impfen lassen. Ich sagte, dass die Symptome mit der Impfung eingesetzt haben, woraufhin mir erklärt wurde, dass mein Körper im Moment wohl eifrig mit der Immunabwehr beschäftigt sei und Antikörper entwickle. Ich habe Ruhe und ein homöopathisches Mittel (Nux vomica) verordnet bekommen - falls keine Linderung eintritt, sollte ich nach dem Wochenende wieder aufkreuzen...Gebessert hatte sich bislang noch nicht viel, immerhin ist es auch nicht schlechter geworden. Mir waren die möglichen Nebenwirkungen nicht bewusst. Wären mir diese bekannt gewesen, hätte ich mich nicht impfen lassen. Ich ärgere mich sehr über meine Ärztin, dass sie mich nicht darüber aufgeklärt hat und ärgere mich noch mehr darüber, dass ich mich im Vorfeld nicht selbst mal schlau gemacht habe!

Als der erkältungsähnliche Erschöpfungs- und Schwächezustand auch nach gut 4 Wochen nach der Impfung nicht besser wurde, bin ich meiner Hausärztin erneut zu Leibe gerückt und brachte das Thema "Impfschaden" auf den Tisch. Nach langem Insistieren meinerseits und einer dann erfolgenden gründlichen Untersuchung diagnostizierte meine Ärztin, dass ich wohl eine verschleppte Streptokokken-Infektion (mit Ursprungsort "Hals") hatte. Die Beschwerden kamen demnach nur indirekt von der Impfung, bzw. die Impfung erfolgte offenbar zu einem Zeitpunkt, zu welchem mein Körper nicht besonders erfreut darauf reagierte.

Die Folgen der verschleppten Streptokokken-Infektion haben sich dann noch einige Wochen hingezogen, allerdings war ich erst nach ca. 6 Monaten wieder soweit, in gewohntem Maß Sport zu treiben und fühlte mich erst dann wieder fit. Alles in allem war ich also eine recht lange Zeit ganz schön geschlaucht. Mit etwas Abstand die Geschichte noch mal anders interpretiert: Ich war wahrscheinlich schon zum Zeitpunkt der Impfung infektiös, nach der Impfung dann richtig krank, aber aufgrund der Impfung haben ich und auch meine Ärztin eher in der Impfreaktion die Ursache meiner Beschwerden gesehen. Hätte man mal gleich einen Abstrich im Hals gemacht, hätte ich vielleicht nicht so lange mit der Sache zu kämpfen gehabt. Ohne Impfung und einfach nur mit einer Streptokokken-Infektion wäre mein "Leiden" sicherlich anders verlaufen - aber nicht unbedingt aufgrund der Impfstoffwirkung, sondern aufgrund der dann anders gearteten Herangehensweise an meine Beschwerden. Aber darüber kann man jetzt nur noch mutmaßen.

Die erforderliche 3. FSME-Impfung nach einem Jahr habe ich nicht mehr durchführen lassen. Auch wenn meine Beschwerden keinem "echten" Impfschaden zuzurechnen waren, so waren sie ja trotz meines oben geschilderten Einwands irgendwie doch eine Folge der Impfung und mein Interesse an einer Wiederholung von etwas Ähnlichem war und ist überaus gering. Mein Resümee ist jedenfalls, dass es mein "persönlicher Impfschaden" war, dass man eine anders gelagerte Erkrankung der Impfreaktion zurechnete und nicht nach den tatsächlichen Ursachen suchte. Folgebeschwerden alleine der Reaktion auf den Impfstoff zuzurechnen, kann demnach ebenfalls schädigend wirken.

Da ich viel sportlich in der freien Natur unterwegs bin, hatte ich schon seit Jahren ein schlechtes Gewissen, dass ich nicht zeckengeimpft bin. Das hatte ich dann nachgeholt (1. Impfung Anfang Mai, 2. Anfang Juni 09).

Einen Monat nach der zweiten Impfung sind mir zeitweise die Zehen eingeschlafen. Irgendwann waren die Zehen beider Füße dauereingeschlafen - die Finger kamen zeitweise hinzu.

Ich habe alle möglichen Dinge im Verdacht gehabt (Durchblutungsstörungen - obwohl sehr sportliche und gesunde Lebensweise? Wirbelsäulenprobleme - obwohl ich nie auch nur leichte Verkrampfungen oder Schmerzen in diesem Bereich hatte?)

Zwei Wochen später fiel mir beim Duschen auf, dass sich meine Unterschenkel verändert anfühlen (wie durch Watte), einige Tage später auch die Oberschenkel, zuletzt sogar der Allerwerteste. Zudem fühle ich mich nervöser als sonst, so, als ob ich stets zuviel Kaffee intus hätte. Durchblutungsstörungen und Wirbelsäule kamen mir als Erklärung immer unpassender vor (die würden vielleicht noch die dauereingeschlafenen Zehen und Finger erklären - aber die sich zunehmend ausdehnenden Gefühlsstörungen an der Hautoberfläche?)

Erst dann kam ich auf die Idee, dass diese Erscheinungen mit der Zeckenimpfung zu tun haben könnten - und fing an, im Internet nach Erfahrungsberichten zu stöbern.

Und siehe da, diverse Berichte ähneln meinem Erleben.

Ich wurde im Sommer/Herbst 2009 dann noch ordentlich untersucht - bin recht bald auf der Neurologie gelandet, wo ich dann im September 09 die Diagnose MS bekam.

Ein Zusammenhang Impfung und MS wurde nicht anerkannt, sehr wohl aber (mündlich von Seiten des Arztes) ein möglicher Zusammenhang zwischen der Impfung und dem heftigen Schub, den ich damals hatte.

Ich habe mich seither nicht mehr impfen lassen und werde das für den Rest meines Lebens auch so halten. Der Schub hat sich fast ganz wieder verzogen, ich bin voll arbeits- und lebensfähig, mir sind nur wenige kleine Dinge geblieben.

Ich habe vor 6 Jahren die erste FSME Impfung gemacht und danach bis zur dritten Impfung weitergemacht.

Die Probleme kamen ungefähr 1 Woche nach der dritten Impfung, wurden aber vom Arzt dementiert: Schwindel, Kopfdruck, Benommenheit, Konzentrationsschwierigkeiten, Sehstörungen bis hin zu Halluzinationen, HWS Steifheit, Gelenkschmerzen usw.

Da mir der Arzt sagte, es könne nicht von der Impfung kommen, habe ich es zuerst auf einen Unfall geschoben, welchen ich früher hatte. Jetzt 6 Jahre später kämpfe ich noch immer mit gesundheitlichen Problemen und am Unfall kann es nicht liegen.

Hinzu kommt, dass man mir sagt, es sei alles psychisch außer der Psychologe... der ist sich sicher, dass da ein gesundheitliches Problem vorhanden ist. Nun außer der FSME Impfung kann es gar nichts anderes sein und die Symptome sind nicht besser geworden. Habe meine Arbeit als leitende Person abgeben müssen und arbeite nur noch im Teilzeitpensum. Ich habe schon unzählige Therapien besucht. Geholfen hat mir nichts... es ist echt frustrierend und es macht mir Angst, dass ich mit diesen Problemen weiterleben muss. Irgendwann schlägt es einfach auf das Gemüt.

Bis heute sind folgende Probleme geblieben: Bewusstseinsstörung wurde mit den Jahren eher schlimmer, wie als ob ich nicht ganz hier wäre (Druck im Kopf), Schwindel und Gleichgewichtsstörung, geht oft einher mit der Bewusstseinsstörung, starke Erschöpfung und dauernde Müdigkeit (Schlafbedürfnis ist sehr hoch). Kopfschmerzen / Kieferschmerzen / Nacken- und Rückenschmerzen sowie Gelenkschmerzen (Gelenk und Rücken / Nacken nach Belastung, auch Sport besonders, Kieferschmerzen sind stark und immer da). Seh-, Empfindungs-. und Hörstörungen (Tinnitus). Lärm- und Lichtempfindlichkeit (Sonnenbrille tragen = Schwindel). Stress, hohe Belastung geht gar nicht mehr (fühle mich sofort überfordert). Konzentrationsschwierigkeiten (fordert mich und werde schnell müde).

Manchmal weiß ich gar nicht, wie ich jetzt das gerade erledigt oder gelesen habe. Übelkeit und Durchfall, Vergesslichkeit, Persönlichkeitsveränderung (als wäre ich vom Ferrari aufs Mofa umgestiegen), verminderte Lernfähigkeit, Hitze und Kälte empfinde ich anders / extremer, Libidoverlust, Verlangsamung im Denken und Reagieren, Verlust an Geschicklichkeit, Verminderte Belastbarkeit körperlich, aber auch seelisch, Depressivität, fehlender Antrieb und Lust, wetterfühliger, Kribbeln in Armen und Beinen, Herzstolpern / Herzklopfen, Schlaf (fühle mich morgens nicht mehr so erholt).

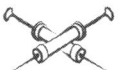

Am Mittwoch den 11.07.2010 bekam ich eine Auffrischung der FSME-Impfung mit dem Wirkstoff Encepur Erwachsene,

FSME-Vaccine, Behring.

Gleich nach der Impfung war mir schon etwas schwindelig geworden und ich fühlte mich nicht wohl. In der Nacht hatte ich dann starken Schüttelfrost bekommen und als ich dann am nächsten Morgen aufstand, war mir schwindelig und stark übel. Mein Kopf dröhnte, mein Genick tat weh und ich hatte leichte Temperatur. Dazu kamen heftige Schweißausbrüche, das Wasser lief nur so runter an mir. Musste mich sofort wieder hinlegen, da ich mich nicht auf den Beinen halten konnte. Das ging den ganzen Tag so, habe sehr viel geschlafen, konnte kein helles Licht vertragen und keinen Lärm. Am Freitag war ich teilweise verwirrt, konnte immer noch nicht aufbleiben, war sehr schlapp und müde, mein Kopf und Genick tat weh, hatte keinen Appetit, immer noch Schweißausbrüche, konnte keine Helligkeit und keinen Lärm vertragen, habe viel geschlafen.

Am Samstag konnte ich dann mal länger aufstehen, etwas essen, aber dann musste ich wieder ausruhen. Mein Kopf tat immer noch weh, hatte Ohrdruck, hörte schwer und noch Schweißausbrüche. Ab Sonntag ging es dann etwas besser, aber ich brauchte noch Ruhe.

Im Dezember 2010 bin ich dann zum Neurologen geschickt worden, weil ich immer wieder Sprachstörungen hatte seit der Impfung. Ich konnte oft einen Satz nicht richtig aussprechen, weil mir plötzlich die Worte fehlten.

Die Tests verliefen erfolglos. Als man mir anbot, für ein paar Tage stationär aufgenommen zu werden, um Nervenwasser zu entziehen, lehnte ich das aber ab. Ich hatte Angst davor und da ich allein erziehend bin, wollte ich auch meine Tochter nicht alleine lassen.

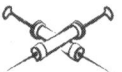

Ich wurde 1985 gegen FSME geimpft. Da ich viel im Wald

unterwegs war, dachte ich, es sei sinnvoll. Nach der 2. Teilimpfung hatte ich ein halbes Jahr lang durchgehend 38,5 Fieber. Nach diesem halben Jahr traten immer wieder und immer mehr Schwindelanfälle auf. Bei zahllosen Untersuchungen - kein Ergebnis gefunden. War sogar auf der Psychiatrie zur Untersuchung wegen Depressionen usw. Diagnose: endogene Depression. Ich habe mich weder endogen noch exogen depressiv gefühlt, nur körperlich hatte ich seit der 2. Teilimpfung Beschwerden. Allerdings war das EEG auffällig.

Im Laufe der folgenden Monate entwickelten sich diverse Allergien (auf fast alles), wobei das von Test zu Test variierte. Mal war ich auf Gräser allergisch, einen Monat später wieder nicht, dafür gegen Birkenpollen. Es kamen Gedächtnisstörungen und schlimme Konzentrationsstörungen dazu, dann auch das schlimmste, nämlich linksseitige Lähmungen. Diese sind eigentlich bis heute nicht vollständig verschwunden. Ich kann bis heute nicht wirklich problemlos mit der linken Hand (Messer + Gabel) essen, da der Ringfinger und der kleine Finger nicht gut funktionieren. Es ist, als ob die Reizleitung der Nerven vom Gehirn bis in die Hand gestört wäre. Um das zu trainieren, habe ich eine Weile lang Klavier spielen gelernt, es ist dadurch auch besser geworden. Meine rechte Hand tut aber immer noch durchgehend weh, ohne dass Rheuma oder Gicht oder dergl. vorliegen würden.

Eine Weile lang hatte ich auch Ausfälle des Sehfeldes der Augen. Ich konnte nur wie durch eine Röhre sehen. Nachts blendete mich jegliches Licht, so dass über die Straße gehen (Autoscheinwerfer!) ohne fremde Hilfe nicht möglich war.

Desgleichen fühlt sich bis heute die linke Körperhälfte anders an als die rechte, als ob mein Körper in zwei verschiedene Hälften geteilt wäre. Schmerzmittel z.B. beim Zahnarzt wirken auf der linken Körperseite kaum oder nur sehr schwach.

Vor kurzem (2012) hatte ich eine kleine Operation an

einem Finger der linken Hand. Die Narkotisierung des Fingers ist auch nach der vierfachen Dosis erfolglos geblieben.

Als ich damals (1985/1986) den Impfschaden melden wollte, wurde ich sogar von einer namhaften Persönlichkeit in der Medizin (vom Erfinder selbst...) abgewimmelt, der mir erklärt hatte, dass ein Impfschaden wegen der FSME-Impfung nicht möglich sei. Wie auch immer, mein Leben war durch die oben geschilderten Zustände und nicht erklärbaren gesundheitlichen Beeinträchtigungen auf Jahre eine Qual.

Ca. 2 Wochen nach der Impfung konnte ich keine schweren Gegenstande mehr tragen. Ich wurde immer wackliger auf den Beinen und hatte Schmerzen in den Waden. Auch die Oberarme waren betroffen, links wurden die Hände steif oder schliefen ein. Laufen konnte ich dann fast nicht mehr, nur mit Stock ging es noch für wenige Meter. Ich wurde auf MS und ALS untersucht. Dabei wurde eine Schrankenstörung mit oligoklonale Banden und Eiweiß festgestellt. Allgemeine Schwäche herrscht weiter vor und die Gehstrecke ist eingeschränkt. Mein Arzt sagt, ich solle warten, bloß auf was soll ich warten? Leider ist an Arbeit bei meiner Allgemeinschwäche nicht zu denken. Ich brauche Schmerzmittel, mein Blutdruck hat sich stark erhöht seit 2008 und je mehr ich Sport treiben will, umso schlechter geht es mir.

Ich habe mich im April 2001 auf Grund öffentlicher Empfehlung FSME impfen lassen. Mit Plakaten wie 'riskieren Sie nichts' wurde auch ich dazu getrieben mich gegen das überall lauernde Zeckenmonster zu schützen. Nach der Impfung wurde meine Leben für 4 lange Jahre lang zur Hölle. Ich hörte wie alle über Fieber bei Kleinkindern und Rötungen an der Impfstelle - aber ansonsten soll die Impfung ja doch für Erwachsene ganz und gar harmlos sein. 'Riskieren Sie nichts' suggeriert das auf jeden Fall!

In der Nacht nach der 3. Teilimpfung ging das Martyrium los. Ich wache mehrmals auf und spüre ein Kribbeln wie Millionen Ameisen am ganzen Kopf. In der Früh sind dann die Ohren und das Gesicht ganz heiß und rot und das Kribbeln verstärkt sich. Noch mache ich mir keine großen Sorgen, das wird schon vergehen. Nach einer Woche mit rotem kribbelndem Kopf empfiehlt mir der ahnungslose impfende Arzt ("so was ist noch nie vorgekommen...") schließlich, mich neurologisch untersuchen zu lassen. Ich lande im Krankenhaus und werde von einer Ärztin behandelt, als läge ich im Sterben. Man lässt mich nicht mehr weg, ich werde sofort eingeliefert und punktiert (sehr unangenehme so genannte Liquor-Untersuchung). Weil nichts gefunden wird und die Lebensgefahr wohl doch nicht so akut ist, werde ich wieder nach Hause geschickt - ohne weitere Kommentare und Empfehlungen außer, dass dies nicht von der Impfung kommen könnte... Vielleicht sei es ja eine Allergie???

Auf meinen Wunsch, meine Reaktion behördlich zu melden, stellen sich alle taub. Ich lasse aber nicht locker und schließlich führt der impfende Arzt eine nichts sagende anonyme Meldung durch.

Auch mit dem Impfstoffproduzenten trete ich in Kontakt - und werde telefonisch abgewimmelt. So eine Reaktion gäbe es nicht - ich sei wohl vorher schon krank gewesen. Über diesen Impfstoff gab es noch keine einzige Beschwerde. "Da hätten's aber voriges Jahr krank werden müssen - heuer ist das nicht mehr möglich..." Interessantes

Detail am Rande: im Beipacktext eines FSME Impfstoffs (den ich leider nie zu Gesicht bekam) steht sehr wohl, dass die Impfung Nervenentzündungen auslösen kann. Und die Symptome einer Nervenentzündung sind nun mal Kribbeln, Brennen und Taubheitsgefühle. Dass "es das nicht gibt", dass meine Beschwerden mit der Impfung in Zusammenhang stehen, ist daher eine seltsame Aussage.

Nach der eher abweisenden Behandlung im Krankenhaus versuche ich es bei einer weiteren Neurologin. Diese antwortet auf die Schilderung meiner Beschwerden: 'ist das alles'? Und meint, dass sei alles psychisch und verschreibt mir Antidepressiva. Ohne jegliche weitere Untersuchung kommt sie zu dieser Diagnose. Über die Zeckenimpfung will sie nichts hören... Auch 2 Impfspezialisten wollen von solchen Reaktionen noch nichts gehört haben. "Seit kein Maushirn mehr in der Impfung drin ist, gibt's keine neurologischen Nebenwirkungen mehr", werde ich aufgeklärt. Aber so genau wisse man das halt doch nicht. Wirklich nicht? Umso erstaunlicher als diese mögliche Nebenwirkung eindeutig im Beipacktext eines FSME Impfstoffs aufgelistet ist - und zwar in jenem des Impfstoffs, der nicht mehr "auf Mäusegehirnen herangezüchtet" ist.

Die Zeit vergeht qualvoll und die Beschwerden vervielfältigen sich: Kribbeln in den Händen und Füßen, Taubheit in den Zehen, Brennen am Kopf und im Gesicht, ein Gefühl, als würden Hände und Füße anschwellen, eingeschlafene Arme, Schmerzen in den Händen und Schwäche. Und schließlich Brennen am ganzen Körper und Muskelzuckungen in den Fingern, Beinen und Füßen.

Ich begebe mich also auf die Suche durch das Internet - und finde jede Menge Infos über Impfschäden und jede Menge Geschädigte mit ähnlichen Beschwerden. Auf eigene Faust suche ich mir die Untersuchungen heraus, die andere Leute mit solchen Beschwerden durchführen lassen und mein Hausarzt verordnet sie mir alle auf meinen Wunsch. ENG, EEG, Doppler, Allergietests, Virenuntersuchung - alles ist in Ordnung - nichts wird gefunden. Genau wie bei den anderen Impfgeschädigten aus dem Internet. Die Beschwerden jedoch bleiben. Diverse medizinische Seiten erklären, dass es Nervenschädigungen gibt, die nur die sensorischen 'small-fiber' Nerven betreffen. Und Impfungen können sie möglicherweise auslösen. Ich finde via Internet laufend Impfopfer mit dieser Diagnose. Auch einige FSME Impfopfer sind dabei. Aber das dauerhafte Kribbeln und Brennen scheinen gängige 'Nebenwirkungen' von den verschiedensten Impfungen zu sein. Ich poste auch auf einer Webseite in einem so genannten Expertenrat und bekomme folgende Antwort einer Ärztin: "Entschuldigen Sie bitte die etwas verspätete Antwort, aber ich habe, seitdem ich Ihre Frage gelesen habe, viel Literatur gewälzt, um Ihnen eine vernünftige Antwort geben zu können. Häufige Reaktionen auf die FSME-Impfung sind grippeähnliche Symptome wie Abgeschlagenheit, Gliederschmerzen, leichtes Fieber, Kopfschmerzen etc. Sehr selten sind Symptome, wie Sie sie beschreiben. Es handelt sich dabei um neurologische Symptome, die den so genannten "Polyneuropathien" ähnlich sind. Solche Erscheinungen treten z.B. auch bei lang andauerndem Diabetes mellitus auf, die Patienten empfinden dann auch Sensibilitätsstörungen in den Beinen und Füßen, Kribbelgefühle etc. Man kann wenig dagegen unternehmen, in Ihrem Fall könnte man die Einnahme von Vitamin B-Komplex empfehlen, die bei Störungen des Nervensystems gegeben werden und Abhilfe schaffen können. Sie könnten sich mit Ihren Fragen und Krankheitssymptomen aber auch noch einmal an einen "Infektionsspezialisten" in Berlin wenden".

Leider wohne ich eben nicht in Berlin und kann in Wien keinen "Infektionsspezialisten" ausfindig machen. So versuche ich mein Glück bei 2 weiteren Neurologen. Beide wollen mir weismachen, dass meine Recherchen Schwachsinn sind und es das alles gar nicht gibt und wollen mir wieder Antidepressiva verschreiben ("naja, was im Internet alles steht....."). Die "Götter in Weiß" sind anscheinend allergisch darauf, wenn der Patient es wagt, sich des Internets als Informationsquelle zu bedienen. "Ach das Internet....". Beide Neurologen behaupten allen Ernstes, all diese Beschwerden würden von Verspannungen im Rücken ausgelöst, da ich am Computer arbeite. Nun gut - ich habe Verspannungen - aber auf die Frage, wie einfache Verspannungen in der Halswirbelsäule Beschwerden am ganzen Körper auslösen können, wissen die beiden Kapazunder natürlich keine Antwort, außer einem Rezept für Antidepressiva - die ich natürlich nicht nehme. Ich besuche noch eine weitere neurologische Ambulanz und gerate endlich an einen Arzt, der mir zuhört und meine Beschwerden und Recherchen ernst nimmt! Für ihn ist dies eindeutig ein Impfschaden, der sich jedoch Gott sei Dank auf die sensorischen Nerven beschränkt (sind die motorischen Nerven betroffen kommt es auch zu Lähmungserscheinungen!) und daher mit den verfügbaren Messgeräten eben nicht zu diagnostizieren sei, jedoch von den Symptomen her sehr wohl. Er sagt, dass diese Beschwerden keinesfalls von 'Verspannungen' ausgelöst werden können und auch nicht psychisch sind. Er bestätigt den Wahrheitsgehalt meiner Recherchen, sagt aber, da könne man nichts machen und er könne mir nicht sagen, wie lange die Beschwerden anhalten würden - bzw. ob sie jemals wieder vergehen würden. Er verschreibt mir Neurontin, ein Medikament gegen Epilepsie, das auch bei polyneuropathischen Schmerzen helfen kann. Bei mir hat es leider keine Wirkung, also setzte ich es nach einer Weile wieder ab.

Meine Beschwerden quälen mich immer mehr. Das Nervensystem wurde vom Impfstoff geschädigt und es gibt laut Schulmedizin keine Therapie außer Schmerzbekämpfung und für diese Art von Beschwerden gibt es eigentlich keine generell wirksamen Schmerzmittel. Wie lange es dauern würde, bis sich die Nerven wieder regenerieren ist fraglich, aber es können Jahre werden und bei vielen Impfopfern sind die Beschwerden nie mehr vergangen.

Natürlich geht so ein körperlicher Horrortrip ohne Prognose dann schließlich auf die Psyche. Man glaubt, man wird wahnsinnig - kein Arzt kann einem genau sagen, wie das jetzt weitergeht. Man wird total panisch. Man hält diesen nicht mehr kontrollierbaren, zuckenden, brennenden, kribbelnden Körper nicht mehr aus. Man befürchtet, dass dieser Horror nie mehr vergeht - immer schlimmer werden kann - und man überlegt allmählich, wie man dem entkommen könnte und denkt sogar an Selbstmord. Durch die Angst verschlimmern sich die Symptome. Man versucht verzweifelt, Verständnis bei Familie und Freunden zu finden. Doch auch diese nehmen mich nicht wirklich ernst. Es kann sich scheinbar niemand vorstellen, was brennende, kribbelnde Schmerzen sind und wie schlimm das tatsächlich ist. Die meisten Bekannten glauben mir anscheinend nicht, sondern lassen sich auch weiterhin Zeckenimpfen, obwohl sie in der Stadt leben und fast nie in der Natur unterwegs sind. Meine Leidensgeschichte hinterlässt bei meinen Freunden wenig Eindruck, was mir sehr weh tut. Ein guter Anlass, um dahinter zu kommen, wer ein wahrer Freund ist und wer nicht.

Jeder sollte wissen, auf was er sich bei so einer Impfung einlässt. Ich habe es leider nicht gewusst. Es kann allerdings auch schlimmer sein: Im schlimmsten Fall schädigt die Impfung auch die motorischen Nerven. Sie kann das so genannte Guillain-Barré-Syndrom auslösen. Das steht selbstverständlich wieder mal im Beipacktext drauf - doch wer ahnt schon was für eine akut lebensbedrohende Krankheit ein Guillain-Barré-Syndrom ist, wenn er das liest - und wer bekommt den Beipackzettel schon je zu Gesicht und wird über die Risiken und Nebenwirkungen informiert? In Österreich wird der Patient trotz Aufklärungspflicht NICHT aufgeklärt.

Da mir also die Schulmedizin nicht helfen kann, suche ich verzweifelt nach Alternativen. Ich stecke große Hoffnungen in die Homöopathie. Ich versuche nun also auch eine so genannte homöopathische FSME Nosodentherapie. Ich gebe auch einiges Geld für diese homöopathische Behandlung aus. 3 winzig kleine Kügelchen sollen mich mit einem Mal heilen. Leider bleibt die Heilung aus. Wenn das Leben so einfach wäre, dann ginge es uns allen besser! Auch Akupunktur und philippinische Wundermassagen probiere ich aus. Überall bekomme ich die skurrilsten Ratschläge und verschiedenartigsten Diagnosen - kosten tun diese 'Therapien' sehr viel - helfen absolut gar nicht. Danach verschreibt mir mein Hausarzt eine Infusionstherapie mit Alphaliponsäure, die bei diabetischen Polyneuropathien helfen soll. Ich mache mir große Hoffnungen, eventuell wirkt diese extrem unangenehme Therapie ja ein bisschen. Es wird tageweise besser. Die Symptome kommen aber immer mit voller Wucht wieder.

Ich reiche einen Antrag auf Entschädigung nach dem Impfschadensgesetz bei der zuständigen Behörde ein, werde jedoch wie erwartet abgewiesen. Bei der Selbsthilfegruppe für Impfgeschädigte wurde ich vorgewarnt, dass meist nicht einmal Leute die nach Impfungen ein Leben lang im Rollstuhl sitzen, zu ihrer Entschädigung kommen, da man den Zusammenhang mit der Impfung ja nie eindeutig nachweisen kann. Ein Alibigesetz also. Ich werde wieder einmal als Simulantin dargestellt und als geldgierig obendrein. Das Gutachten des Experten der Behörde deutet in diese Richtung.

Schließlich resigniere ich und finde mich damit ab, dass es keine wirksame Therapie für meine Leiden gab. Ich bin jedoch fest davon überzeugt, dass es einfach irgendwann aufhören muss. Denn ein Leben mit Dauerschmerzen wäre einfach nicht mehr lebenswert. Es muss also vergehen. Und über die Jahre heilt mein Nervensystem schön langsam tatsächlich. Die Intervalle zwischen den schlimmen Tagen werden immer größer, bis ich schließlich nur mehr sehr selten diese schlimmen Schmerzen erleide. Heute, 8 Jahre nach der Impfung, bin ich überzeugt, dass ich es überstanden habe. Ich spüre jetzt schon 4 Jahre lang kein Kribbeln und Brennen mehr, auch die furchtbaren Muskelschmerzen sind komplett vergangen. Die Heilung der Nerven hat somit zirka 4 Jahre gedauert. Einfach kaum zu glauben, wenn ich heute daran zurückdenke. Was mich noch immer lebhaft daran erinnert, wie schlimm diese Zeit war, sind die zahlreichen Emails, die ich Jahr führ Jahr während der Impfsaison von Menschen mit ähnlichen Symptomen erhalte.

Ich möchte die Menschen mit meiner Geschichte zum nachdenken bewegen, damit sie sich Ihre eigene Meinung bilden können. Die eigene Meinung ist aber angesichts der Angst machenden Impfpropaganda und Gehirnwäsche kaum möglich – besonders, wenn man nicht einmal den Beipacktext eines Medikaments zu Gesicht bekommt. Jedes wirksame Medikament hat mögliche Nebenwirkungen - und jeder muss das Recht haben, selber zu entscheiden, welche Risiken er/sie eingehen will und welche nicht. Nutzen und Risiko müssen immer sorgfältig abgewogen werden, und im Falle der FSME oder der Grippeimpfung steht für mich auf Grund der Statistiken und meiner eigenen Erfahrung fest, dass das Risiko den Nutzen für mich persönlich übertrifft. Daher ist es absolut erforderlich, dass der impfende Arzt auch über all diese Risiken aufklärt und jedem Patienten den Beipackzettel vor der Impfung durchlesen lässt. Dies geschieht aber in Österreich nicht. Im Gegenteil, man wird vom Arzt fast ausgelacht, wenn man über die Nebenwirkungen etwas wissen will.

Viele Leute glauben, die FSME Impfung schütze Sie nun vor allen Zeckengefahren, denn das wird durch die Propaganda vermittelt. Das ist ein grober Irrtum. Jede 5. Zecke trägt Borreliose und dagegen hilft die Impfung absolut gar nicht. FSME ist laut den Informationen, die ich gefunden habe, eine ausgesprochene Rarität. Auch in Risikogebieten. Gegen Zecken muss man sich eben weiterhin mit Insektenschutzmitteln und dem Meiden von Gebüschen und hohen

Gräsern schützen, ob man nun geimpft ist oder nicht. Borreliose ist zwar heilbar, aber auch kein Honiglecken - und manchmal schwer zu diagnostizieren, da es nicht immer zu einem roten ringartigen Fleck am Körper kommt. In diesen Fällen kann auch die Borreliose zahlreiche chronische Beschwerden hervorrufen, da sie zu spät erkannt wird.

Mein Vater war immer kerngesund, hatte nie wegen irgendwelchen Dingen Beschwerden. Nachdem er in Rente ging und meine Mutter später auch, wollten beide noch einen schönen gemeinsamen Lebensabend verbringen, und so verreisten sie hin und wieder, mal an die Ostsee, mal in den Bayrischen Wald, Schwarzwald oder an den Bodensee. So auch im Jahr 2007. Beide ließen sich vor dem Urlaub gegen Zecken impfen. Da beide bei unterschiedlichen Ärzten in Behandlung sind, hatten beide auch unterschiedliche Impfseren verabreicht bekommen. Mein Vater erhielt Encepur für Erwachsene und zwar am 20.03.2007 und am 27.03.2007, als auch am 10.04.2007.

Dann fuhren sie in den Urlaub. Während des Urlaubes fing es an, dass er hin und wieder über einen Stein stolperte, öfter stehen bleiben musste und ihm die Beine wehtaten. Man denkt sich da im ersten Moment auch nichts dabei. Als beide wieder zu Hause waren, wurde es mit den Beinen schlimmer. Er fühlte sich schlapp und hatte plötzlich extreme Schwierigkeiten beim Gehen. Sein Hausarzt riet ihm zu einer kompletten Untersuchung im Krankenhaus, welche er auch vornehmen ließ. Die Ärzte meinten, es seien Verschleißerscheinungen der Wirbelsäule, welche durch schweres Arbeiten gekommen sind. Damit müsse er leben. Er besuchte in Folge Neurologen, Heilpraktiker, Orthopäden und wurde schließlich in die Charité nach Berlin eingewiesen, speziell in die Abteilung für ALS-Patienten. Dort wurde selbstverständlich die Diagnose ALS gestellt, was ich mir von vorn herein denken konnte. Die Ärzte gaben zwar zu, mein Vater hätte nicht unbedingt die ALS-typischen Anzeichen, aber das Kind hatte letztendlich einen Namen. Alle glaubten daran, nur ich nicht und mein Vater auch nicht.

Mein Vater kann inzwischen gar nicht mehr allein stehen, sitzt den ganzen Tag im Rollstuhl und hat fast gar keine eigene Kraft mehr, er ist richtig in sich zusammengesunken. Und das Schlimmste ist, dass man als Angehöriger hilflos zusehen muss und nichts tun kann für ihn. Meinem Erachten nach sind die Beschwerden auf die Impfung zurückzuführen. Nur will kein Arzt etwas davon wissen, weil alle sich an das ALS klammern. Es wäre wirklich sehr großer Zufall, wenn das ALS ausgerechnet in dem Moment zugeschlagen hätte, als er in Bayern im Urlaub war. Vielmehr sind die Beschwerden wirklich nach der Impfung aufgetreten, und mein Vater meint, es wäre bereits nach der ersten Impfung etwas nicht in Ordnung gewesen. Ich würde meinem Vater so gern helfen, und es tut mir so unendlich leid, weil er dieses Schicksal wirklich nicht verdient hat. Würde seine Erkrankung als Impfschaden anerkannt werden, hätte er zwar sicherlich einen finanziellen Ausgleich zu erwarten, aber das, was er am meisten braucht, nämlich Gesundheit und wieder laufen zu können, dass ist wohl mit keinem Geld der Welt zu haben.

Im Sommer 2003 ließ ich mich vor einem Urlaub in Kärnten auf Empfehlung meines Arztes mit dem Impfstoff Encepur zweimal gegen FSME impfen. Wenige Wochen nach der Impfung bekam ich Schmerzen im linken Oberarm. Diese waren zunächst nicht sehr stark und verschwanden phasenweise auch wieder. Im Spätsommer 2004 nach der dritten Impfung wurden sie jedoch so stark, dass ich mich in ärztliche Behandlung begab. Der Arzt meinte, dass die Beschwerden von der Schulter kämen und verordnete mir Krankengymnastik. Während dieser Behandlung verschlimmerten sich meine Beschwerden rapide. Ich hatte unerträgliche Nervenschmerzen im linken Arm von der Schulter bis zum Handgelenk, schließlich sogar noch Lähmungserscheinungen. In dieser Zeit wurde mir der zeitliche Zusammenhang zwischen der Impfung und dem Beginn meiner Beschwerden klar. Gleichzeitig erinnerte ich mich daran, dass ich mal einen Bericht über Nosoden als Gegenmittel von Impfschäden gelesen hatte. Ich sprach eine homöopathisch arbeitende Ärztin darauf an und sie verordnete mir eine so genannte FSME-Nosode, ein homöopathisches Mittel in Form von Globuli (Streukügelchen). Wenige Stunden nachdem ich 5 Kügelchen genommen hatte, trat eine erhebliche Besserung ein, nach wenigen Tagen war ich beschwerdefrei.

Nach einigen Monaten bekam ich wieder leichte Schmerzen, die nach Einnahme der Globuli verschwanden.

Die Schmerzen traten noch bis etwa 2008 in immer größer werdenden Abständen mal wieder auf. Seit 2008 bin ich schmerzfrei. Zurückgeblieben ist eine minimale Bewegungseinschränkung im Arm, die ich gelegentlich bei meiner Sport-Gymnastik bemerke, die mich im Alltag aber nicht behindert.

Ich frage mich öfter, was wohl aus meinen Beschwerden geworden wäre, wenn es die Nosode nicht gegeben hätte. Gegen FSME werde ich mich auf jeden Fall niemals mehr impfen lassen.

Ich habe mich am 2.4.2003 gegen FSME impfen lassen, es war die 4.Auffrischungsimpfung. Am 13.4.2003 hatte ich Gangunsicherheiten wie ein Betrunkener. Am 13.4.2003 suchte ich meinen Hausarzt auf, wurde gründlich untersucht und in unser LKH überwiesen. Nach CT und weiteren Untersuchungen, bei der ich so beiläufig meine Impfung erwähnt habe, wurde ich in die Neurologie überwiesen, wo eine Rückenmarkpunktion gemacht wurde. Es wurde das Guillain-Barré-Syndrom (GBS) festgestellt. Am selben Abend konnte ich schon nicht mehr laufen und meine Arme hochheben, musste schon gefüttert werden. Am folgenden Tag wurde ich von der Normalstation auf eine spezielle Überwachungsstation verlegt, von dort am nächsten Tag in die Intensivstation im LKH, wo ich 5 Wochen lag. Die Lungenfunktion hat immer mehr nachgelassen, sodass ich künstlich beatmet werden musste. Die enormen Schmerzen, die ich dauernd hatte, konnte ich dem Pflegepersonal und den Ärzten nicht mitteilen, da ich 3 Wochen nicht sprechen konnte, und auch sonst kein Zeichen geben konnte, da ich komplett lahm war. Dazu kam noch die große Angst jeden Tag vor dem Dunkelwerden, weil ich jede Nacht haarsträubende Träume hatte. Ich lebte nur noch in Schmerzen und Angst.

Nach 5 Wochen Intensiv verlegte man mich wieder auf die Neuro, wo ich 3,5 Monate lang lag und alles langsam wieder lernen musste (laufen, selber Essen usw.). Nach der Entlassung von der Neuro war ich noch 1 Monat auf Reha, wo ich wieder ziemlich gut aufgebaut wurde. Mein Freizeitvergnügen ist seither auch ziemlich eingeschränkt, da ich praktisch keine sportlichen Tätigkeiten ausüben kann, und seit April 2003 noch keinen Tag ohne Schmerzen lebe. D A N K   I M P F U N G !!!!

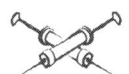

In der Nacht nach der FSME-Impfung (Impfstoff Encepur 0,5ml) am 2.5.2011 starke Kopf- und Nackenschmerzen, Schmerzen in der rechten Schulter, die in den Arm bis zur Hand gezogen sind. Besonders im Liegen sehr starke Schmerzen. Obwohl der Zusammenhang zur Impfung sehr deutlich war, hat der Arzt dies abgestritten mit der Behauptung, das sei völlig ausgeschlossen. Behandlung mit starken Schmerzmedikamenten notwendig. Nach 2 Wochen erstmals Besserung der Kopf- und Nackenschmerzen, dafür Schmerzen in den Waden. Weiterhin Schmerzmedikamente und Physiotherapie für die Schulter. Seit Mai 2011 bis April 2012 wandernde Schmerzen im Körper mit Gangunsicherheit und Gleichgewichtsstörungen, immer wiederkehrenden Kopf- und Nackenschmerzen sowie Schmerzen im rechten Arm und Schulter. Nach der Physiotherapie, die zu keiner Verbesserung geführt hat, Osteopathiebehandlungen. Zwischen Februar 2012 bis Juni 2012 starke Verschlechterung der Gangunsicherheit, nach zahlreichen Arztbesuchen und Fehldiagnosen emotionale Instabilität. Über das Jahr viele Untersuchungen ohne Befund, Krankenhauseinweisung in Notaufnahme wegen Schwindel, CT, Röntgen, Ultraschall, MRT an Pfingsten 2012. Alle Ärzte haben abgestritten, dass die Impfung Schuld sein könnte, obwohl der Beginn der Beschwerden mit dem Impftermin zusammenfällt. Zum Zeitpunkt der Impfung war ich vollkommen gesund. Schließlich hat ein Arzt für Naturheilverfahren FSME-Impftoxide im Speichel nachgewiesen. Nun kenne ich die Ursache, ob die Behandlung mit FSME Nosode C200 erfolgreich sein wird, bleibt abzuwarten. Andere Behandlungsmöglichkeiten oder Medikamente wurden mir nicht vorgeschlagen. Das Schlimme ist, dass man von den Hausärzten und auch Fachärzten überhaupt nicht ernst genommen wird. Wenn die Ärzte keine Diagnose stellen können, werden einem Depressionen oder andere psychische Erkrankungen unterstellt. Es würde mich nicht wundern, wenn viele Menschen mit Impfschäden Antidepressiva

nehmen, weil ihre Hausärzte nicht in der Lage sind, eine or-
dentliche Diagnose zu stellen.

Im April 2007 wurde ich mit den Impfstoff FSME Immun
geimpft, 3 Wochen später mit dem Impfstoff Encepur. 14
Tage später fuhr ich in den wohlverdienten Urlaub. Meinen
Mann fiel am ersten Urlaubstag auf, dass ich dass linke
Auge nicht mitschließe, ich selbst habe mir nichts dabei gedacht. Am nächsten Tag merkte ich ein komisches Gefühl in
der linken Gesichtshälfte und am dritten Tag war meine
komplette linke Gesichtshälfte gelähmt, ich hatte starke
Schmerzen und war auf dieser Seite sehr geräuschempfindlich. Und komischer Weise schmeckte alles süß. Wegen der
Angst, dass es ein Schlagfall ist, ließen wir alles liegen und
fuhren schnurstracks zurück und in die Uni-Klinik. Hier
wurde ich "ausführlich" auf dem Flur untersucht, auch die
Frage nach der FSME-Impfung wurde von mir bejaht, man
ist aber nicht darauf eingegangen. Ich durfte wieder gehen,
ohne Schmerzmedikation und woher ich das angeordnete
Kortison bekommen sollte, wusste ich samstags um 2.00 Uhr
in der Nacht auch nicht. Mein Mann hat dann für mich am
Sonntag den ärztlichen Notdienst aufgesucht.

Am folgenden Montag musste ich noch mal in die Uni,
um die Elektroströme der Nerven zu messen und man sagte
mir, dass ich die stärkste Form der peripheren Facialisparese
habe. Eine Woche später sollte ich noch mal kommen und
dann wurden die Ströme noch mal gemessen, da sagte man
mir, dass ich eventuell noch eine gute Prognose hätte und
die Behandlung sei abgeschlossen. Ich nahm fleißig meine
Medis, viele Schmerzmedikamente, ließ mir Krankengymnastik und Logopädie verschreiben und ging fleißig zu allen
Terminen.

Natürlich belas ich mich auch im Internet und habe mich auch intensiver mit dem Beipackzettel der FSME-Impfung beschäftigt, und was stand darin, dass eine FSME-Impfung periphere und zentrale Nervenentzündungen hervorrufen kann. Als ich meinen Hausarzt darauf ansprach, machte er sich sofort kundig und hatte den Verdacht einer Impfschädigung. Meine Erkrankung wurde als Impfschaden eingestuft und ich habe das Glück, dass mich mein Hausarzt in dieser Hinsicht unterstützt. Jetzt nach fast 6 Monaten habe ich nun das Ergebnis einer Defektheilung, ich habe einen dauerhaften atypischen Gesichtsschmerz, einen chronischen steifen Hals, da der Nerv dort entspringt, und nehme hochdosierte Schmerzmedikamente. Einiges hat sich gebessert, doch den Urzustand meines Gesichtes werde ich nicht mehr erreichen. Alle sagen, du siehst doch wieder gut aus, doch die kleinen Dinge erkennt keiner und den Schmerz sieht auch niemand.

Mein Hausarzt stand mir immer zu Seite und auch von meinem Anwalt wurde ich 100 % unterstützt. Mein Impfschaden wurde lange nicht anerkannt. Jeder Widerspruch meinerseits wurde vom Sozialgericht mit einer immer wieder neuen Erkrankung, warum ich eine Gesichtslähmung habe, niedergeschlagen. Im März 2009 wurde ich dann wiedermal zu einem Gutachter geschickt... dieser sagte, lieber das, was ich habe, als an FSME zu erkranken und schließlich könne ich mich doch jetzt auch ein drittes mal impfen lassen, eine zweite Gesichtslähmung bekomme ich bestimmt nicht davon... Man muss dazu sagen, dass ich bei einem extremen Impfbefürworter war, der an der FSME-Forschung beteiligt ist. Komischer Weise, vor zwei Jahren hatte er meinem Hausarzt versichert, meine Facialisparese kann durchaus eine Nebenwirkung der Impfung sein.

Nach über 4 Jahren habe ich meinen Impfschaden anerkannt bekommen. Wenn ich aber den Verlauf sehe, der bei "Vorgehen bei Impfschadensanerkennung steht", dann kann ich darüber nur lachen...man bekommt in Deutschland einen

Impfschaden nur sehr schlecht anerkannt. Wichtig ist, dass man eine Meldung ans PEI macht, denn diese stufen einen auch schon mal ein, und meiner wurde dort als Impfschaden eingestuft, das wusste ich aber auch erst seit 2010. Wenn man dann beim Versorgungsamt eine Anerkennung als Impfschaden beantragt, beginnt ein Weg mit vielen Schikanen!! Ohne Anwalt würde ich den Weg gar nicht erst versuchen, am besten ist, man hat noch eine gute Rechtsschutzversicherung. Mir wurden so viele Erkrankungen angehangen, doch ich konnte immer das Gegenteil beweisen, ich wurde von 4 Gutachtern beurteilt, ich hatte schon im Jahr 2010 ein fürsprechendes Gerichtsurteil und trotzdem ging das Versorgungsamt in Berufung, ein weiteres Gutachten, bestätigte das Gerichtsurteil und bekräftigte ein bestehendes Gutachten. Jetzt ist endlich der Kampf auf Anerkennung beendet. Jetzt geht es nur noch um Kleinigkeiten. Aber was ich sagen will, um eine solche Vorgehensweise durchzustehen braucht man viel Kraft, einen guten Hausarzt, der auch bereit ist, unterstellte Diagnosen zu widerlegen, denn das ist auch eine Kostenfrage, sucht Euch einen Anwalt, der sich damit auskennt. Sammelt Eure Belege für entstehenden medizinischen Kosten und Heilmittel, wenn ein Impfschaden anerkannt wird, bekommt man die Kosten dafür zurück, sowie eine monatliche Rente. Wenn ihr selbst einen Gutachter beauftragt, dann informiert Euch, ob sich dieser auch wirklich mit der Materie auskennt...

Ich ging zum Arzt und ließ mich mit FSME-IMMUN Erwachsene von Baxter impfen, weil ich vorhatte, in eine gefährdete Region zu reisen. Der Arzt warnte zwar vor Nebenwirkungen, aber ich glaubte nicht daran, da ich noch nie Probleme mit Impfungen hatte. Die Beschwerden fingen gleich beim Arm an, wo ich geimpft wurde. Er fühlte sich taub und steif an. Ca. 1 Tag später plagten mich Schmerzen an zwei Stellen, wo ich einmal operiert wurde: beim Blinddarm, der entfernt wurde und an einem Oberschenkel, wo ich einen Beinbruch hatte - ich konnte nun kaum noch gehen. Die Schmerzen verschwanden nach etwa 3 Tagen. Einige Tage später bekam ich dann Kopfschmerzen, die mehrere Wochen andauerten. Da ich so gut wie nie Kopfschmerzen hatte, war mir klar, dass sie von der Spritze kamen.

In dieser Zeit machte ich mir erstmal sorgen wegen der Spritze. Angst kam auf. Vielleicht verstärkte der Nocebo-Effekt die Schmerzen, da ich mich in dieser Zeit erst über die Nebenwirkungen informierte. Die Kopfschmerzen kann man so beschreiben: Kribbeln, brennen, drücken oder so. Vielleicht so als ob mein Kopf in einem Schraubstock steckt. Diese Beschwerden konzentrieren sich auf den hinteren linken Schädel. Die Augen schmerzen auch so, als ob sie herausgequetscht werden. Das linke Ohr summt. Der Nacken ist steif...Zuerst kamen diese Symptome nur sporadisch, aber dann immer öfter. Am schlimmsten ist es, wenn man geschwächt und krank ist.

1-2 Monate nach der Spritze klangen die Kopfschmerzen ab, kamen aber im geschwächten Zustand immer wieder auf. Knapp 3 Jahre später zeigen sich Nebenwirkungen höchstens in geringem Maße. Weitaus anders verhält es sich aber bei meiner Schwester. Die ließ sich letzten Sommer gegen FSME impfen und ist immer noch krank. Bei ihr fingen die Beschwerden auch nach der Spritze an. Sie hatte auch keine Angst vor Nebenwirkungen, hat aber auf jeden Fall bleibende Nervenschäden erlitten, die auch eindeutig messbar sind. Bei ihr griff - wahrscheinlich - der Impfstoff die Nerven an und beschädigte sie vor allem in den Händen. Auch heute noch kann sie eine Hand nur eingeschränkt bewegen. Andererseits ist nicht sicher, ob die Schäden wirklich von der Spritze kommen, obwohl sie unmittelbar danach anfingen. Ohne Antibiotika-Behandlung wäre es wohl zu einer kompletten Lähmung gekommen!

Ich habe den FSME-Impfstoff damals in der Apotheke gekauft, ging zum Allgemeinmediziner, dieser impfte! Nach etwa 3 Stunden begannen Kopfschmerzen, Sehschwäche und massive Gangunsicherheit, weshalb ich nach etwa 4 Wochen ins Spital gebracht wurde, in dem ich 6 Wochen untersucht wurde! Auf der Neuro gelandet, ergab sich die Diagnose MS! Vom entnommenen Liquor tauchte das Ergebnis aber nie auf! Ich wurde mit Synacten Infusionen (Cortison) behandelt! Das war es! Ich ging damals in die 6. Klasse eines Realgymnasiums! Die Kopfschmerzen (Stirne/Schläfen) blieben, Sport zu treiben war vorbei! Ich schaffte zuletzt mein Abitur - fing aber aufgrund der so häufigen Kopfschmerzen nicht zu studieren an! Danach folgten in einem Abstand von 5 bis 10 Jahren kleine Schübe! Heute bin ich 44, zu Hause, da ich aufgrund von Leistungsschwächen nicht wirklich belastbar bin!

Mein Neurologe erklärte mir einmal, dass meine Krankheit nicht so extrem verlaufen würde (viele aber sehr kleine Entzündungsherde). MRs der letzten 15 Jahre zeigen aber, dass die Herde mehr werden! Man sieht es mir bis heute nicht an! Meine Gehstrecken werden nur kürzer, die Stabilität ist eines meiner größten Probleme!

Die Aussage der Ärzte war damals und ist es bis heute, "die Impfung kann nicht daran schuld sein - war sicher in mir, und die Impfung hat die MS nur ausgelöst!"

Bis zur damaligen Impfung war ich im Sport nicht schlecht, am Sportplatz laufen war für mich ein Muss! Seit damals schaffe ich es aber nicht mehr auch nur 10 Meter zu laufen! Mit den Jahren bekam ich auch starke Rücken oder LWS Schmerzen! Die habe ich Gott sei dank wieder im Griff!

2. Teilimpfung FSME von Encepur Juni 2007. Nach etwa 3 Wochen Schmerzen am gesamten Körper, wie kleine Stromschläge (von den Nerven kommend). Zahlreiche Arztbesuche verschiedenster Fachrichtungen. Etwa weitere 4 Wochen später Lähmungserscheinungen und Schmerzen im Bein, das jedes Treppensteigen zur Qual wurde. Fast gleichzeitig Nackenbeschwerden, besonders morgens nach dem Aufstehen, sowie starke Schmerzen im linken Arm. Nach einem Rundumcheck im Krankenhaus mit Blutuntersuchung, Ganzkörperröntgen, Urin-Stuhlcheck, Magen und Darmspiegelung, Ultraschall, usw. und weiteren Untersuchungen bei verschiedenen Ärzten. Mit dem Hinweis, ich würde mir dies alles einbilden, wurde ich langsam auf die Psychoschiene geschoben.

Der Witz bei der Sache ist, bisher hatte ich an die Impfung noch nicht gedacht, weil bei mir eine Impfung erstens noch nie Schmerzen ausgelöst hatte und ich gar nicht auf die Idee kam, eine Impfung könne so was bewirken.

Da alle klassischen Mediziner nichts fanden, ging ich dann zu einer Heilpraktikerin, die mich auf Impfungen befragte. Nach einer Weile wurde es immer klarer.

Der erste Arzt, dem ich meine Zuckungen und Nervenleiden berichtete, verabreichte mir ein Antibiotikum, da er annahm, ich hätte eine Blasenentzündung. Dies hat mein Immunsystem allerdings so geschwächt, dass die Schmerzen dadurch nur schlimmer wurden. Außerdem bekam ich einen Herpes (was alle 5 Jahre mal passiert), was ein weiterer Beweis des geschwächten Immunsystems ist.

Die Heilpraktikerin verschrieb mir Rephalysin C, was

mein Immunsystem stetig verbesserte. Heute geht es mir wieder besser, nur leichte Schmerzen manchmal im linken Arm. Ich habe jedoch die letzten Monate sehr viel über Impfungen gelesen und gesehen und muss leider sagen, dass hier viel Lobbyarbeit der Industrie betrieben wird, die klassischen Ärzte oft blind auf diesem Auge sind und einem gar nicht mehr richtig ernst nehmen.

Ich habe auch von zwei weiteren Fällen gehört, mit denen ich Kontakt aufgenommen habe, bei diesen zwei war es ähnlich. Jetzt will ich nicht behaupten, dass jede Impfung schädlich ist, aber wenn man mal so etwas durchgemacht hat und einem niemand richtig glaubt, das ist schon ziemlich deprimierend.

Heute ist der 19. August 2012. Es ist genau vier Jahre her, als es in meinem Leben plötzlich ein Davor und ein Danach gab. Ein „vor der Impfung" und ein „nach der Impfung". Davor war ich gesund, danach war mein Leben anders und nur noch anstrengend und sehr lange Zeit nicht mehr lebenswert. So kam es dazu:

Ich habe bei meinem Hausarzt den allgemeinen Gesundheitsscheck machen lassen. Bis dahin empfand ich meinen Hausarzt als guten Arzt, aber ich hatte bis dahin ja auch noch nie etwas. Er teilte mir das Ergebnis des Gesundheitschecks mit. Ich war gesund! Wie erfreulich. Alles in Ordnung. Nur das Blut zeigte einen sehr starken Eisenmangel und einen Vitamin B12-Mangel auf. Dieses Ergebnis wurde mir an diesem 19. August 2008 mitgeteilt. Beiläufig fragte ich, wie es denn mit der Auffrischung der FSME-Impfung aussieht. Er schaute im PC nach und meinte, dass sie nötig wäre. Zwei dieser Impfungen hatte ich bereits schon. „Das können wir sofort machen" antwortete der Arzt und begleitete mich sofort ins Labor. Komischerweise sagte mein Gefühl mir, dass es heute nicht gut wäre, zu impfen, dass ich es einfach gar nicht will heute. Und trotzdem tappte ich mit und setzte mich, um mich impfen zu lassen. Mir war ja auch noch nie etwas passiert. Ich dachte auch nie daran, dass das schief gehen könnte. Bei mir doch nicht!

Die Arzthelferin legte die Spritze bereit. Mein erster Gedanke war: „Was, diese Frau soll mich jetzt impfen. Sie sieht aus, als ob sie in der letzten Nacht kein Auge zugetan hat". Wieder dieses komische Bauchgefühl. Sie zeigte es noch einem Lehrmädchen, wie man diese Impfung zu geben hatte. Ganz wichtig, wie ich hörte, war, dass ein Stück Fettgewebe vom Arm weggezogen werden muss, damit diese Impfung nicht ins Blut geht. Das Lehrmädchen saß einige Meter entfernt und schien sich nicht sonderlich dafür zu interessieren.

Sofort beim Spritzen hatte ich ein ganz mulmiges und äußerst schmerzhaftes Gefühl, das kaum zu beschreiben ist. Ich hatte das Gefühl, kurz einen Besuch in der Hölle abgestattet zu haben. Es zog mir förmlich den Boden unter den Füßen weg. Mir wurde so schummrig und irgendwie schlecht und es waren so wahnsinnig komische Schmerzen, nicht nur im Arm. Ich dachte mir: Wann hört sie denn endlich auf, reinzustechen, die Nadel ist ja ewig lang und sie hört einfach nicht auf. Ich sagte der Arzthelferin dann, dass ich so Schmerzen im Arm hatte bei der Impfung. Sie meinte daraufhin, dass ich den Arm wohl nicht locker genug gehalten hätte. Dies kann ich aber mit Sicherheit verneinen, da ich vor Spritzen keine Angst habe und den Arm locker gehalten habe. Ist ja nicht meine erste Impfung in den Oberarm!

So entließ sie mich also. Ich ging nach Hause. Eigentlich wollte ich noch zum Baden gehen, aber mir war nicht gut, so dass ich meine Pläne änderte. Dass dies der Anfang einer Horrorzeit war, wusste ich bis dahin noch nicht.

In der kommenden Nacht hatte ich so höllische Schmerzen, dass ich es kaum aushielt. Mein Arm schmerzte und ich hatte Schüttelfrost. Als die Schmerzen dann auch extrem in Richtung Herz zogen, hatte ich wirklich Angst, diese Nacht nicht zu überleben. Ich rief nach mehrmaligem Überlegen und Hadern doch den nächtlichen Notdienst an. Dieser meinte, dass diese Schmerzen normal wären. Da ich aber schon 2 Impfungen hatte und auch leichte bis mittelstarke Schmerzen im Arm kannte, wusste ich ganz genau, dass dies nicht mehr normal war. Die Notrufzentrale gab mir eine Telefonnummer des Dienst habenden Arztes für Notfälle. Der Zufall wollte es wohl, dass es ausgerechnet ein Arzt war, der auch in dieser Gemeinschaftspraxis des impfenden Arztes tätig war. Auch er meinte, dass ich mir keine Sorgen machen müsste. Hier möchte ich nochmals betonen, dass ich Todesangst hatte. Ich gehöre eher zu diesen Personen, die sich selbst nicht so wichtig nehmen und denken, dass es schon irgendwie gehen wird. Aber in dieser Nacht war die Grenze erreicht. Trotzdem ließ ich mich dann abwimmeln und habe die Nacht irgendwie überstanden.

Am Tag darauf hatte ich einen Termin bei meinem Hausarzt, da er mir wegen Vitamin B12 Mangel eine Spritze verabreichen wollte. Er war informiert, dass es mir so schlecht ging in der letzten Nacht und dass ich den Notdienst gerufen hatte. Er hat sich aber nicht weiter bemüht, mir Hilfe anzubieten. Ich fragte ihn, ob es nicht etwas gegen die höllischen Schmerzen im Oberarm gibt. Das einzige was es für ihn gab, war Voltaren Schmerzgel. Seine Bemerkung aber: „Ach Sie Arme, dann gehören Sie wohl zu den drei Prozent, die diese Impfung nicht vertragen". Dass sein Medikamententipp mit Voltaren Schmerzgel genau das Gegenteil bewirkt, nämlich den Arm kalt werden lässt anstatt warm, darüber hat er wohl nicht weiter nachgedacht. Es schien ihn auch nicht mehr wirklich zu interessieren, mir zu helfen. Wichtig war es wohl eher, diese lästige Patientin abzuwimmeln.

3 Tage nach der Impfung hatte ich Lähmungserscheinungen in den Füßen. Kein Gefühl mehr, taub, ein ständiges

Kribbeln, kraftlos und zwischendurch Krämpfe. Mir war auch so wahnsinnig schwindelig, dass ich immer wieder fast umkippte. Ich bin wieder zum Arzt, da ich auch weiterhin schreckliche Schmerzen hatte. Auch im Arm. Was ganz schlimm war, waren so Nervenschmerzen. Sie zogen eiskalt durch meinen Körper. Ich hatte mehrmals Schüttelfrost, der einem wirklich Angst machte. Der Arzt hat mich dann zum Neurologen überwiesen. Dieser schloss eine Impfschädigung nicht aus. Diese Lähmungserscheinungen hielten ca. 2 Jahre an. Auch die Krämpfe in den Zehen hielten ca. 3 Jahre an. Das Kribbeln und auch eine gewisse Steifigkeit sind da, immer noch, nach 4 Jahren. Außerdem zog es durch meine Gliedmaßen eiskalt durch, Nervenschmerzen, die ich bis zu diesem Zeitpunkt nicht kannte. Diese Missempfindungen an Armen und Beinen waren so schlimm, dass ich nur mit sehr großer Mühe Auto fahren konnte, und zwar nur kurze Strecken. Selbst die kurzen Strecken wurden zur Qual. Es war der Horror. Aber ich musste fahren, mir blieb keine andere Wahl. Ich konnte auch kaum das Lenkrad halten, da mein Arm so dermaßen schmerzte. Eine falsche Bewegung und ich hätte heulen können. Das habe ich auch oft gemacht, da ich nachts oft von Schmerzen geplagt aufgewacht bin.

Ganz furchtbar war meine Kraftlosigkeit in den Armen und in den Beinen. Sie war so stark, dass ich den Haushalt nicht mehr bewältigen konnte. Ich war nicht mal imstande, nur Wäsche zusammen zu legen. Ich hatte die Kraft nicht, auch konnte ich kaum stehen. Treppen steigen waren wahnsinnig schmerzhaft und anstrengend. Den kleinsten Berg musste ich wie eine alte Frau mit Stöcken bewältigen. Sehr oft hatte ich die Befürchtung, dass ich im Rollstuhl landen werde oder dass ich MS bekommen würde durch die Impfung.

Der Schwindel war auch höllisch. Ich weiß inzwischen nicht mehr, wie ich es geschafft habe, so zur Arbeit zu gehen. Aber ich bin gegangen. Während der Arbeit war mir so schwindelig, dass ich oft dachte, jetzt kippt mein Kopf auf die Tischplatte. Es war ein Gefühl da, dass in meinem Nacken eine Eisenstange steckten würde und diese im Kreis bewegt wird und mein Kopf mit. Es war grauenvoll. Diese Kraftlosigkeit und dieser Schwindel waren fast 3 Jahre mein täglicher Begleiter. Der Schwindel überkommt mich jetzt auch noch öfter. Auch das Kribbeln in den Füßen ist immer wieder noch da, es ist, als wenn man an Strom angeschlossen wird.

Sehr oft und sehr lange hatte ich Atmungsbeschwerden, die mir große Angst machten. Sie machten mir Todesangst. Wie oft hatte ich das Gefühl, ersticken zu müssen. Ich hatte Angst mich hinzulegen und einzuschlafen, weil ich ersticken könnte. Das wollte ich nicht. Es war auch ein sehr scharfes Brennen in meiner Speiseröhre, dieses Brennen kannte ich bis dahin auch nicht. Aus Reflex gab ich ein ganz trockenes Husten von mir. Ich bat den Arzt, mich abzuhorchen, da diese Schmerzen wie die anderen Schmerzen auch, nach dieser Impfung aufgetreten sind. Er fand nichts. Die Überweisung zum Lungenarzt bestätigte, dass meine Lungen und Bronchien absolut in Ordnung waren.

Aber natürlich hatte auch diese wirklich sehr freundliche Ärztin ein Verdacht, dass diese Impfung bei mir ein Weichteilerheuma ausgelöst haben könnten. Inzwischen weiß ich, dass dies ganz sicher nicht der Fall ist, und es sich eher um eine starke Schwermetallvergiftung gehandelt haben könnte.

Einige Urlaube wurden durch diese Impfung sehr beeinträchtigt. Es waren keine Urlaube, die mit Erholung in Verbindung gebracht werden können, sonder nur mit Schmerzen, mit Kraftlosigkeit, mit purem Überleben-wollen. Wie oft bin ich nachts aufgewacht, habe geheult bei diesen wahnsinnigen Schmerzen. Ich war so froh, als der Tag endlich soweit fortgeschritten war, dass es abends um 18:00 Uhr war und ich endlich ins Bett gehen konnte. Der Schwindel und die ständige Müdigkeit ließen gar nichts anderes zu. Ich war um jeden Tag froh, der vorbei war.

Ich war bei einigen Ärzten, da mein Hausarzt überhaupt nichts von mir wissen wollte. Zum Schluss durfte ich noch nicht mal mehr ins ganz normale Behandlungszimmer, er fertigte mich im Labor ab und ließ mich auch so lange warten, dass ich die letzte Patientin im Wartezimmer war. Ich machte ihn darauf aufmerksam, dass er eine Meldung machen müsste über einen Impfschaden. „Welche Verdachtsmeldung?" fragte er. Ich sagte, dass er eine Verdachtsmeldung zu machen hat, wenn der Verdacht eines Impfschadens vorliegt. „Ja, wo soll ich die denn machen?" war seine nächste dumme Frage. Ich wusste, dass dies im monatlichen Ärzteblatt drinsteht. Genau dies sagte ich dem Arzt. Er meinte dann, „ah, ja, im Paul-Ehrlich-Institut". Ich fragte ihn, ob er dies gemacht hat, er verneinte. Weiter sagte ich ihm, dass dies seine ärztliche Pflicht ist. Er meinte nur, dass er es dann machen würde. Er hat es bis heute nicht gemacht. Als ich nur noch das Gefühl hatte, dass man mir doch endlich einmal etwas Gutes tun muss, habe ich diesen Arzt darum gebeten, mir doch bitte eine Massage oder eine Physiotherapie zu verschreiben, damit es mir einfach nur etwas besser gehen würde. Ich war wirklich am Ende. Er verneinte. Das würde er mir nicht verschreiben. Ab diesem Moment war ich fertig mit diesem Möchtegern-Arzt. Für mich war es keiner mehr, nur noch ein Geldverdiener, aber keiner, der den Menschen ernsthaft helfen möchte.

Auch bei den anderen Ärzten habe ich kein Medikament gegen meine Dauerschmerzen und auch keine genaue Diagnose bekommen. Von der Impfung wollten die Ärzte gar nichts wissen. Sie gaben sogar zu, darüber nicht Bescheid zu wissen. Mit Impfschädigungen haben sie wohl noch nie etwas zu tun gehabt. Seltsam, ich habe in dieser Zeit sehr viele Menschen kennen gelernt, die auf irgendeine Weise ein Problem mit einer Impfung hatten.

Ich erinnere mich noch, dass meine Schwester mich mitnahm zur Notaufnahme in ein Krankenhaus, da mir keiner der Ärzte helfen konnte oder wollte. Dort wollte man mich sofort wieder abwimmeln und heimschicken, da dies ja nichts Akutes wäre. Der Grund, warum ich endlich mal untersucht werden wollte, war der, dass ich immer das Gefühl hatte, dass etwas vertuscht wurde, vom Hausarzt und auch vom Neurologen, die ja sogar zusammen ihre Mittagspause verbringen… Meine Nervenschmerzen waren fast nicht auszuhalten, genauso wenig meine Kraftlosigkeit und meine Lähmungserscheinungen. Ich hatte einfach sehr starke Missempfindungen in den Füßen und Beinen. Auch die Finger machten Schwierigkeiten. Nach ca. 3 Stunden Warten kamen wir dran. Zuvor hatte meine Schwester sehr deutlich klar gemacht, dass sie nicht eher geht, bis ich untersucht werde. Die Untersuchung fand folgendermaßen statt: Es kam ein junger, sehr freundlicher Arzt und ließ mich ein paar Schritte gehen, er tastete mich kurz ab und erzählte dabei, dass er in einer psychiatrischen Klinik sein Praktikum gemacht hatte. Jedenfalls wollte er mir erzählen, dass meine Lähmungserscheinungen daher kamen, weil ich Angst hätte. Dass es aber genau umgekehrt war, davon wollte er nichts wissen. Das war das Ergebnis nach der langen Wartezeit. Wieder keine Hilfe und nur wieder das Abschieben ins „Psychoschublädle", wie ich so etwas nenne.

Ich war bestimmt bei mindestens 7 Ärzten, keiner konnte mit diesem Thema etwas anfangen. Ich bin dann zu einer Heilpraktikerin, die mich sehr teure Medikamente kaufen ließ. Ich meine nicht, dass sie mir geholfen haben, aber es tat gut, einen Menschen vor mir zu haben, der die ganze Angelegenheit ernst nimmt. Das einzige, wovon ich denke, dass es mir geholfen hat, sind Chlorella-Algen. Ich hatte ca. 3 Jahre meine ganzen Beschwerden. Was ich noch nicht erwähnt habe, war das starke Muskelbrennen in den Beinen. Es war kein normaler Muskelkater, sondern die Muskeln spannten und brannten auch. Das ist mir leider bis heute geblieben, aber seit der Algeneinnahme in abgeschwächter Form. Auch hatte ich sehr starke Gelenkschmerzen, die relativ schnell verschwanden, aber auch erst nach der

Algeneinnahme. Was anfangs auch noch häufig vorkam, war das starke Ziehen Richtung Herz. Der Herzmuskel fühlte sich verhärtet an. Dieses Gefühl hatte ich allerdings nur, wenn ich Sport machte oder mich vermehrt angestrengt hatte. Und ich konnte nicht mehr tief Luft holen. Mein Rücken und alles drum herum taten weh.

Ziemlich gravierend empfand ich noch meine plötzliche Sehschwäche. Ich sah nicht mehr richtig. Ich sah doppelt oder verschwommen und konnte fast nichts Längeres mehr lesen. Klar, die Augenärzte waren sich natürlich sicher, dass dies mit meinem Alter zu tun hat, ich war zum Zeitpunkt der Impfung 42 Jahre alt. Ich bin mir sicher, dass dies nichts mit dem Alter zu tun hatte, sondern mit der Impfung rapide schlechter wurde. Ich war mir auch sicher, dass ich nie wieder etwas lernen könnte.

Sehr lange hatte ich immer wieder Probleme mit der linken Seite meines Körpers, also der Seite, an der geimpft wurde. Ich hatte so starke Schmerzen, dass ich dachte, ich hätte einen Bandscheibenvorfall.

Mein Leben hatte für mich keinen Sinn mehr. Es war nicht mehr lebenswert in diesem Zustand, in dem ich nur darum kämpfte, wieder einen Tag zu überleben. Ich war mit der Zeit sehr empfindlich und heulte viel. Ich war labil und wollte mich am liebsten in ein Schneckenhaus verkriechen. Ich fühlte mich unverstanden. Öfters kamen auch die Gedanken auf, nicht mehr leben zu wollen und das Ganze zu beenden. So wollte ich jedenfalls nicht alt werden. Doch die Hoffnung blieb trotzdem, dass es mir vielleicht doch irgendwann einmal wieder besser geht.

Ich habe in dieser Zeit viele Menschen kennen gelernt, die entweder selbst eine solche Erfahrung mit einer Impfung machten oder die jemanden kennen, der eine solche Erfahrung machen musste. Wenn man sich damit befasst und offen darüber redet, ist man erstaunt, wie oft so etwas vorkommt und wie es von den Ärzten totgeschwiegen wird.

Mittlerweile geht es mir besser. Ich kann wieder Radfahren, ich kann wieder laufen, obwohl mich das immer noch sehr anstrengt, genauso wie das Treppen gehen. Auch kann ich wieder einen klaren Gedanken fassen. Die Atembeschwerden sind so gut wie weg. Das Kribbeln habe ich immer wieder noch, vor allem, wenn es kalt ist. Die Steifigkeit in meinen Beinen ist auch noch da. Auch das Spannen in den Beinen. Ich versuche immer wieder meine Beine zu bewegen, das lindert die Spannung.

Kurz sei noch erwähnt, dass auch meine damals 11-jährige Tochter diese Impfung ein paar Monate vor mir bekam und ich mich wunderte, dass ihr dermaßen schwindlig war, dass ich sie ca. 4 Wochen nicht zur Schule gehen lassen konnte und auch nicht alleine in der Wohnung lassen konnte. Sie war gefährdet, nach ein paar Schritten umzukippen, da es ihr sofort schwarz vor den Augen wurde. Erst nach meiner Impfung bin ich darauf gekommen, dass das kein Wachstumsproblem bei meiner Tochter war, sondern diese Impfung.

Ich wünsche niemandem, dass er so etwas durchmachen muss. Man kann es sicher nur richtig nachvollziehen, wenn man dies selbst erlebt hat. Wie oft habe ich mir anhören müssen, dass alles nur Einbildung sei, obwohl ich ein starker Mensch bin und mit beiden Beinen im Leben und auf dem Boden stehe. Aber in dieser Zeit bin ich durch die Hölle gegangen!

Ich bekam von meinem damaligen Hausarzt ab Oktober 2007 eine Reihe von Impfungen, die seiner Meinung nach alle nötig waren. Hepatitis A+B (Twinrix Erwachsene) 3x von Oktober 07 – April 08, dazu Kinderlähmung, Diphtherie, Tetanus und Pertussis (Impfstoff Boostrix Polio) im September 2007 und FSME I-III (Encepur N bzw. Encepur

Erwachsene) von November 07-Mai 08.

Am 27.Mai 2008 bekam ich die letzte FSME Impfung. Direkt 2 Tage danach fühlte ich mich furchtbar. Ich verspürte eine EXTREME Müdigkeit, war total schlapp, hatte starke Kopf- und Gliederschmerzen, der Nacken fühlte sich an, wie bei einer starken Kopfgrippe, jede Bewegung schmerzte. Die Gelenke taten weh und meine Finger, Beine und Füße waren geschwollen!! Mein Kopf war „leer", mir war schwindelig, ich hatte teilweise das Gefühl, meine Beine sind lahm, eingeschlafen, was auch immer. Ich fühlte mich todkrank!! Ich ging zu meinem Impfarzt, der ein paar Funktionen prüfte, aber dann nichts weiter feststellen konnte. So schleppte ich mich tagelang herum, die geschwollenen Gelenke wurden etwas besser, aber die Nacken und Kopfschmerzen, der Drehschwindel und die Müdigkeit, wie nach einer 2 Stunden-Nacht blieben. Ich war teilweise so erschöpft, dass ich direkt nach dem Aufstehen wieder auf der Couch lag und fast sofort wieder einschlief. Ich hätte zum damaligen Zeitpunkt keiner Beschäftigung nachgehen können (Ich hatte einen 400 EUR Job….. ach ja, und einen Haushalt, 2 Kinder, Mann…!). Ich fühlte mich extrem eingeschränkt. Durch diesen Drehschwindel hatte ich teilweise auch wirklich Angst, mich könnte es jeden Moment umwerfen.

Ich nahm zu dieser Zeit auch noch parallel Beta Blocker 1 x morgens, da dies ein Versuch war, meine Migräne, die ich seit vielen Jahren habe, zu mindern.

Am 23.6.12 stand ich wieder mal bei meinem Arzt und jammerte. Daraufhin sollte ich die Betablocker weglassen und er nahm mir (noch mal) Blut ab. Das Ergebnis war, dass ich keine Entzündungswerte hatte, minimalen Eisenmangel, die Harnsäure nicht ganz o.k. war, aber der Borrelien IgM/EIT auf 23 + war, d.h. ich wäre lt. Arzt ganz frisch von einer Zecke gebissen worden. War ich aber nicht, bzw. ich hatte nichts davon gemerkt. Gut, ich war „voller Hoffnung", endlich wurde mir geholfen, ich kam mir ja schon fast bescheuert und psychisch völlig labil vor. Ich bekam also 20

Tage Antibiotika Doxycylin AL 200 T. Nach 3 Tagen war mir schon bedeutend besser, mein Genick fühlte sich wieder fast normal an, nur war ich noch immer sehr müde. Das Blutbild wurde nach 3 Wochen kontrolliert, der Borrelienwert sei gesunken, alles gut.

War aber nicht so. Mitte August stand ich wieder beim Arzt, da mein Genick wieder furchtbar schmerzte, ich Kopfschmerzen hatte und mich mein Drehschwindel wahnsinnig machte. Mir wurde noch mal Blut abgenommen und ich bekam eine Überweisung zum Orthopäden. Anscheinend war mein ‚Borrelienwert nun wieder gestiegen, auf 20 und es hätte mich halt wieder eine Zecke gebissen! Häääääääääää?? Das war mein letzter Besuch bei diesem Arzt, das noch mal verordnete Antibiotika nahm ich nicht. Dann fing die Ärzterennerei erst richtig an.

Ich ging zu einer Homöopathin, die sagte, diese Borrelienwerte wären so gering, dies können Meßungenauigkeiten sein oder auch Kreuzreaktionen. Die ersten Globuli, die ich bekam waren Thuja. Ich bekam ein paar Rezepte Physiotherapie, wobei mir die übliche Krankengymnastik nicht wirklich half. Ich kam an eine Physio, die viel mit Akupressur machte, mir Überkreuzübungen zeigte, und mir einige Tipps gab. Ich wechselte den Arzt und landete bei einer Allgemeinärztin, die aber sehr viel „Privates" machte. Säure-Basen Ernährungsseminare, Colon Hydro, Infusionen, Blutbild-Dunkelfeld usw. Gut, ich war dort einige Jahre und probierte auch sehr viel aus. Ganz wichtig war, dass sie mich sehr ernst nahm und mir zuhörte. Ich hatte in den ganzen Jahren viele Massagen, Akupunktur, Schröpfen usw. Da auch mein Magen immer wieder sich meldete mit Sodbrennen, Magenschmerzen, Durchfälle, Verstopfung war ich in den letzten 4 Jahren natürlich auch bei der Magen- und Darmspiegelung. Beides o.B.. Säureblocker halfen nicht wirklich. Ich habe dann sehr lange regelmäßig Basenpulver genommen. Meine Ernährung hatte ich auch umgestellt, ich habe sehr, sehr viel Kartoffeln und Gemüse gegessen, die Ärztin meinte jedoch 4x tgl. und keine Kuh-milchprodukte, kein Gluten. Eine Zeitlang habe ich durchgehalten, aber mit 2 Kindern hieß das auch doppelt kochen.

Ich hatte nach der Impfung mit Ekzemen zu kämpfen, hauptsächlich an den Augen, die Augen juckten und brann-ten, die Lider waren trocken, rot und geschwollen. Beim Hautarzt kam bei den üblichen Allergietests nicht wirklich etwas raus. Cortisonsalben brachten auch nur teilweise und kurz Besserung. Auch hier halfen mir dann die Akupunktur und die Entgiftung generell.

Über die Jahre (!!!!) besserte es sich immer mehr. Ich war dazwischen auch noch mehrmals beim Kardiologen, da ich immer ein Engegefühl im Brustkorb hatte, mir der linke Arm wie taub wurde und ich teilweise das Gefühl hatte, nicht richtig atmen zu könne – o.B.. Ich war in der Rheumatologie, kein Befund. Ich hatte auch Gesprächstherapie, da ich ja mittlerweile selber dachte, ich spinne. Dem war wohl aber auch nicht so. Ich war zigmal bei der Dorn-Wirbelsäulen-therapie, weil anscheinend des öfteren Wirbel am falschen Platz waren, habe in der Schweiz eine spezielle Atlasthera-pie gemacht usw..

Nach über 4 Jahren habe ich meine Gesundheit einiger-maßen im Griff. Ich bekomme immer noch Physiotherapie, wobei ich da auch immer unterschiedliche Sachen höre. Mo-mentan versuche ich es wohl mal mit gezieltem Muskelaufbau HWS und Rücken allgemein, da ich meine Muskulatur permanent steinhart ist und sich auch bei jeder, noch so kleinen, einseitigen Sache, total noch mehr ver-spannt, was wieder zu Nacken und Kopfschmerzen führt. Ich sollte also alles lockern und dann durch z.B. Gerätetrai-ning stärken.

Schlechtere Phasen habe ich immer wieder bei generel-len Krankheiten, wie z.B. Grippe. Mir kommt es auch vor, als gäbe es immer mal „schubähnliche" Zustände.

Vom Thema Impfung bin ich absolut geheilt. Warum

genau ich so reagiert habe, weiß ich nicht. Mein Mann hatte genau die identischen Impfungen und nur kurz danach minimale Beschwerden.

Jeder Körper reagiert anders, ich werde mich auf jeden Fall von Impfungen fernhalten!

Im Febr. 2008 ließ ich mich mit dem Impfstoff „Encepur" (FSME) von meinem Hausarzt impfen. Ich halte mich viel im Freien auf und fand es aufgrund dessen sinnvoll. Nach der Impfung hatte ich Schmerzen im Arm und bekam einige Tage später Schwindel, Übelkeit, Glieder- und Kopfschmerzen, eben grippeähnliche Symptome. Mein Körper begann sich wohl mit dem Impfstoff auseinanderzusetzen, eine normale Reaktion, dachte ich. Nach ca. einer Woche waren die meisten Symptome verschwunden, jedoch blieben der Schwindel und die Kopfschmerzen latent bestehen. Dies ging einige Wochen so weiter und ich suchte den Arzt zwischendrin auf, der meine Beschwerden jedoch nicht sehr ernst nahm und ich sah inzwischen auch keine Verbindung mehr zu der Impfung. Die Kopfschmerzen und der Schwindel verschlimmerten sich im Laufe der Zeit. Ich wurde schlapp, mir wurde übel, mein Blutdruck schwankte sehr und ich bekam ein inneres Zittern. Mein Hausarzt schrieb mich immer wieder für 1 Woche krank. Das ging einige Monate so. Da sich mein Zustand verschlechterte, konsultierte ich die verschiedensten Ärzte: HNO, Endokrinologe, Frauenarzt, Psychiater und Neurologe. Ich bekam die Diagnose Burnout.

Ich machte immer wieder Arbeitsversuche, scheiterte jedoch gnadenlos. Als ich nachzudenken begann, wie ich in diesen Zustand kam, ist mir wieder die Verbindung zu der Impfung aufgefallen. Ich konfrontierte meinen Arzt mit meiner Feststellung, der mich jedoch nicht ernst nahm. Er riet mir erst mal in Urlaub zu fahren, dann würde es schon wieder werden. Auch nach meinem Urlaub war ich nicht mehr arbeitsfähig.

Ich kam mit der Situation nicht mehr klar und versuchte mit der Diagnose Burnout zu leben. Inzwischen beim Psychiater gelandet, wurde ich über ein ¾ Jahr krankgeschrieben.

Ich war nicht mehr in der Lage, mich zu konzentrieren. Alles was laut, hell und schnell war, nahm ich als absolute Reizüberflutung wahr. Selbst ins Kino zu gehen, war unmöglich geworden.

In meiner Not suchte ich einen Heilpraktiker auf, der erstmals alles ernst nahm, was ich schilderte. Mit Akupunktur und chinesischer Heilmedizin kam ich etwas auf die Beine.

Ich strebte eine REHA an, um wieder ins Arbeitsleben zu kommen. Eine psychosomatische REHA stärkte mich etwas, jedoch blieben die Symptome wie Schwindel, Kopfscherzen und inneres Zittern bestehen. Nach 4 Wochen REHA versuchte ich eine Wiedereingliederung an meinen alten Arbeitsplatz. Diese scheiterte schon am 1. Arbeitstag.

Ich wurde depressiv, was ich vorher nie im Leben kannte. Nach einem langen Prozess (ca. 1/4 Jahr) war ich bereit, die mir vom Psychiater angeratenen Antidepressiva zu nehmen.

Nach ca. 4 Wochen fing es an, mir besser zu gehen, und ich konnte wieder am normalen Leben teilhaben. Inzwischen sind über 4 Jahre vergangen, ich arbeite wieder und fühle mich „normal". Der Preis für mich ist hoch, denn ich werde wohl nie wieder ohne Antidepressiva sein können. Sobald ich die Dosis verringere, kommen die Beschwerden wieder.

Pneumokokken

Impfstoffe: Prevenar, Prevenar 13, Pneumovax.

Nebenwirkungen laut Beipackzettel (Prevenar):
Reizbarkeit, Schläfrigkeit, unruhiger Schlaf, verminderter Appetit, Erbrechen, Durchfall, Krampfanfälle, hypotonisch-hyporesponsive Episoden. Druckempfindlichkeit, die die Bewegung stört; Fieber >39°C. Sehr selten in der Region der Injektionsstelle lokalisierte Lymphadenopathie.

Chronik: Montag 6.02.12 Pneumokokken Impfung. Auf der Arbeit beginnt die Einstichstelle zu schmerzen. Am Abend tut der ganze linke Arm weh und ist kaum zu heben! Dienstag: Schmerzen im Arm, leichtes Unwohlsein, auf der Arbeit ca. 2 Stunden mit Stapler draußen, ca. -14 Grad. Die Bewegungen waren stark verlangsamt und das Bewusstsein verkleinerte sich. Wieder drinnen wollte ich was aufschreiben. Die Schrift war kaum zu lesen. Selbst mit voller Konzentration bekam ich es nicht hin. Beim Sprechen taten sich kleine Hänger auf. Die Schmerzen im Arm waren auch stärker und der Arm fühlte sich geschwollen und hart an (ich dachte - Nebenwirkung der Impfung, geht schon wieder weg). Mittwochmorgen fragte mich meine Frau, was los wäre, lief irgendwie orientierungslos und nicht so richtig bei Sinnen herum. Nebenwirkungen sagte ich mit sehr leiser und bruchhafter Stimme. Als ich dann auf die Arbeit fuhr, sagt sie, ich soll es mir nicht übermachen und nach Hause kommen, wenn es nicht geht. Die Fahrt war sehr anstrengend. Wollte früher anfangen, um noch was zu schreiben. Ging nicht. Die Schrift war so klein und kritzelig, trotz höchster Konzentration. Lief etwas umher und alles war seltsam. Irgendwie waren meine Gedanken und

Bewegungen nicht mehr synchron. Ein Vorgesetzter kam und gab mir Anweisungen für den Tag. Er schaute mich an und fragte, was los ist. Das Antworten ging fast gar nicht. Nur noch Gestammel und ich wurde nach Hause gefahren.

Auf der Fahrt hatte ich Krämpfe in den Händen. Zu Hause dachte ich...bisschen Ruhen und dann wird's wohl wieder gehen. Ich wachte nach einer Stunde auf und fühlte mich eigentlich gut. Zählte laut bis vier...stand auf, irre - mit der linken Seite runterhängend - umher und suche Zettel und Stift...nur Gekritzel. Ich hatte den Eindruck, keinen Zugriff auf den Arm zu kriegen. Las dann die Nachrichten auf meinem Handy, in denen mich Leute fragten, wie es geht, hätte ausgesehen, als hätte ich einen Schlaganfall gehabt. Setzte mich an den Computer. Alle Bewegungsabläufe waren sehr träge und zielunsicher, googelte Sprach- und Schreibstörung, kam dann direkt zu Seiten und sah nur noch Schlaganfall...machte mir ernsthafte Gedanken und rief einen Freund an, der mich ins Krankenhaus fuhr in die Notaufnahme. Wir gingen rein und mein Freund übernahm das reden. 10 € und noch eben unterschreiben. Empört sagte mein Freund, bei dem geht nix, ich kenne den ewig und so war der noch nie. Ich nahm den Stift und kritzelte den Namen hin. Wir gingen ins Arztzimmer...es setzte sich ein alter, kleiner Mann mit grauen Haaren vor mich. Er schaute mich mit seiner leicht asiatischen Augenform fragend an. Oh Gott dachte ich und versuchte mein Leiden vorzutragen. Mein Freund unterstützte mich dabei. Puls 120 in Ruhe. Blutdruck glaub 150 zu 110. Diese Kombi kannte ich nicht. War immer in Ordnung. Danach Arme heben und Abtasten des Halses und Finger zur Nase Test. Traf die Nase auf beiden Seiten. Der Arzt steht da und fragt, was machen wir denn, heute ist Mittwoch. Dann sollte ich dem Arzt die Hände geben und feste drücken, ...ich drückte nicht allzu fest, weil ich dem kleinen Kerl ja nicht die Hände brechen wollte. Daraufhin setzte er sich vor seinen Rechner und gab etwas ein, scrollte hoch und runter, hin und her, bestimmt 5 min. und hatte dann was gefunden...Rezept in Drucker...und los.

Dachte die ganze Zeit, dass das der Arzt war, der nachts meine Frau mit nem toten Baby im Bauch wieder nach Hause geschickt hat. Ich erhalte ein Rezept für einen Betablocker und die Diagnose für eine Schilddrüsenüberfunktion. Dann werde ich noch gefragt, wie viel Kaffee ich trinke...Kaffee ist mein Lieblingsgetränk und es können schon mal 2 Liter sein. Ich weiß, dass das zu viel ist. Es sagt zu mir, max. 2 Tassen....ich grinste, winkte und wir gingen...ich weiß, ich trinke zu viel Kaffee, rauche zu viel, esse zu viel, und auch noch falsch, und mach mir gerne selber Stress. Wenn es langweilig wird, werd ich müde und hab zu nix mehr Lust.

Wir holen das Rezept. Zu Hause angekommen, gehe ich ins Netz und google Nebenwirkungen von Pneumokokken Impfung. Es dauert alles lange, weil ich verwirrt bin und ich mich voll beschissen fühle. Ich bin geschockt über das, was ich lese und bin überzeugt, dass ich unter den Nebenwirkungen leide, und es nach einigen Tagen wieder besser sein wird.

Hätte ich das vorher gelesen, hätte ich mich nicht impfen lassen. Hatte schon einige Impfungen gegen Grippe und gar keine Nebenwirkungen. Ich wusste von meinem Hausarzt nur, dass ich durch meine chronische Bronchitis und Asthma bronchiale zu den Risikopatienten gehöre, die Impfung gut verträglich sei und auch nur einmal gegeben werden müsste.

Konnte seit Montag nur auf der rechten Seite schlafen...auf dem Rücken und auf der linken Seite ging es nicht wegen den Schmerzen. Donnerstagmorgen bin ich zu meinem Hausarzt. Ich gab ihr die Notizen der Notaufnahme und erzählte ihr die Geschichte über die Diagnose des Notdienstes. Auch sie war sehr erstaunt, nahm mir direkt Blut ab, um einen eventuellen Herzinfarkt nachweisen zu können und machte ein EKG...Werte waren in Ordnung.

Auch ich fühlte mich schon wieder besser. Ich musste mich zwar sehr anstrengen beim Reden und stockte auch hin und wieder mal, aber ich dachte schon wieder positiv. Ich bekam eine Krankmeldung und eine Überweisung zum Neurologen, mit dem sie auch direkt vereinbarte, dass ich kommen kann. Ich fuhr schnell nach Hause, um das Auto zu tauschen. Der linke Arm und die Brustseite schmerzten noch und das Auto meiner Frau hat Servolenkung. Trotz Handschuhe hatte ich das Gefühl, meine Fingerspitzen fallen ab. Noch nie hatte ich so Probleme mit der Kälte.

Der Neurologe schrieb eine Überweisung zur CT vom Kopf. Das Ergebnis war auch in Ordnung. Ich fuhr zur Arbeit, um die Krankmeldung abzugeben...sagte, das ich morgen kommen wolle, es mir schon wieder gut ginge, bis auf die Schmerzen im Arm bis in der Brust. Ich würde mich aber morgen früh nach dem Blutergebnis melden...zu Hause schon auf dem Weg ins Bett, fiel mir die Papiertonne ein, die noch raus musste. Im Keller standen noch einige Kartons. Ich zerkleinerte sie und musste sie sehr kräftig reinpressen, plötzlich wurde mir ganz elend, Schmerzen vom linken Arm bis zur Brust. Schnell die Tonne weg und ins Bett. Starke Schmerzen, lag mit dem Handy in der Hand da und der Atem war schnell und ich bekam schlecht Luft. Die Schmerzen waren so heftig, das sich es in meinem Kopf ein Bild eines geplatzten Herzen erzeugte, das nur noch an einer Arterie hing...ich versuchte gleichmäßig zu atmen und mich zu entspannen. Das Handy immer in der Hand mit dem Gedanken..112. Nach ein paar Stunden wachte ich auf. Genauso, wie ich eingeschlafen war, das Handy noch in der Hand......ging zum Arzt wegen den Werten. Berichtete von den Ergebnissen des Neurologen und dem CT, das mit der Tonne, und dem Schmerzanfall...Puls gemessen 92 in Ruhe, noch mal Ekg, nix zu sehn, sie verschreibt mir noch ein anderes Medikament...Verapamil...das andere dürfte ich nicht nehmen, weil es einem Wirkstoff enthält, der die Lunge bei Asthma Patienten enger macht und noch Voltaren

Salbe gegen die Schmerzen...sie sagt mir noch, dass ich jetzt anfangen müsse, wie ein Mönch zu leben...

Man weiß nicht, was ich habe. Wenn ich mich nicht anstrenge, ist auch kaum was zu merken. Der linke Arm ist nicht so beweglich, merke beim Sprechen noch kleine Fehler, und kann mir ganz schlecht Sachen merken. Such die ganze Zeit. Wenn ich mich belaste, wird der Schmerz heftiger, ab und zu hab ich das Gefühl, in der Brust wäre ein Schlauch geplatzt und es würde dickflüssiges Wasser raussuppen.

Eine eindeutige Diagnose hab ich nicht...jetzt nach ca. 4 Monaten habe ich eine Unterfunktion der Schilddrüse, die anderen Symptome sind fast verschwunden, ab und zu schmerzt die Einstichstelle noch heftig und bei großer Anstrengung kommen die Schmerzen in der Brust wieder!

Meningokokken

Impfstoffe: Meningitec, Meningokokken-Impfstoff A+C Mérieux, Mencevax ACWY, Menjugate®, Menveo, NeisVac-C, Nimenrix.

Nebenwirkungen laut Beipackzettel (Meningitec): Fieber, besonders bei Älteren. Bei Auftreten von Symptomen einer Meningitis (Nackenschmerzen und -steifheit, Photopobie) möglich zeitgleiche Meningitis-Infektionen abklären. Bei Erwachsenen Schläfrigkeit., Kopfschmerzen und Myalgie, bei jüngeren Kindern Kopfschmerzen, Reizbarkeit und Schläfrigkeit. Bei Kleinkindern und Säuglingen: Symptome wie Weinen, Reizbarkeit, Benommenheit, Schläfrigkeit, Schlafstörungen, Anorexie, Appetitlosigkeit, Diarrhö und Erbrechen. Alle Altersgruppen: Lymphadenopathie, Überempfindlichkeits-Reaktionen einschließlich Bronchospasmus, Gesichts- u. Angioödeme, Erbrechen, Übelkeit, Bauchschmerzen, Schwindel, Ohnmacht, Krämpfe einschließlich. Fieberkrämpfe und Krampfanfälle bei Patienten mit vorbestehenden Anfallsleiden, Hypästhesie, Parästhesie, Hypotonie, Rötung, Urtikaria, Pruritus, Erythema multiforme, Stevens-Johnson-Syndrom, Arthralgie, Rückfälle des nephrotischen Syndroms.

Am Tag der Impfung wurden von uns keine Reaktionen beobachtet, also dachten wir, dass es so wie bei den anderen Impfungen, die Levin zuvor bekommen hatte, sein wird - keine Reaktionen. Am nächsten Tag ging es los. Er fing von jetzt auf gleich hysterisch an, zu schreien und noch nicht mal ich als Mutter konnte ihn beruhigen. Er wollte nicht auf den Arm (was eigentlich sehr untypisch für unseren Schmuse-Tiger ist) und schlug wild um sich. Nach einer Viertelstunde hörte er auf, bekam jedoch Fieber, das bis 39 Grad anstieg. In der Nacht ging das Geschrei wieder los.

Normalerweise trinkt er immer noch ein Fläschchen Milch und schläft wieder ein, doch dieses Mal war es nicht so. Mit Mühe haben wir ihn wach kriegen können, denn obwohl er die Augen weit offen hatte, war er nicht ansprechbar. Das Fieber konnten wir nur mit Zäpfchen runter bekommen. Ja, es wird immerzu gesagt, dass Fieber etwas Erwünschtes ist, ich bin da aber anderer Meinung, denn es ist etwas sehr Schreckliches für ein Kind, was noch NIE zuvor auch nur eine kleine Erkältung hatte. So ging es auch am nächsten Tag weiter. Hinzu kamen die Appetitlosigkeit und der Durchfall. Zum Glück trank er wenigstens seine Milch und das beruhigte uns, sodass wir nicht zum Arzt sind. Das Fieber blieb konstant. Die Nacht von Samstag auf Sonntag war ruhig - außer dem Fieber, denn das war immer noch da. Der Sonntag verlief genauso, kein Geschrei, abends wieder Fieber.

In der Nacht von Sonntag auf Montag ging es wieder los. Um 01:25 Uhr morgens fing er an zu schreien. Weder mein Mann noch ich konnten ihn halten - Levin schrie das ganze Haus zusammen. Nach langem hin und her, beschlossen wir den Notarzt zu rufen. Dieser verwies dann auf eine Kindernotdienst-Rufnummer, wo wir anrufen sollten. Dort hieß es sofort "Eine solche Impfreaktion ist eher unwahrscheinlich - es könnten ja die Zähne sein, denn DIE (damit waren anscheinend Babys, bzw. Kleinkinder gemeint) schreien manchmal so" - dazu muss ich sagen, dass wir noch nie Probleme mit irgendetwas hatten und Zähne hatte Levin schon genug, so dass wir dieses ausschließen konnten. Angezogen schmieg sich das Kind an mich, sodass wir beschlossen, zuhause zu bleiben. Er schlief um 3 Uhr morgens ein, hatte aber einen sehr unruhigen Schlaf, wälzte sich hin und her (im Elternbett). Montag gab es keine Probleme, Levin fing an langsam an zu essen, halt nur wenige Löffel von seiner Lieblingsnahrung, die er normalerweise immer aufaß. Der Durchfall blieb und wir bemerkten im Windelbereich einen Ausschlag. Es waren kleine rosa Flecken. Abwarten und beobachten, dachten wir.

In der Nacht wieder das Geschrei und kein Hochheben möglich. Auch der Schlaf danach sehr unruhig mit verschiedenen Lauten. Dienstag - also heute Morgen, hat sich der Ausschlag am Rumpf und Hals ausgebreitet. Also wollte ich nicht länger warten und rief die Kinderarztpraxis an. Auf meine Frage, ob es eine Impfreaktion sei, hieß es dann "Eine solche Impfreaktion ist sehr selten. Das Kind kann sich etwas im Wartezimmer geholt haben." Ich hab´ dann erwidert, dass wir sofort zum Arzt rein durften und nicht im Wartezimmer waren. So hieß es dann sofort "Kommen Sie bitte heute noch zur Untersuchung!". Nun heißt es abwarten bis zum Termin und sehn, was passiert. Levin hält grad ein Schläfchen und ist nun sogar tagsüber sehr unruhig ist. - Wir werden höchstwahrscheinlich zum Heilpraktiker wechseln und unser Kind nicht weiter impfen lassen!

Am 10.05.11 wurde meine Tochter gegen Meningokokken geimpft! Am 12.05 bekam sie hohes Fieber (bis 40,5). Am 13.05 war ich vormittags mit ihr beim Doc. Dieser meinte, es könnte ein Infekt sein und verschrieb mir Antibiotika! Gegen 12 Uhr stieg das Fieber wieder und sie bekam einen vermeintlichen Fieberkrampf. Habe sofort den Notarzt gerufen. Dieser bekam den "Fieberkrampf" nicht in den Griff und orderte noch einen Kindernotarzt an. Dieser konnte meine Tochter soweit stabilisieren, dass wir 2,5 Std. nach dem Notruf im Krankenhaus waren. Dort krampfte sie nach wie vor. Im Nachhinein, wurde das ganze dann als epileptischer Anfall eingestuft! Dort wurden dann alle möglichen Tests gemacht, auch MRT und EEG, alles "ohne Befund". Am 14.5 fingen dann ihre Leberwerte an, sich zu verschlechtern. Am 15.5 wurde sie in ein anderes Kranken-

haus auf die Intensivstation verlegt, weil der Verdacht nahe stand, dass ihre Leber versagt! Vom 15.5 auf 16.5 bekam sie einen epileptischen Anfall nach dem anderen, woraufhin sie dann ins Koma fiel! Weitere Tests wurden gemacht, auch wieder MRT und EEG. Im MRT wurde eine Entzündung der äußeren Hirnrinde festgestellt, auf dem EEG waren die Hirnströme fast nicht mehr zu messen. Zu diesem Zeitpunkt machten uns die Ärzte wenig Hoffnung, dass sie überlebt!! Immerhin wurden nach und nach ihre Leberwerte besser. Am 19.5 erwachte sie Gott sei Dank wieder aus dem Koma (bis dahin hatte sie noch einige epileptische Anfälle). Sie konnte aber leider gar nichts mehr! Nicht schlucken, nicht reden, nicht sitzen, nicht laufen, nicht krabbeln, gar nichts! Sie reagierte auch nicht auf ihre Umgebung!

Weitere Tests folgten. Es wurden diverse Gentest durchgeführt, bis dato sind alle Tests negativ! Nach 2 Wochen intensiv wurde unsere Tochter auf Normalstation verlegt. Dort waren wir dann 3 Wochen, ohne dass sich ihr Zustand viel verbesserte! Von der Normalstation wurden wir direkt in eine Rehaklinik verlegt. Da waren wir dann über 5 Monate.

In dieser Zeit lernte unsere Tochter zuerst wieder ihre Milch zu trinken (bis dahin wurde sie über eine Nasensonde ernährt!) und später auch wieder einigermaßen normal zu essen. Von den Bewegungen her (sie war sehr unruhig und hatte sehr viele Spastiken) wurde sie insgesamt ruhiger! Und sie lernte dort wieder lachen, ihre Umgebung wahrzunehmen. Inzwischen sind wir 6 Monate zu Hause. Sie kann sich vom Rücken auf den Bauch und zurück drehen und greift allmählich wieder nach Gegenständen, kann aber ihre Flasche oder ne Brezel oder so, nach wie vor nicht selbstständig halten! Sitzen, krabbeln, laufen, sprechen ist auch noch nicht drin!

Aber, sie reagiert auf ihren Namen, nimmt ihre Umgebung immer intensiver wahr. Versucht sich immer mehr bemerkbar zu machen und kann ganz schön motzen, wenn ihr etwas nicht passt. Weinen kann sie nach wie vor noch nicht!

Ein Verfahren zur Anerkennung eines Impfschadens läuft.

Unser Sohn war knapp 18 Monate alt. In drei Wochen sollte unsere Tochter zur Welt kommen und wir wollten davor noch die 18-Monatskontrolle inklusive Impfung hinter uns bringen. Grundsätzlich war ich den Impfungen gegenüber eher skeptisch eingestellt, doch nach einigen Recherchen und Nachfragen im Bekanntenkreis waren wir der Meinung, dass wir die grundlegenden Impfungen machen sollten. Vor und während der Impfung hatte ich immer ein schlechtes Gefühl, doch nachdem es vorbei war und alles gut ging, nahm ich auch seine letzte Impfung in seinem kurzen Leben in Angriff.

Die Ärztin war sehr zufrieden mit ihm. Er war kerngesund, einfach ein toller Junge, der uns sehr viel Freude bereitete. Ich dachte damals, dass wir die Fünffachimpfung nachholen werden, aber die Ärztin meinte, dass sie diese Impfung erst mit zwei Jahren machen würde. Mit 18 Monaten wäre die Meningokokken-Impfung (NeisVac-C von Baxter) an der Reihe. Auf diese Impfung war ich natürlich gar nicht vorbereitet und deshalb hatte ich viele Fragen. Mir wurde erläutert, wie gefährlich diese Bakterien wären und dass eine Sepsis innert Stunden zum Tode führen könnte. In Südamerika hätte sie auch amputierte Arme und natürlich auch Todesfälle gesehen. Ich fragte nach den Nebenwirkungen und wie immer kam die Antwort, dass außer Fieber und leichtem Durchfall kaum was zu erwarten wäre. Sie hätte ihre Kinder selbst auch geimpft. Nun gut, er war unser erstes Kind und jede Familie kann sich vorstellen, wie unsicher und ängstlich man beim ersten Kind ist. Er hatte auch schon eine schlimmere Magen-Darm-Grippe und die empfanden wir schon als furchtbar. Gott bewahre, unser Sohn würde eine Sepsis bekommen. Es wurde demnach geimpft, obwohl ich genau diese Impfung eigentlich nie geben wollte. Ich hatte ein schlechtes Gefühl dabei und doch liess ich es zu. Als ich nach Hause kam, telefonierte ich wegen der Impfung gleich rum und alle meinten, ich solle mir keine Sorgen machen. Jeder würde die Impfung machen. Auch das Stöbern im Internet konnte mich irgendwie beruhigen, denn die Topseiten der Pharmaindustrie überzeugten mich. Alles andere habe ich leider kaum angeschaut, denn es schien mir damals als zu unprofessionell.

Unser Sohn reagierte erst am nächsten Tag leicht auf die Impfung. Während des Tages hatte er leichten Durchfall und schien ein wenig ruhiger sowie müder zu sein als sonst. Deshalb fiel wohl auch der Mittagsschlaf länger aus. Ich dachte mir gar nichts dabei, denn er reagierte bei jeder Impfung auf diese Weise. In der darauf folgenden Nacht weckte er uns weinend um vier Uhr morgens. Mein Mann holte ihn zu uns ins Bett und ich bemerkte sofort, dass er fieberte. Das Thermometer zeigte 39.9 Grad Celsius an. Ich gab ihm ein Paracetamolzäpfchen und wartete eine Stunde, bis das Fieber auf 38.5 Grad Celsius sank. Wir schliefen nebeneinander ein. Als wir um 9 Uhr aufwachten, war das Fieber wieder hoch. Ich rief die Ärztin an und die Assistentinnen beruhigten mich, denn gemäß Ihnen sei dies eine normale Reaktion auf die Impfung. Er trank relativ gut, aß aber wenig, hatte immer noch leichten Durchfall, aber er war den Umständen entsprechend fit. Er war also gar nicht apathisch. Wir schauten noch zusammen Büchlein an und er spielte auch zwischendurch. Die Assistentinnen rieten mir, nochmals ein Zäpfchen zu geben, diesmal ein Panadol, was stärker war und nur alle sechs Stunden verabreicht werden sollte. Das Fieber sank wieder. Um die Mittagszeit herum stieg das Fieber wieder gegen 40 Grad an. Ich versuchte die Ärztin anzurufen, aber die Praxis war über die Mittagszeit geschlossen. Ich versuchte mich zu beruhigen und vergegenwärtigte mir die Worte der Ärzte vom Kinderspital, die uns bei etlichen Untersuchungen immer wieder beruhigt hatten. Hohes Fieber, das senkbar ist, wäre wohl nicht gefährlich. Also bereitete ich das Mittagessen vor. Er aß wenig, wollte nur Zwieback und schien plötzlich sehr müde zu sein. Eigentlich normal, denn um 12 Uhr ging er normalerweise auch schlafen. Ich legte ihn leicht bekleidet ins Bett und dachte, dass ich ihm damit sicher einen Gefallen tue, denn bei Krankheit und Fieber ist der Schlaf doch sehr wertvoll. Ich liess die Türe weit offen und ging sicher alle zehn Minuten nachschauen, ob alles in Ordnung war. Er schlief erst nach ungefähr 15 Minuten ein, was mich eher überraschte, da er ja vorher so müde zu sein schien. Ich dachte mir aber nicht viel dabei, denn vielleicht fühlte er sich unwohl und brauchte deshalb die Zeit, bis er einschlafen konnte. Ich legte meine Hand auf seine Stirn und hatte das Gefühl, dass das Fieber nicht mehr ganz so hoch war. Wie erwähnt, ging ich immer wieder nachschauen. Er schlief ruhig, atmete relativ schnell, was ich aber auf das Fieber schob. Ich dachte mir, dass ich gleich nach dem Aufwachen messen würde und bei unveränderter Lage sofort zum Arzt gehen würde. Er schlief nun etwa 45 Minuten, als ich ein kurzes Wimmern aus seinem Zimmer kommend hörte. Ich kannte diese Art und Weise und dachte deshalb, dass er wohl seinen Nuggi verloren hatte. Dann hörte ich nichts mehr und ging deshalb nicht gleich nachschauen, sondern erst etwa fünf Minuten später. Ich dachte, er sei wahrscheinlich wieder eingeschlafen. Das hat sich als einer meiner grössten Fehler erwiesen. Unser Sohn lag mit dem Gesicht auf der Matratze, als ich ins Zimmer kam. Ich realisierte, dass er so doch keine Luft bekommen konnte und erschrak fürchterlich. Ich lief zu ihm, hob ihn auf und es hörte sich so an, als würde er atmen. Als ich ihn umdrehte, sah ich, dass seine Lippen und ein Teil seines Gesichtes blau waren. Er hatte keine Körperspannung mehr. Meine Knie waren wie Butter, ich konnte kaum laufen. Mit ihm im Arm lief ich ins Wohnzimmer, legte ihn auf seine Krabbeldecke und schaue ihn nur an. Ich sagte immer wieder „nein Yanic, nein Yanic" und fing an, ihn zu beatmen und führte eine Herzmassage durch. Leider lag der letzte Nothelferkurs Jahre zurück und ich hatte keine Ahnung, wie ich bei Kindern vorgehen musste. Zwischendurch versuchte ich, zu telefonieren, aber der Akku des Telefons war leer. Er atmete immer noch nicht und so lief ich mit ihm zu meiner Nachbarin runter. Sie half mir, rief die Ambulanz und versuchte unseren Sohn zu reanimieren. Zehn Minuten später traf die Ambulanz ein, weitere zehn Minuten später die REGA. Nach 45 Minuten wurden alle Geräte abgestellt. Die Reanimation war erfolglos. Kurz davor ging ich zu unserem Sohn, hielt seine Hand fest und sagte immer wieder zu ihm, er solle zu uns zurückkommen. Als die Ärzte die Geräte abstellten, hielt ich sie an den Händen fest und schrie sie an, sie sollen ihm noch Adrenalin spritzen. Aber sie machten nichts mehr. Sie meinten, es hätte keinen Sinn mehr. Auch wenn unser Sohn wieder aufwachen würde, so wäre er nicht mehr der Gleiche. Dann gingen die Ärzte einfach weg, ließen unseren Sohn bloß mit seiner Windel auf dem Boden liegen. Ich schrie, sie sollen mir eine Decke bringen, ihm wäre doch kalt. Ich habe ihn zugedeckt und mit dem Seelsorger und der Nachbarin gewartet, bis mein Mann von der Arbeit kam. Nach etwa 15 Minuten mussten wir gehen, denn die Staatsanwaltschaft musste unseren Sohn untersuchen. Es kam mir vor wie eine Ewigkeit, als sie unseren Sohn nach 30 Minuten zu uns brachten. Wir durften uns von ihm verabschieden, so lange wir wollten. Spät abends wurde er in einem kleinen weißen Sarg zur Obduktion weggebracht.

Die Obduktion ergab keine auffälligen Ergebnisse. Unser Sohn ist an einem Herz-Kreislaufversagen unbekannter Ursache gestorben. Plötzlicher Kindstod stand weiter unten im Abschnitt. Niemand sah einen Zusammenhang mit der

Impfung. Wir führten dutzende Gespräche mit diversen Ärzten und keiner sah nur den kleinsten Zusammenhang. Unsere Kinderärztin meinte sogar, dass das Fieber zu spät aufgetreten sei, um als Impfnebenwirkung zu gelten. Fieber innerhalb von 36 Stunden nach der Impfung sei eine Nebenwirkung, alles andere nicht. Unser Sohn bekam nach 42 Stunden Fieber, einfach lächerlich. Der plötzliche Kindstod sei bei uns ein Zufallsereignis gewesen und wäre vermutlich auch ohne die Impfung eingetreten.

Nach wochenlangen Recherchen zur Impfthematik kamen wir zum Schluss, dass wir unsere Tochter, wenn überhaupt, frühestens mit zwei Jahren (besser mit drei Jahren) impfen werden. Sie wird bald zwei Jahre alt und bis jetzt ist sie nicht geimpft worden. Vor sieben Monaten kam unser zweiter Sohn zur Welt. Er wurde bis jetzt auch nicht geimpft. Wir sind sicher, dass dieser Weg ein guter ist. Es bleibt aber doch die Angst: Angst vor der Impfung und Angst vor dem Nicht-impfen. Aber damit müssen wir wohl leben. Der schlimmste Albtraum traf genau uns. Es gibt keine Antworten und immer wieder werden wir mit diesem schlimmen Schicksal konfrontiert. Es geht uns besser, aber wir sind nicht mehr glücklich. Ich bin davon überzeugt, dass die Impfung einen grossen Teil dazu beigetragen hat. Aber kaum jemand glaubt uns. Die wenigen Bekanntschaften, welche ihr Kind nach einer Impfung verloren oder schwer behindert pflegen müssen, wissen, wie es uns geht. Schlimm genug, dass diese Ereignisse praktisch nie als Impfnebenwirkungen angesehen werden.

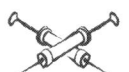

Hepatitis A

Impfstoffe: Havrix A, Avaxim, Epaxal, Epaxal Berna, HAV pur, Hepatyrix, Vaqta

Nebenwirkungen laut Beipackzettel (Havrix): In klinischen Studien vorübergehender und leichter Art: sehr häufig Kopfschmerzen, häufig Unwohlsein, Übelkeit, Fieber u. Appetitverlust, gelegentlich Erbrechen. Während der breiten Anwendung nach der Zulassung im zeitlichen Zusammenhang mit der Impfung sehr selten grippeähnliche Symptome, Abgeschlagenheit/Müdigkeit, Gelenk- und Muskelschmerzen, Schmerzen im Oberarm, gastrointestinale Störungen. wie Bauchschmerzen, Durchfall, Erhöhung der Leberenzymwerte, allergische Reaktionen bis hin zum anaphylaktischen Schock, Parästhesien, Krampfanfälle. Entzündungen des Nervensystems einschließlich aufsteigender Lähmungen bis hin zur Atemlähmung, Erkrankungen der Nervensystems, Hypotonie, Synkope, idiopathisch thrombozytopenische Purpura.

Am 25.3.2002 habe ich im Impfzentrum des Universitätsspitals Zürich eine Impfung gegen Hepatitis A (Impfstoff HAVRIX) machen lassen, da ich eine Reise nach Sri Lanka plante (Ayurveda-Kur). Ca. 2 Wochen nach der Impfung hatte ich erstmals Symptome wie bei einem Schnupfen (ständiges Niesen, laufende Nase) sowie juckende Augen. Diese Symptome sind verschwunden, sobald ich im Flugzeug nach Sri Lanka saß. Als ich nach zwei Wochen wieder in die Schweiz zurückkehrte, sind die Symptome wieder aufgetreten und haben bis Ende Mai angehalten. Da ich früher nie Heuschnupfen hatte, bin ich nicht sofort darauf gekommen, insbesondere, weil ich sowohl im Haus drinnen als auch draußen dieselben Symptome hatte.

Ein Jahr später begannen die Symptome dann schon im Winter (Februar) und haben wieder bis Mitte Mai angehalten (zusätzlich zu den bereits erwähnen Symptomen hatte ich einen Ausschlag im Gesicht sowie chronischen Husten, welcher in eine Bronchitis ausartete). Ich habe dann mittels eines Prick-Testes herausgefunden, dass ich auf die Frühblütler (Hasel, Erle, Birke) allergisch reagiere. Zudem traten auch Kreuzreaktionen auf, d.h. ich kann weder Steinfrüchte, noch Haselnüsse, noch Äpfel/Birnen essen. Da die Allergiesymptome bei mir sehr stark sind, leide ich seither jedes Jahr fast fünf Monate extrem (manchmal beginnen die Symptome schone Ende Dezember/anfangs Januar).

Ich habe schon alles ausprobiert: Bioresonanz (wöchentlich 1 Jahr), Soft-Laserakupunktur (Harry Lenk, München, ca. 12 Behandlungen), Homöopathie (bei mehreren Behandlern), Psychosomatische Energetik (Dr. Banis, 4 Jahre), Amalgam-Sanierung, Colon-Hydrotherapie, TCM (seit 4 Jahren von Okt. - Mai), Orthomolekularmedizin (seit 7 Jahren), Ozontherapie (2012), Chelat-Therapie zur Entgiftung, etc. Der Erfolg ist, dass die Symptome etwas schwächer geworden sind, jedenfalls nicht schlimmer. Ich habe seit dem Frühling 2002 sehr viel Zeit, Energie und Geld investiert, insgesamt allerdings mit mäßigem Erfolg. Insgesamt hat sich mein Leben seit dieser Impfung sehr verändert, und wenn ich das Rad zurückdrehen könnte, gäbe es sicher eine Sache, die ich anders machen würde: ich würde mich nicht mehr impfen lassen!!!

Habe mich im Rahmen einer Ausbildung gegen Hepatitis A impfen lassen. Dies war eine Empfehlung des Arbeitgebers. Hepatitis B Impfung und Immunität bestand bereits seit 3 Jahren nach Impfung, ohne Nebenwirkungen.

Ich bekam die Impfung, ohne Aufklärungsgespräch, wie Nebenwirkungen etc. verabreicht. Ich war zu dem Zeitpunkt (November 04) kerngesund und guter Dinge, mit der Ausbildung beginnen zu dürfen. Kurz nach der Injektion in den linken Oberarm hatte ich innerlich das Gefühl, dass irgendetwas mit mir nicht stimme. Konnte dies aber nicht deuten. Habe denn den Rest des Tages in der Ausbildung / Unterricht verbracht und bin nach Hause gefahren.

Dort angekommen saß ich am Schreibtisch über einem Lehrbuch und bemerkte, wie ziemlich viele Haare einfach auf das aufgeschlagene Buch fielen, ohne dass ich etwas tat. Ich habe daraufhin in den Spiegel geschaut, aber direkt nichts erkennen können. Da ich mittelblond war, war direkt auch nichts erkennbar.

Am nächsten morgen stylte ich meine Frisur, und wunderte mich, dass ich auf der rechten Seite irgendwie weniger Haare zur Verfügung hatte. Machte mir aber keine Sorgen und ging dann ca. 3 Tage meinem normalen Alltag nach. Als ich wieder morgens im Bad stand, und zufällig das Deckhaar der rechten Seite hochhob, hat mich fast der Schlag getroffen, dass Handgroß (incl. Finger gemessen) über dem rechten Ohr gar keine Haare mehr vorhanden waren, nur noch das Deckhaar übrig war. Ganz glatt.

Es folgten zahlreiche Besuche beim Hautarzt, der mit Cortisontinkturen und Zink weiterhelfen wollte. Selbst in der Uniklinik stellte ich mich vor, und bekam eine Cortison-Stoßtherapie und einen UV Kamm. Alles ohne den geringsten Erfolg. Man konnte zusehen wie die Haare ausfielen, beim Haarewaschen mehr als 2 Hände voller Haare in den Händen, nachts das Kopfkissen voller Haare. Dann bekam ich kreisrunde Löcher auf dem Scheitel und im Nacken. Dann zog sich das Ganze wie ein Band von der rechten Kopfhälfte über den Nacken bis zur linken Kopfhälfte. Alles in allem Dauerte es ca. 1 Jahr, bis mir alle Haare ausfielen. D.h. alle Haare, incl. Körperbehaarung, Wimpern und Augenbrauen.

Ich bekam zudem noch Tüpfelnägel, d.h. so kleine runde Einkerbungen auf allen Fingernägeln. Zudem war ich ca. 3-4 Monate ständig krank, hatte viele Erkältungen, fühle mich sehr schlapp und müde und hatte ein enormes Schlafbedürfnis, welches ich aber aufgrund der Arbeitszeiten in der Ausbildung nicht in meinem benötigten Maße erfüllen konnte.

Dieser Zustand änderte sich ca. 2 Jahre nicht. Seit ca. 2 Wochen habe ich einen Ansatz einer Augenbraue links und meine Wimpern sind vollständig und in ihrer alten Farbe nachgewachsen und seit ca. 1/2 Jahr nicht wieder ausgegangen. Auf dem gesamten Kopf habe ich feine durchsichtige 1mm lange Härchen. Dieser Zustand ist seit Beginn des Ausfalls geblieben. Die Körperbehaarung ist teilweise wieder vorhanden, seit ca. 3/4 Jahr. Jedoch stark lückenhaft. Die Fingernägel haben sich etwas gebessert, d.h. nicht mehr auf allen Nägeln sind diese Tüpfel erkennbar.

Der durch einen Zufall und einen Besuch bei einem anderen Arbeitsmediziner brachte hervor, dass der andere Arzt den Impfschaden bzw. die Reaktion nicht gemeldet hatte. Der Hersteller des Impfstoffes wusste auch von nichts. Zurzeit wird der Papierkrieg weitergeführt und hoffentlich bald ein für mich zufriedenstellendes Ende haben.

Hepatitis B

Impfstoffe: Engerix-B, Fendrix, HBVAXPRO.

Nebenwirkungen laut Beipackzettel (Engerix-B): Selten: Schwindel, Parästhesien, gastrointestinale Störungen, Leberfunktionsstörungen, Arthralgie, Myalgie, Ausschlag, Pruritus, Urtikaria. Sehr selten: Anaphylaxie, Serumkrankheit, Synkope, Hypotonie, Paralyse, Neuropathie, Neuritis (einschl. Guillain-Barré-Syndrom, Optikusneuritis und Multiple Sklerose), Enzephalitis, Enzephalopathie, Meningitis, Konvulsionen, Thrombozytopenie, Arthritis, Bronchospasmus, angioneurotisches Ödem, Erythema multiforme, Vaskulitis, Lymphadenopathie.

Nach der ersten Impfung starke Schmerzen HWS mit Schwindel und Sehstörungen, starke Kopfschmerzen, Konzentrationsschwäche, starke Schmerzen LWS mit Ausstrahlung in beide Hüftgelenke. Röntgen HWS und LWS waren ohne Befund.

Nach zweiter Impfung gelbe Gesichtshaut, unerträgliche Schmerzen Nacken-Schulter-Oberarm. Ibuprofen und gleichzeitig Novamisulfon in Höchstdosierung, sowie mehrere Spritzen in die Schmerzzentren brachten keinerlei Linderung.

Schwindel, Sehstörungen, Kopfschmerzen, Koordinationsschwierigkeiten, zum Teil kompletter Ausfall des Kurzzeitgedächtnisses, Lähmungen im rechten Arm mit starken Schmerzen, mittlerweile auch in den Gelenken. Einfachste Bewegungen, z.B. Geschirr in den Schrank räumen oder Kaffeemaschine mit Wasser befüllen, können nicht mehr ausgeführt werden. Nach Anstrengungen Anstieg des Schmerzpegels und völlige Kraftlosigkeit/Erschöpfung im rechten Arm. Muskelzuckungen, "Blubbern" in der Muskulatur, spastische Kontraktion der Oberarmmuskulatur.

Teilweise heftige Durchfallschübe, trockene, krampfartige Hustenanfälle, trockene Schleimhäute und trockene Haut. Beschwerden verschlimmern sich. Sichtbarer Muskelschwund Oberarm rechts.

Mittlerweile ist auch mein linker Arm betroffen, ich kann kaum noch laufen, sehe Doppelbilder....alles ist einer MS sehr ähnlich, aber das MRT vom Kopf ergab keinerlei Befund.

Hepatitis A&B

Impfstoffe: Ambirix , Twinrix.

Nebenwirkungen laut Beipackzettel (Twinrix): Im zeitlichen Zusammenhang mit der Anwendung sehr häufig: Mattigkeit; häufig: Kopfschmerzen, Unwohlsein, Übelkeit; gelegentlich.: Fieber, Erbrechen; sehr selten: grippeähnliche Symptome (wie Fieber, Schüttelfrost, Kopf-, Gelenk- u. Muskelschmerzen), Synkopen, Hypotonie, Schwindel, Parästhesien, Appetitmangel, Durchfall, Bauchschmerzen, Leberfunktionsstörungen, Krampfanfälle, Thrombozytopenie, thrombozytopenische Purpura, Hautausschlag, Pruritus, Urtikaria u. Lymphadenopathie. Im zeitlichen Zusammenhang mit der breiten Anwendung der Einzelimpfstoffe sehr selten Fälle periphere und/oder zentraler neurologischer Störungen einschließlich multipler Sklerose, Optikusneuritis, Myelitis, Bell-Lähmung, Polyneuritis (wie Guillain-Barré-Syndrom), Meningitis, Enzephalitis und Enzephalopathie, Erythema exsudativum multiforme und Vaskulitis.

Also bei mir begann alles mit einem Besuch bei meinem Hausarzt und dem Wunsch mich gegen Hepatitis A+B impfen zu lassen, da ich zu dem Zeitpunkt meine Sexualpartnerinnen öfter gewechselt habe und ich nach den üblichen Schutzmaßnahmen (Kondome) noch etwas mehr Sicherheit haben wollte, man weiß ja nie.

An dem Tag der Impfung hatte ich den wohl üblichen Schmerz um die Einstichstelle, aber noch keine weiteren Beschwerden, so dass ich mich eigentlich fit fühlte.

Am zweiten Tag sah es leider schon etwas anders aus, ich war abgeschlagen, müde und fühlte mich eher schwach als fit, über Nacht bekam ich Fieber und Nachtschweiß, so dass ich am nächsten Morgen auch nicht zur Arbeit ging. Im Laufe des Tages brannten mir die Augen und ich bekam Ausschlag auf den Armen und Beinen. Es fing auch an, extrem stark in meinen Beinen und Armen zu kribbeln, so dass ich meinen Hausarzt aufsuchte und ihn um Rat bat.

Der Arzt las sich den Beipackzettel von dem Medikament durch, was mir schon etwas komisch vorkam, und sagte danach, dass es wohl die üblichen Nebenwirkungen seien, die aber bald ausklingen würden, mit diesem Satz im Ohr und einer Krankmeldung ging ich wieder nach Hause.

Das Fieber und der Ausschlag verschwanden nach einer Woche wieder, aber das Kribbeln und die Sehschwäche im rechten Auge blieben und dazu kamen noch taube Beine, die manchmal einen Aussetzer hatten. Ich wechselte den Arzt, der meine Symptome sehr ernst nahm und mich sofort ins Krankenhaus einweisen ließ.

Im Krankenhaus auf der Neurologie machte man direkt einen Nervenfunktionstest, der relativ gut ausfiel und danach einen Reflextest der ergab, das ich im rechten Bein keinerlei Reflexe hätte, dieser Befund verunsicherte auch die Ärzte, so das man mich auch auf MS testete (Lumbalpunktion), aber auch ohne Befund. Die letzte Möglichkeit wäre das Guillain-Barré-Syndrom (GBS), was es aber leider auch nicht war, sodass die Ärzte echt ratlos waren und mich ohne Befund entließen.

Fast 2 Jahre später bin ich beschwerdefrei und alles scheint wieder gut zu sein, 2 Jahre, die einem echt an die Nerven gingen und ich den Impfstoff TWINRIX verfluchte.

Zwischenzeitlich bin ich wieder gesund und die Ursache für die heftigen Reaktionen auf den Impfstoff war, dass eine alte Borreliose durch die Impfung reaktiviert wurde. Damals wusste ich nicht, dass ich eine chronische Borreliose hatte. Nach Behandlung der Borreliose sind dann alle von mir genannten Symptome verschwunden. Ich weiß somit nicht, ob man dies als Impfschaden bezeichnen kann. Tatsache ist, dass die Impfung eine latente Borreliose aktiviert hat.

Im Juni 2000 bekam ich die erste Twinrix Hepatitis A und B Impfung. Ich bekam 2 Tage Fieber, starke Kopfschmerzen, Gliederschmerzen und einen ganz steifen Nacken. Die Einstichstelle war 1 Woche rot und total geschwollen. Kurz danach begann meine allgemeine Schwäche, Müdigkeit und Leistungsminderung. Bei der zweiten Twinrix ging es mir auch nicht viel besser. Mit der Geburt meines Sohnes verstärkten sich die Symptome und ich habe seitdem ständig Blähungen, Bauchschmerzen und reagiere auf zahlreiche Lebensmittel allergisch.

Im Sep. 08 verstärkten sich alle Symptome nochmals. Dazu kamen noch Atemnot/ Kurzatmigkeit bei geringer Belastung, Erschöpfung nach geringer Anstrengung, Schlafstörungen, Gewichtsabnahme (10 Kg), Herzrhythmusstörungen hinzu. Selbst meinen früher so geliebten Sport kann ich seitdem nicht mehr machen.

Wegen angeblichem Burnout Syndrom wurde ich krankgeschrieben. Zahlreiche Ärzte und Kliniken habe ich bereits aufgesucht - jedoch wusste keiner weiter. Seit April 09 bin ich nicht mehr arbeitsfähig. Aufgrund der ständigen Schwindelanfälle und Schwächegefühle kann ich nicht mehr Auto fahren (meine Arbeitsstelle liegt eine 1/2 Stunde Autofahrt entfernt) und musste diese aufgeben. Durch das viele Ruhen wird alles ein bisschen besser, jedoch von Heilung keine Spur.

Nach der ersten TWINRIX-Impfung (Hepatitis A + B) am 21.01.2008 bekam ich vier Tage später Nasenbluten und danach eine Sinusitis, die vier Wochen andauerte, was ich zuvor niemals hatte. Bei meiner zweiten TWINRIX-Impfung am 07.03.2008 berichtete ich der Impfärztin am Hafengesundheitsamt Bremen von der Reaktion. Es hieß lapidar: Das kommt nicht von der Impfung. Das war ein Virus.

Mitte März. Also zwei Wochen nach der zweiten Impfung stellte ich einen stark geschwollenen Lymphknoten am Hals links fest. Mein erster Gang war zu einem homöopathischen Arzt in Bremen, der die Lymphknotenschwellung nicht als Impfreaktion ansah, kann angeblich nicht sein. Dann erfolgte eine Untersuchung beim HNO – Ultraschall, Biopsie, Blutbild: Biopsie und Blutbild in Ordnung. Auf meine Bemerkung, es könnte eine Impfreaktion sein, keine Antwort, nur Kopfschütteln. Nach einem Monat nochmals Ultraschall. Größe geblieben. Entfernung angeraten. Ich machte nichts dergleichen. Mitte Mai stellte ich einen weiteren stark geschwollenen Lymphknoten unter der rechten Achselhöhle fest. Da ich zu der Zeit einen Termin bei meiner Frauenärztin hatte, stellte sie die Schwellung natürlich fest, und es folgte eine reine Odyssee: Hämatologe (Ultraschall der inneren Organe), Lunge röntgen, Mammographie – alles bestens in Ordnung. Wieder wurde eine Impfreaktion ignoriert. Meine Frauenärztin wollte mir sogar Brust- und Blutkrebs einreden und riet dringend zur Entfernung. Dabei ging es mir bestens. Wie gut, dass ich nicht labil bin und den Krebsblödsinn nicht glaubte. Ich zeigte ihr den Beipackzettel mit den aufgelisteten Nebenwirkungen, u.a. Lymphknotenschwellung 1x pro 1000 Fälle. Da meinte sie nur, warum sollte ich ausgerechnet der 1000. Fall sein? Selbst eine homöopathische Ärztin, die ich dann konsultierte, riet zur Entfernung zumindest eines Lymphknotens, um sicher zu gehen, dass es nicht Krebs sei. Sie wurde von meiner Frauenärztin bearbeitet.

Ich machte nichts dergleichen, sondern suchte einen anderen Homöopathen aus, mit dem meine Krankenkasse zusammenarbeitete und der die Impfreaktion nicht ignorierte. Inzwischen war noch ein Lymphknoten geschwollen am Hals rechts. Mein Homöopath machte eine Anamnese, und es folgte die klassische Homöopathie-Behandlung mit Konstitutionsmittel.

Nach einem halben Jahr waren die ersten beiden Lymphknoten verschwunden, nach einem weiteren Jahr der dritte.

Es ist traurig, dass unsere Schulmediziner so einseitig ausgebildet sind und dass selbst einige homöopathische Ärzte dem Patienten nicht glauben.

Nach der ersten Impfung hatte ich starke Schmerzen und eine Schwellung an der Einstichstelle. Die Schwellung ging nach ein paar Tagen wieder zurück, doch die Schmerzen im Oberarm sind geblieben. Dazu kamen noch leichte Kopfschmerzen, die allerdings permanent vorhanden waren. Vor der zweiten Impfung wies ich den Arzt darauf hin, dass ich immer noch starke Schmerzen im Arm hatte, so dass das seitliche Anheben kaum möglich war. Nach seiner Aussage würde das wohl hin und wieder vorkommen, sei aber nicht weiter schlimm und würde schon mit der Zeit wieder weggehen. Nach der zweiten Impfung bekam ich abends heftigen Schüttelfrost, Fieber, Gliederschmerzen und unerträgliche Kopfschmerzen. Zuerst dachte ich an eine Grippe, was aber sehr unwahrscheinlich war, da ich sonst keinerlei Erkältungssymptome hatte. Am nächsten Morgen war ich kaum in der Lage, mich zu bewegen, weil die Glieder- und Kopfschmerzen so stark waren. Im Laufe des Tages ging dann auch das Fieber zurück und die Glieder- und Kopfschmerzen ließen etwas nach.

Auch einen Monat nach der zweiten Impfung hatte ich immer noch ständig starke Kopfschmerzen, die nur mit Schmerzmitteln zu ertragen waren, Gliederschmerzen am ganzen Körper und einen bewegungseingeschränkten Arm. Des Weiteren litt ich unter ständiger Müdigkeit und zeitweisen Schwindelsymptomen. Mein Arzt sah keinen Zusammenhang mit der Impfung!!!

Aufgrund meiner Tätigkeit im medizinischen Bereich musste ich mich, um weiterarbeiten zu können, auch einer dritten Impfung unterziehen. Diese fand 09/2010 statt. Kurze Zeit danach hatte ich wieder sehr starke Kopfschmerzen, die zwar wieder etwas zurückgegangen sind, jedoch persistierend weiter bestehen. Die Gliederschmerzen sind nach wie vor diffus vorhanden ohne ersichtlichen Grund. Kurz nach der dritten Impfung hatte ich dann noch eine Sehnerventzündung, die sich jedoch auch wieder fast ganz zurückgebildet hat. Die Ärzte vermuteten dann, dass ich eine MS hätte. Ich wollte jedoch keine weiterführende Diagnostik, da ich sonst keine neurologischen Störungen oder Ausfälle hatte. Ich bin felsenfest davon überzeugt, dass diese ganzen Symptome alles eine Folge der Impfung sind. Das wird jedoch kein Schulmediziner bestätigen. Ich bin in homöopathischer Behandlung, wodurch die Symptome deutlich abgemildert werden konnten, leider jedoch nie ganz verschwunden sind.

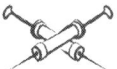

Etwa 3 Wochen nach der Impfung bekam ich auf den Wangen und auf der Stirn leichte rote Flecken, die ich nicht weiter beachtete, da ich Neurodermitis habe. Ich dachte, es ist ein neuer Schub, der letzte war vor mehr als 10 Jahren... Dachte ich... Innerhalb von 2 Wochen waren plötzlich mein ganzer Körper und das Gesicht voll mit roten Flecken, die schrecklich juckten und nässten. In der Uniklinik/Dermatologie wurde dann festgestellt, dass es wegen den kreisrunden Hauterscheinungen keine Neurodermitis sein

kann. Nach mehreren Untersuchungen und 4 Wochen in der Klinik wurde festgestellt, dass es ein Medikamenten-induzierter Lupus ist, ausgelöst durch die Hep. A&B Impfung. Und mein ND-Schub vor ca. 10 Jahren war genau nach meiner 1. Impfung, die ich zu Beginn meiner Lehrzeit als Zahnarzthelferin bekommen habe. Musste fast 3 Monate Kortison-Tabletten und Kortisoncremes nehmen, bis die Ekzeme halbwegs abgeheilt waren. Außerdem hatte ich als 2 Jährige einen Krampfanfall, 2 Wochen nach der 3-fach-Impfung. Vermutlich auch eine Reaktion. Habe ich allerdings erst jetzt erfahren, vorher war nicht bekannt, weshalb ich damals gekrampft hatte.

Meine Impfungen liegen jedoch 13 Jahre zurück (Twinrix 11.08.99 und Twinrix am 25.09.99). Eine dritte Impfung lehnte ich ab, da ich sonst heute vermutlich nicht mehr schreiben könnte. Nach beiden Impfungen reagierte mein Körper innerhalb von 10 Tagen mit Verkrampfung und Anschwellen der Zunge. Ich konnte weder trinken, essen noch sprechen. Ich hatte sehr starke Schmerzen beim Schlucken und starke Kopf- und Nackenschmerzen. Innerhalb von 5 Tagen nahm ich ca. 10 Kg ab. Meine Blutdruckwerte stimmten nicht mehr. Nach dem ich freiwillig ins Krankenhaus ging, bekam ich Ernährungströpfe. Ich selbst besorgte mir Morphium (i.v.), da normale Mittel vom Krankenhaus nicht halfen.

Kein Arzt konnte mir helfen, da keiner wusste, was ich überhaupt hatte. Die Symptome nach der 2. Injektion waren bedeutend heftiger, als nach der 1.Injektion. Ich dachte, dass es aus mit mir sei. Meine späteren Anrufe/Beschwerden beim Hersteller brachten keine Klärung. Es hieß immer: "Es handelt sich um `toten´ Impfstoff, da kann nichts passieren".

Ich musste zum Muskeltest, zum Neurologen, zum Lo-
gopäden, zum Bluttest, zum MRT usw. Seltsam war nur,
dass nach dem MRT eine sofortige Besserung eintrat, ich sofort wieder essen und trinken konnte, jedoch noch unter
Schmerzen. Da diese Folgeerscheinungen nie geklärt wurden, hatte ich mir auch nie die 3. Twinrix verabreichen
lassen. Seitdem traten diese Symptome nie wieder auf.

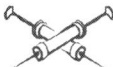

Am 3.3.2006 wachte ich morgens mit Kopfschmerzen auf.
Ich nahm 2 Aspirin. Die Schmerzen wurden besser. Am
4.3.2006 wachte ich um 3:30 auf, weil meine Hand eingeschlafen war. Plötzlich bekam ich stechende Schmerzen im
Kopf. Mir kam es vor, wie wenn man mir mit einem Messer
in den Kopf sticht. Mir war auf einmal schlecht. Die Kopfschmerzen wurden stärker und ich musste mich mehrmals
übergeben. Meine rechte Hand war immer noch eingeschlafen und kalt. Da merkte ich erst, dass was nicht stimmte. Dann weckte ich meinen Mann.

Wir fuhren ins Krankenhaus. Es schneite und es war
glatt. Wir brauchten mindestens 45 Minuten. In der Zwi-
schenzeit waren Arm, Schulter und Gesicht eingeschlafen
und kalt. Ich lief ins Krankenhaus. Es wurde sofort ein CT
gemacht. Mir wurde immer kälter. Als ich aufstehen wollte,
merkte ich, dass meine rechte Körperhälfte gelähmt war.
Man setzte mich in einen Rollstuhl und fuhr mich auf die
Intensiv-Station.

Es wurden einige Untersuchengen gemacht, aber irgendwann haben sie mir was gegeben, so dass ich einschlief.
Als ich wieder zu mir kam, sagte man mir, dass es ein
Schlaganfall war. Nach ein paar Tagen bekam ich Markumar. Man sagte mir, dass ich eine Blutgerinnungsstörung
hätte. Ich wurde dann in die Reha nach Bad Wildbad ge-

bracht. Dort sollte man das Medikament auf mich einstellen.

In der zweiten Nacht bin ich gegen 5:30 mit starken Kopfschmerzen aufgewacht. Es war wieder ein Stechen. Ich wollte schreien, doch es ging nicht. Die Sprache war weg und ich hatte an der rechten Hand und dem rechten Fuß eine Spastik. Man brachte mich nach Pforzheim ins Krankenhaus. Zu meinen Mann sagten die Ärzte, dass sie nicht verstehen, dass ich Markumar bekommen habe. Das würde ich nicht brauchen. Man stellte einen Hirninfarkt fest. Wahrscheinlich durch Markumar.

Mir ging es nach ein paar Tagen besser. Ich kam auf die normale Station. Dann ging es mir wieder schlechter. Es hatte sich ein Ödem in der linken Hirnhälfte gebildet. Die Ärzte waren sich nicht mehr sicher, ob es überhaupt ein Schlaganfall war. Durch das Wasser im Hirn konnten Sie beim MRT nichts sehen.

Sie vermuteten einen Tumor. Ich kam nach Ludwigsburg in die Klinik. Nach ein Tagen (wegen das Ärztestreiks) kam ich endlich dran. Man machte eine Hirnbiopsie. Ein Tumor war es nicht. Man sagte mir, dass es sein kann, dass ich epileptische Anfälle bekommen kann. Das ist häufig, wenn der Kopf geöffnet wurde.

Dann schickte man mich nach Weinsberg in die Neurologie. Ich wollte dahin, da es nicht weit weg von uns ist. Dort angekommen ging es mir besser. Ich bekam Kortison. Nach dem MRT sagte der Arzt, dass ich eine Gefäßentzündung im Hirn hätte. Die Entzündung ist (wahrscheinlich) wegen der Impfung ausgelöst worden. Die Krankheit heißt ADEM (Akute disseminierte Enzephalomyelitis). Deshalb hatte ich einen Hirninfarkt. Der Zweite ist wohl durch das Markumar ausgelöst worden.

Ich war ca. 3 Wochen in der Klinik. In der Zeit hatte ich jeden Tag je 1 Stunde Ergotherapie, Logopädie und Physiotherapie. In dieser Zeit lernte ich ein bisschen Laufen und Sprechen (verlangsamt). Dann kam ich nach Heidelberg in die Reha. Die Reha brachte mir sehr viel. Ich konnte ein bisschen selbstständiger sein. Kurz vor Ende der Reha bekam ich einen epileptischen Anfall.

Zwischenzeitlich war ich in mehren Kliniken. (Bonn, Würzburg, Heilbronn). Alle sagten mir, dass es eine ADEM wäre. Man kann es nur durch eine Hirnbiopsie feststellen, ob es von der Impfung kommt (wenn Hepatitis B Viren festgestellt werden). Die Biopsie ist ja noch in Ludwigsburg. Kein Arzt (und ich habe da schon sehr viele gefragt) will die Biopsie jedoch anfordern und sie von einem Pathologen untersuchen lassen. Ich bin zwar gut eingesellt, aber manchmal bekomme ich wieder einen Anfall.

Ich muss jetzt mein ganzes Leben Tabletten einnehmen (drei verschiedene für die Epilepsie, eine für die Gefäßentzündung, eine für die Spastik und vorsichtshalber Blutverdünnung), die auf Leber und Nieren gehen.

Und alles wegen einer Impfung, die einem schützen soll.

6 Stunden nach erster Impfung stellten sich leichte Müdigkeit, Kopfschmerzen, allg. Unwohlsein ein, welches am nächsten Tag verschwunden war. Erneut 6/7 Std. nach 2. Impfung (welche 7 Tage nach der 1. erfolgte) bekam ich ausgeprägte Grippesymptome mit erhöhter Temperatur, Kopfschmerzen, Übelkeit, Gliederschmerzen sowie Müdigkeit, auch hier verschwanden diese Symptome am nächsten Tag.

Letzte Impfung erfolgte 21 Tage nach der ersten und ich hatte die gleichen Symptome wie nach der 2. Impfung, nur noch heftiger. Ca. 6 Wochen nach der ersten Impfung bekam ich Magenprobleme, mir war ständig schlecht, bekam Schwindelanfälle und Fieberschübe, Faszikulationen (Zuckungen von Muskelfasern, welche unter der Haut sichtbar waren) am ganzen Körper, den ganzen Tag, Bauchschmerzen, vereinzelt Durchfall, Abgeschlagenheit, extreme Muskelschwäche mit Muskel- und Gelenkschmerzen. Einige Symptome wurden massiv schlimmer, wenn ich mich belastet habe. Ich war (mit Unterbrechung von 2-3 Tagen) 2 Monate krank geschrieben. Ärzte fanden nach 2-maliger Blutuntersuchung (kleines Blutbild) nichts, sie meinten ich sei psychisch krank.

Nach einem halben Jahr und unzähligen Arztbesuchen fand ich den Weg zu einer Neurologin wegen oben genannten Muskelproblemen. Sie meinte, ich hätte gutartige Faszikulationen, welche zwei Wochen mit Carbamazepin behandelt wurden. Ich beendete die Behandlung, weil ich nicht mal mehr Auto fahren konnte und nur noch geschlafen habe. Diese Neurologin fand außerdem heraus, dass ich extrem erhöhte TPO-Antikörper (Wert: 27500 Normwert: < 30) habe, was auf Hashimoto-Thyreoi-ditis hindeutet und dies wohl meine Beschwerden begründen könnte. Ich habe diese Symptome bis heute, mal mehr, mal weniger schlimm, trotz gut eingestellter Schilddrüse. Vorher war ich gesund und hatte aller 6 Jahre mal eine Erkältung. Habe mich seit meinem 6. Lebensjahr auch weiter nie impfen lassen (bis auf die Hep., die mir damals fast aufgezwungen wurde, da ich eine Ausbildung zur Physiotherapeutin machte und ich kurz vor dem Praktikum stand). Seit der Impfung habe ich mindestens 2-mal im Jahr eine Erkältung, und hatte seitdem 5-mal Angina, 7-mal Bronchitis (davon entwickelte sich eine Lungenentzündung), unzählige Nasenneben- und Stirnhöhlenvereiterungen.

Nach der Impfung ist nichts mehr wie davor und für mich steht fest, das es ein Impfschaden ist!!!

Influenza

Impfstoffe (Auswahl): Pandemrix, Fluad, Begrivac, Afluria, Fluenz, Influsplit SSW, INTANZA, Influvac, Mutagrip, Vaxigrip.

Nebenwirkungen laut Beipackzettel (Influvac): Folgende Nebenwirkungen wurden in klinischen Studien beobachtet: Häufig: Lokale Nebenwirkungen: Ekchymose, Induration. Systemische Nebenwirkungen: Fieber, Unwohlsein, Schüttelfrost, Müdigkeit, Schweißausbrüche, Myalgie, Arthralgie. Diese Symptome verschwinden im Allgemeinen ohne Behandlung innerhalb von 1-2 Tagen. Die folgenden Effekte wurden nach der Markteinführung beobachtet: Gelegentlich: Allgemeine Hautreaktionen einschließlich Pruritus, Urtikaria oder unspezifisches Exanthem. Selten: Neuralgie, Parästhesie, Krampfanfälle, transitorische Thrombozytopenie. Allergische Reaktionen, die nur in sehr seltenen Fällen zu Schock führen, wurden berichtet. Sehr selten: Vaskulitis mit einer vorübergehenden Nierenbeteiligung. Neurologische Störungen wie z. B. Enzephalomyelitis, Neuritis u. Guillain-Barré-Syndrom.

Es geht um meinen Großvater, der zum Zeitpunkt der Impfung sehr krank war, er hatte einen Tumor im Rachenbereich und wurde über eine Magensonde ernährt. Behandelnder Arzt lehnte naturheilkundliche Zusatzmaßnahmen zur laufenden Strahlentherapie ab! Bis zu dem Tag der Impfung konnte mein Opa noch selbständig laufen, auch Treppensteigen war bis dato kein Problem. Am Nachmittag gegen 17 Uhr bekam er die Spritze, abends Schüttelfrost und am nächsten Tag konnte er erstmalig nicht alleine die Treppen nach unten laufen. Man musste ihn mit zwei Leuten stützen. Am Tag nach der Impfung erste epileptische Anfälle und Erbrechen. Drei Tage später Krankenhauseinweisung, dort zunehmender Verfall, konnte nicht mehr sprechen, erkannte niemanden mehr, verschiedene Infektionen, Lungenentzündung, 1,5 Wochen nach der Impfung - Tod!

In der folgenden Nacht nach der Impfung starke Schmerzen im Einsticharm, danach grippeähnliche Symptome. Da ich mich leider nicht krank melden konnte und mein Immunsystem wohl total geschwächt wurde, habe ich mir eine dicke Erkältung eingefangen und anschließend eine Blasenentzündung. Was mir aufgefallen ist, waren stechende Schmerzen entlang der Nervenbahnen in den Armen. So was hatte ich noch nie vorher!

Nach zwei Wochen war ich wieder o.k. Allerdings auffällig war, dass ich an verschiedenen Stellen (Beine, Arm, Rumpf) ein Kribbeln verspürte, als bekäme ich eine Gänsehaut.....ich kann es nicht besser beschreiben. Nachts schliefen mir ständig die Finger ein oder die Arme und sogar Beine...das hatte ich vorher schon, aber nicht in dieser Intensität.

Ich war nicht bei einem Arzt aus Angst, man könnte mich als bekloppt einstufen und was soll man testen? Außerdem schäme ich mich der Dummheit, die ich mit dieser Impfung beginn...

Ein paar Wochen lebte ich mit dem Kribbeln (hauptsächlich Schienbeine, Unterarme, aber auch ganze Körperhälfte, oft einseitig.

Nach einem grippalen Infekt Anfang Januar kamen brennende Schmerzen distal, synchron dazu, die sich mit dem Kribbeln vereinen; sie sind dauerhaft vorhanden. Ein Besuch beim Neurologen brachte die Verdachtsdiagnose Polyneuropathie, die NLG war verlangsamt, EMG auffällig.

Leider hatte der Neurologe Probleme mit seinen Gerätschaften oder konnte deren Ergebnis nicht richtig deuten. Bluttests blieben negativ, Standard, Borreliose und B12. Als ich mei-nen Verdacht mit dem Impfschaden äußerte, fing er an zu googeln. Fazit: Er hat mich nicht ernst genommen und mich anschließend mit einer Angststörung "entlassen". Einen Termin in einer neurologischen Ambulanz habe ich erst Ende Juni, einen zweiten Neurologen darf ich in fünf Wochen konsultieren. Es ist genau das passiert, was ich befürchtet habe: Die Geschichte mit dem Impfschaden wurde kein biss-chen ernst genommen, natürlich kann es Zufall sein, dass gerade ab diesem Zeitpunkt die Beschwerden erstmals auftraten.

Ich muss jetzt auf die anderen Termine warten, es bleibt mir nichts anderes übrig. Die brennenden Schmerzen (meist synchron an Unterarmen und Beinen) und auch das Kribbeln sind mir bis heute geblieben und sind, wie ja schon erwähnt, erstmals damals nach der Impfung aufgetreten.

Nachdem ich einen privaten Neurologen aufsuchte und der noch mal sämtlich Untersuchungen incl. MRT von Kopf und HWS tätigte und alles ohne Befunde blieb, war ich halbwegs beruhigt und lebe heute mit diesen Symptomen, an die ich mich gewöhnt habe und die ich nicht immer mehr bemerke. Von Impfungen jeglicher Art werde ich in Zukunft allerdings absehen. Sonstige Einschränkungen habe ich keine, bin körperlich voll belastbar und treibe regelmäßig Sport, auch im Ausdauerbereich.

Der Impfstoff damals war Pandemrix und einige Zeit (Stunden) nach der Injektion fühlte ich so eine Art Vergiftung meines Körpers, ähnlich einer schweren Erkältung mit Kopf- u. Gliederschmerzen und seltsamen einschießenden

Schmerzen entlang von Nervenbahnen (wie ich das mal beurteilte) und Kribbeln am Körper und letzte beide Symptome waren mir völlig unbekannt. Nachdem eine Erkältung dazu kam und anschließend brennende Missempfindungen an Armen und Beinen, suchte ich erstmals einen Neurologen und auch meine Hausärztin auf; diese nahmen mich aber nicht ernst und es gab ja auch nichts "Messbares". Sämtliche diagnostischen Maßnahmen (neurologische- u. Blutuntersuchungen) lagen im Normbereich.

Eigentlich war ich der Meinung, die Impfung gut vertragen zu haben. Ich hatte nur leichte Kopfschmerzen für 2 Tage. Als MS-Patient zähle ich ja auch zu der Risikogruppe und nachdem überall dringend zur Impfung geraten wurde, dachte ich mal sicher ist sicher. Wenn ich geahnt hätte, was auf mich zu kommt...

Nach ca. 3 Wochen aber hatte ich das Gefühl, irgendwas stimmt nicht mit mir, was ich aber auf meine Bastelarbeiten schob. Dann eines Morgens, fühlte ich mich so komisch an...und ich fror entsetzlich. Taub, gefühllos von der Brust abwärts. Dabei war mein Brustraum wie in einem viel zu engen Korsett. Übelkeit war auch die Folge...genau wie das Gefühl, völlig aufgebläht zu sein. Meine Hände und Finger waren taub, schmerzten und waren teilweise völlig verkrampft. Meinen linken Fuß spürte ich gar nicht, den rechten nur sehr wenig. Meine Innereinen (Darm und Blase) streikten tagelang. Das klappte dann wenigstens wieder, aber nur nach tagelangen Bauchkrämpfen. Ich konnte kaum laufen, oder sonst wie meinen Haushalt versorgen. Denken, Reden und Motorik waren auch völlig mies. Nachdem ich dann bei meinem Hausarzt war und der mich untersucht hatte, war klar, ein riesen MS-Schub, was der Doc auch nur mit der Impfung in Zusammenhang bringen konnte.

Am nächsten Tag bei meinem Neurologen (der völlig entsetzt war, mich SO zu sehn), war auch dort klar, kann nur die Impfung gewesen sein. Er hat auch Meldung bei der Pharma-Firma gemacht. Bei allen Untersuchungen bin ich glatt durchgefallen, was sonst nicht der Fall war. Also… für 3 Tage 800mg Cortison, denn ins KH zur Infusion wollte ich auf gar keinem Fall. Nach dieser Cortisonbehandlung ging es mir immer noch nicht besser…und so muss ich nun abwarten, was mein Neurologe noch an Möglichkeiten zur weiteren Behandlung hat. Ich vermutete, es wird alles, was jetzt noch an Behandlung auf mich zukommt, äußerst unangenehm und oder schmerzhaft für mich sein. Bis zu dem Zeitpunkt als dieser MASSIVE Schub aufgetreten ist, ging es mir eigentlich noch recht gut, aber so was wie damals, hab ich wirklich noch nie erlebt. Ich habe über 1,5 Jahre darum gekämpft, um diese Schäden und Behinderungen, die mir durch den massiven MS Schub nach der Impfung entstanden sind, wieder einigermaßen weg zu bekommen. Nein, es ist mir nicht gelungen und so muss ich mit der dadurch entstandenen Beeinträchtigung meiner Lebensqualität nun zurechtkommen. Mein Neurologe hatte auch keine weiteren Möglichkeiten, um meine gesundheitlichen Probleme wenigstens so weit wieder in den Griff zu bekommen, wie es vor der Impfung gewesen ist. Ich lasse mich nie wieder gegen irgendwas impfen, das ist sicher.

2 Wochen nach der Impfung traten Taubheitsgefühle im Bauchbereich auf, nach 4 Wochen bin ich dann mit meiner Mama zum Arzt, die einen Neurologen sofort hinzuzog. Ich wurde ins KH eingewiesen und musste mich mehreren Lumbalpunktionen unterziehen, nach ca. 4 Jahren mit zwi-

schenzeitlichen Schüben und immer wieder Behandlungen mit hochdosiertem Kortison wurde die Anfangsdiagnose Multiple Sklerose bestätigt.

Es war die H1N1 Impfung am 13.11.2009. Ca. 24-36 Std. danach schockartige Symptome, schwallartiges Erbrechen, Parästhesien, Schüttelfrost ohne Fieber, Blutdruck-Anstieg mit Pulsabfall teilweise unter 40 Puls, Schwindel (der teilweise noch heute vorhanden ist), Schmerzen am gesamten Körper, richtige Angstzustände. Danach dann extremes Krankheitsgefühl, Abgeschlagenheit, Schwäche, Unwirklichkeitsgefühl - als wäre das gar nicht ich! Damals hatte ich richtig heftige Angst um mein Leben, das war der reinste Horror. Es ist auch schwer für Außenstehende, das in richtige Worte zu fassen, um es verständlich zu machen. Das waren die schlimmsten Wochen und Monate meines Lebens. Nie wieder würde ich mich nochmals auf solch eine "Abenteuerimpfung" einlassen, heute würde ich sogar sagen, dass ich auch andere Impfungen massiv ablehne. Meine damalige Ärztin hat das sehr schön formuliert. Durch die Impfung wurde evtl. das Autoimmungeschehen getriggert, das sollte man wissen, wenn man die Neigung zu Autoimmunerkrankungen hat - dadurch kann es dann erst so richtig losgehen.

Unmittelbar danach trat die Hashimoto Thyreoiditis auf und meine Ärztin sieht da ganz klar einen Zusammenhang. Weiterhin besteht noch eine andere Autoimmunerkrankung evtl. eine Vaskulitis bzw. Kollagenose, dazu werden noch weitere Untersuchungen gemacht. Im August werden u.a. auch die Porphyrine untersucht, da auch dort einige Werte erhöht waren.

Das Schlimme ist nicht nur das, was man da durchmacht, die Angst usw., sondern auch dass es kategorisch von den meisten Ärzten lächelnd abgetan wird. Sehr schlimm, eine Wiedergutmachung von dem Impfstoffhersteller habe ich nicht erhalten und werde es wohl auch nie bekommen. Dabei geht es mir nicht um das Geld, sondern, bzw. nur das, was ich an Entgiftungsinfusionen habe selber tragen müssen. Es geht auch darum, es anerkannt zu bekommen und nicht als unmündig und geistig nicht ganz auf der Höhe hingestellt zu werden. Wenn ich die Kraft haben sollte, werde ich es dennoch versuchen evtl. über einen Anwalt, mein Recht zu bekommen. Es heißt doch so schön im Grundgesetz - das Recht auf Unversehrtheit. Das wurde mir genommen und die Verursacher reiben sich die Hände und schreiben Milliarden Profite. Wie krank ist das denn? Die Menschen, die das mit verursacht haben, denen wünsche ich, dass sie das genau durchmachen müssten, wie ich und andere Opfer es erlebt haben. Klingt vielleicht hart, ist es aber auch. Ob dieser Zorn jemals wieder weggeht, kann ich zu dem jetzigen Zeitpunkt nicht mit ja beantworten. Es bleibt immer noch ein übler Geschmack bei dem Thema. Ich wünschte mir sehr, dass es doch eine Art Gerechtigkeit für uns Impfopfer geben würde, das wäre zu schön, um wahr zu sein. Leider wird das Ganze wohl nur ein Wunsch bleiben.

Im Oktober 2009 (29.10.09) war ich mit meinem Mann und meinen drei Kindern beim Kinderarzt (meine Tochter war erkältet). Da wir alle Angst vor der Schweinegrippe hatten, sprachen wir den Doktor auf die Schweinegrippeimpfung an.

Er klärte uns über die üblichen Risiken auf, Fieber, Schwellung und Rötung der Einstichstelle, in seltenen Fällen

Hirnhautentzündung.

Wir entschieden uns für die Impfung (PANDEMRIX) auch wegen meines Sohnes, der Autist ist, unter einer Stoffwechselerkrankung leidet und Infekte sehr schlecht wegsteckt.

Die Einstichstelle tat bei uns allen ein bis zwei Tage weh und meine Tochter reagierte mit Fieber auf die Impfung.

Anfangs habe ich überhaupt nicht bemerkt, dass ich krank bin. Meinem Mann fiel nur auf, dass ich ständig müde war. Plötzlich schlief ich bei meinen Lieblingsendungen / Filmen ein, dies ärgerte mich..., gerade weil ich das Einschlafen nicht gewollt gemacht habe. Ich schob die Müdigkeit auf Stress und hatte für mich immer wieder Erklärungen, warum ich so müde war. Diese Müdigkeit kam ein paar Wochen nach der Impfung. Zu diesem Zeitpunkt passierte es mir auch schon ab und an, dass ich in intimen Momenten mit meinem Mann einfach einschlief. Ich schämte mich so dafür, fand dafür aber auch Ursache...Stress und wenig Schlaf (9 Stunden im Schnitt).

Monate vergingen und ich wurde immer müder. Sobald ich mich nachmittags nur schon kurz aufs Sofa legte, schlief ich ein...immer so zwischen 15 und 30 Minuten. In der Zeit bekam ich nichts mit, auch wenn eines meiner Kinder weinte, die Müdigkeit war einfach stärker.

Jahre vergingen und ich dachte immer noch nicht an eine Krankheit. Die Einschlafattacken gehörten zu meinem Alltag. Richtig schlimm wurde es im Sommer 2011. Mein Mann erzählte mir, dass ich nachts durch das Haus gehe und irgendwelche Handlungen unternehme und Gespräche führe, obwohl ich irgendwie komisch wirkte. Ich konnte mich an nichts erinnern.

Im September 2011 (ich telefonierte gerade mit meiner Freundin) regte ich mich über unseren Hund auf und wollte mit ihm schimpfen,......da fiel ich um...einfach so und nicht gerade sanft. Ich stand sofort wieder auf und erzählte meiner Freundin, die noch immer in der Leitung war, was gerade passiert ist. Meine Tochter erzählte mir, ich sei so komisch zusammengesackt, ohne dass ich meine Arme benutzt hätte. Ich hatte eine leichte Gehirnerschütterung.

Mein Mann hatte sich zur der Zeit ein neues Hobby gesucht, er machte Fotos von mir, wenn ich in unmöglichen Situationen einschlief. Z.B. beim Einkaufzettel schreiben, während des Umschaltens mit der Fernbedienung in der Hand usw.

Im Oktober 2011 kuschelte ich gerade mit meinem Mann und war auch die aktive, bis ich plötzlich zusammensackte und minutenlang keine Kontrolle über meinem Körper hatte. Das war der Moment, wo ich merkte, das ist nicht normal.

Ich ging ein paar Tage später zum Neurologen, der schickte mich in eine neurologische Klinik, dort wurden viele Untersuchungen gemacht und auch Hirnwasser entnommen. Die Klinik kam aber nicht aus dem Quark mit ihrer Diagnose, also suchte ich im März 2012 ein Schlaflabor auf. Der Professor ist ein Spezialist im Bereich der Narkolepsie. Zwei Tage und Nächte war ich dort, ein HLA Gen Test wurde dort auch gemacht, viele Fragebögen musste ich ausfüllen und einen Schlaflatenztest machen. In einem Gespräch mit dem Professor wurde ich gefragt, ob ich gegen die Schweinegrippe geimpft worden bin. Ein paar Wochen später bekam ich meine Diagnose: Impfungsinduzierte Narkolepsie. Seitdem bekomme ich Vigil, zwei Tabletten am Tag, im Juli gehe ich noch mal zur einer Hirnwasserentnahme, da man in der neurologischen Klinik meine Probe verloren hat! Eine Ärztin vom Paul-Ehrlich-Institut hatte es mir geraten, da bei manchen Narkoleptikern, die durch die Schweinegrippeimpfung krank geworden sind, anscheinend Gehirnzellen absterben, die nicht mehr wieder kommen. Ich habe jetzt Impfschaden beantragt und eine Anwältin eingeschaltet.

In den Medien wurde ja kontrovers über Für und Wider der Schweinegrippe-Impfung diskutiert. Dort äußerte sich u.a. ein "Experte" (Virologe) dahingehend: "wer glaubt, dass er bis Weihnachten Zeit hat....", nach dem Motto, der erlebt es nicht mehr. Da habe ich eine gewisse Angst bekommen und gedacht, es ist wohl doch besser, sich impfen zu lassen, zumal es auch hieß, dass Tamiflu als DAS Gegenmittel nicht für Nierenkranke geeignet sei. Dann bin ich eben losgegangen, wobei das auch wieder eine Verkettung von Umständen war. Mein Hausarzt, den ich im Nachhinein als vernünftig bezeichne, hat nämlich nicht geimpft. Allerdings war ich in seiner Praxis vorstellig, da ich ein Antibiotikum nicht vertragen hatte. Dort hörte ich, wie jemand an der Anmeldung nach der Impfung gegen die "neue Grippe" fragte und es hieß, wir impfen nicht, zu riskant da nicht erprobt - aber Frau Dr. J. würde im Ort dagegen impfen. Ohne dieses Wissen wäre ich mit Sicherheit nicht geimpft worden, denn ich hätte nicht gewusst, wo eine solche stattfindet, denn wie gesagt, mein Hausarzt war gegen die Impfung, ebenso mein behandelnder Urologe, jedoch habe ich das erst erfahren, als es schon passiert war.

Am Impftag bin ich also frühmorgens in die Praxis von Frau Dr. J., habe dort alle Unterlagen ausgefüllt und dabei auch sämtliche Krankheiten (siehe Impfschadensmeldung und nochmals am Ende meiner Ausführungen) angegeben. Dann wurde ich aufgerufen und die Schwester sagte: "Bitte den rechten Arm freimachen", worauf ich nachfragte, ob denn nicht die Ärztin erstmal schauen müsste, ob sich das überhaupt mit meinen Krankheiten und vor allem meinen Medikamenten verträgt?" Die ist heute gar nicht im Hause", war die Antwort, aber es sei ja schon ein ganz schönes Krankheitsbild vorhanden (hier kommt der Punkt, wo ich hätte gehen sollen!), jetzt pieke es mal kurz und drin war die Impfung. Der Arm schwoll gleich tennisballgroß an, die Schwester sagte nur: "ich weiß nicht, müssen sie halt kühlen". Ich verspürte ein "Einrieseln", was ich im damaligen

Moment mal wieder für eine Panikattacke hielt. Die vorhandenen vegetativen Angstsymptome (Schwindel, Sehstörung, Panik, Todesangst) schienen sich im selben Moment empfindungsmäßig zu verhundertfachen. Irgendwie nach Hause, dort folgten Schüttelfrost und es gab nur noch bunte Kreise an der Decke zu sehen in einer unecht erscheinenden Welt. In den folgenden Tagen Untertemperatur und das Gefühl schwer erkrankt zu sein, kein Stück Ruhe möglich und starkes körperliches Zittern bis zur Hyperventilation. Gedanke war: das ist das Ende! Des Weiteren Druckkopfschmerz und bis heute schlimm brennende Augen, Ganzkörpertremore. Vorstellung beim Impfarzt: "Da haben sie wohl bissel allergisch auf die Impfung reagiert", beim nochmaligen Besuch Fenistil verordnet. Blutuntersuchung beim Hausarzt paar Tage nach Impfung zeigte im Vergleich zu vorher immens erhöhten Kreatininwert an. Da keine wesentliche Besserung, nochmals Hausarzt, dieser ging maximal von möglichem Hineinimpfen in einen Infekt aus, verschrieb jedoch Beruhigungsmittel, das wird schon...Habe in ganzen Lebensjahren unzählige Medikamente bekommen und vertragen und aufgrund einer gehabten Influenza Typ A seit Jahren die saisonale Grippeimpfung machen lassen, alles ohne Beschwerden. Pandemrix war aber die Hölle!

Ich suchte die Impfärztin noch mehrmals auf (musste dafür sogar die Praxisgebühr entrichten) und unterm Strich schickte sie mich zum Psychologen zwecks Verhaltenstherapie (kein Witz). Das sich dort nichts tat, nichts tun konnte, liegt wohl auf der Hand. Dieser zweifelte übrigens generell am Zusammenhang mit der Impfung, denn er hatte sich selbst impfen lassen und meinte nur lakonisch: "aber da war doch gar nichts." Diesen Unsinn habe ich dann abgebrochen. Habe mich dann in der Halleschen Uniklinik vom Internisten untersuchen lassen, weil die Leukozyten unendlich hoch waren, und wurde ohne Diagnose entlassen. Dann hatte ich Kontakt zu einer Ärztin, die meine Frau gut kennt, ich wurde nicht ernst genommen, wieder alles wurde auf die Psyche geschoben. Wobei die auch nicht ganz koscher war, erst war sie eine Impfgegnerin, dann stürmte sie plötzlich montagfrüh in ihre Praxis und war die Impfwütige in Person. Wer weiß, welche Gehirnwäsche da übers Wochenende betrieben wurde. Ich weiß es, weil mir eine Schwester an der Anmeldung das genauso berichtet hat. Aber weiter, ich landete nun in einer psychiatrischen Klinik. Dort wurden umfangreiche diagnostische und bildgebende Verfahren angewandt, CT, MRT vom Kopf, EEG, Nervenleitung, Lumbalpunktion, diverse Bluttests. Bis auf eine Borreliose wurde nichts, aber auch rein gar nichts gefunden - quasi kerngesund! Insgesamt habe ich dort in Abständen fast ein halbes Jahr verbracht und zahlreiche Neuroleptika eingenommen (die ich schlecht vertrug), mit dem Erfolg gleich Null.

Welche Beschwerden waren die Schlimmsten? Besonders schlimm war es mit der Luft, jedes Atmen brannte, dann die vegetativen, der Körper war bretthart angespannt, es wirkten Kräfte, einfach nur voll "weggeschossen". Was für Beschwerden sind geblieben? Zunächst hat sich mein ganzes Wesen verändert, das ganze Denken, das Fühlen, die Wahrnehmung. In den Gliedmaßen (die oft einschlafen) das Gefühl, als hätte es jede Zelle einzeln zerschossen. Dazu eine Art "kopfreibende Benommenheit", das Gefühl, als würde ständig etwas auf meinem Kopf liegen, was drinstecken, was da nicht hineingehört. Wenn man es wegnähme, würde der Kopf wieder klar, die Umwelt ist nicht klar und deutlich sehbar. Lesen geht nur sehr schwer, die Buchstaben sind nicht klar sehbar, als ob eine Schicht, ähnlich Hitzeflimmern, davor ist. Liegt aber nicht an den Augen, sondern am Kopf, es fühlt sich wie innerlich verhakt an. Augen selber sind äußerst lichtempfindlich. Morgens sind bösartige Gefühle im Kopf, die nur schwer zu ertragen sind, abends Gefühl wie schwerer Muskelkater, jede Bewegung fällt schwer. Ich sagte ja, sehr diffus und schwer zu beschreiben. Es wirken wirklich gewaltige Kräfte. Irgendetwas ist seit dieser Impfung im Körper drin, was nicht hereingehört.

Im Nachgang ließe sich noch folgendes berichten, ich hatte mich auch im hiesigen Klinikum in der Notaufnahme vorgestellt, da ich auf einen Termin beim niedergelassenen Neurologen fünf Monate hätte warten müssen. Wie man dort jedoch behandelt wurde, strotzt auch jeder Beschreibung. Laut Aussage der dortigen Ärztin war das Einzige, was eine Impfung verursachen könnte, Gelenksteifheit. Ich musste mit den Fingern wackeln und da dies gelang, war ich auch nicht krank. "Sie könne mich hier nicht krank machen", wurde mir wörtlich an den Kopf geworfen. Ich hatte mich später dann sogar über die Ärztin beschwert, aber man bekommt da keinerlei Recht. Dabei ging es mir wirklich elend zu dem Zeitpunkt, was ja bis heute anhält, diese Durchflutung mit derart garstigen Gefühlen in Kopf und Gliedmaßen. Wenn ich vielleicht ein labilerer Mensch gewesen wäre, wäre ich mit Sicherheit an dieser Impfung verstorben, der Stress war derart enorm. Problematisch wäre es auch, wenn ich heute erkranken würde und zum Beispiel operiert werden müsste. Das würde überhaupt nicht funktionieren, da diese hässlichen Gefühle zu dominant sind. Diese Impfung hat eigentlich mein ganzes Leben ruiniert, nichts ist mehr, wie es war.

24 Stunden nach der Schweinegrippe Impfung Parästhesien, Schwindel, Übelkeit, Erbrechen, Schock Symptomatik, hoher Puls, hoher Blutdruck, Angstzustände, Schüttelfrost ohne Temperatur an beiden Armen, ähnlich epileptischer Krämpfe. Dann die gesamte Woche danach Abgeschlagenheit, niedriger Blutdruck, Krankheitsgefühl.

Eine Woche danach, Kreislaufzusammenbruch, Bradykardien bis teilweise 40, Blutdruck 90/60. Überwachung am Monitor, dann 24 std. Ekg, Blutdruck und Pulsmessung mit dem Ergebnis: Sinus-Bradykardie, bislang noch unbehandelt.

Dann Neurologie mit stationärer Überwachung verdacht auf GBS, Autoimmunerkrankung. Untersuchungen laufen noch. Später dann Kardiologische Vorstellung beim Facharzt evt. Einstellung von Blutdruck und Puls in der Hoffung auf Besserung und keine bleibenden Schäden. Sehr große Angst um mein Leben, meine Kinder brauchen mich...

Bei mir kam dann später eine Autoimmunthyreoiditis dazu, die sehr aggressiv ist und in kürzester Zeit meine Schilddrüse fast vollständig aufgelöst hat, auch wird noch eine weitere Autoimmunerkrankung evtl. eine Kollagenose, Vaskulitis etc. vermutet. Es bestehen erhöhte ANA-Werte bis zu 11 : 1280 (norm 1:80!!)

Unerträgliche Schmerzen im linken Arm, dann im gesamten knöchernen Oberkörper inklusive Kopf. Selbst das Essen tat unglaublich weh. Pickel am Oberkörper, dann trat ein Sweet-Syndrom auf und in der Uniklinik Mainz (Hautklinik) wurde dann eine lebensgefährliche Churg-Strauss-Vaskulitis diagnostiziert. Hinzu kamen Lähmungen am rechten Bein und dem linken Arm. Die Multiplex-Neuritis ist bis heute nicht völlig verschwunden, obwohl ich seither hochdosiert Kortison einnehme. Zudem schwimmen kleine Fäden vor dem rechten Auge (das bemerke ich nur beim Lesen). Meine Konzentration hat gelitten, ich bin heute noch infektanfälliger und habe auch depressive Phasen, weil Churg Strauss ja bei jedem Schub zum Tode führen kann und sehr aggressiver Medikamente bedarf.

Ich war seither fast nur in Kliniken, kann seit ca. 5 Monaten nicht mehr arbeiten und werde jetzt noch einmal in eine Spezialklinik nach Bad Bramstedt gehen. Bei einigen Studien ist beschrieben, dass Churg Strauss Vasculitis bei 1/3 der Patienten nach Impfungen oder Desensibilisierungen aufgetreten ist.

Viele Symptome haben sich durch eine durchgehende Cortison und Antibiotikatherapie zurückgebildet. Geblieben ist: Gewichtanstieg, Sica Syndrom (trockene Augen), Taubheitsgefühl im rechten Fuß und in der linken Hand (Multiplex Neuritis), Grauer Star durch die Cortisontherapie (beginnend), bei Belastung Herzbeschwerden. Durch die massiven Medikamentengaben hat die Nierenfunktion gelitten. Bestimmte Hautareale im Gesicht und an den Händen haben durch die damaligen Blutblasen so gelitten, dass ich sie nur kurz der Sonne aussetzen kann. Im Gesicht tritt Blut aus und an den Handknöcheln schmerzt es ungemein (ich trage oft Fahrradhandschuhe zum Schutz). Die Eosinophile sind zurzeit unter Kontrolle.

Ich muss vorausschicken, dass ich vormals mich nie gegen Grippe habe impfen lassen.

Nachdem ich in den Ruhestand getreten bin und von allen Seiten angesprochen wurde, insbesondere von den Ärzten, dass jemand wie ich, mit chronischem allergischem Asthma, sich dringend Grippeschutz impfen lassen muss. Das habe ich dann auch getan am 14.11.2006. Über mögliche Schäden nach der Impfung wurde ich vom Arzt nicht aufgeklärt. Bereits in der folgenden Nacht fing diese schreckliche Atemnot an. Ich bin allein stehend und wusste nicht, was ich tun sollte. Ich konnte mich auch nicht hinlegen - dann wurde es noch schlimmer. Da mein Asthma gut eingestellt war, konnte ich damit nicht umgehen. Am nächsten Tag war die Praxis geschlossen, und ich dachte, es geht schon vorbei. Als ich mit der Atemnot den Arzt aufsuchte, wurde es abgestritten, dass diese Atemnot von der Impfung kommt. Bei einem Arztwechsel wurde die Atemnot auf den starken Pollenflug in 2007 hingewiesen. Man tippte dann auf Lungenentzündung und ich bekam Cortison Infusion und Antibiotika.

Es war dann ein langer Leidensweg für mich. Ich habe Ärzte gewechselt und jeder wusste natürlich alles besser (3 Ärzte, 5 Meinungen). Ich habe dann eine Lungensportgruppe aufgesucht, hier auch einen guten Lungenfacharzt gefunden, der jetzt leider auch nicht mehr praktiziert. Mein Immunsystem ist sehr geschwächt und ich bekomme ganz oft einen Infekt, der auch die Nasennebenhöhlen mit beeinträchtigt und ich dann wieder nur mit Antibiotika und einer Cortisonstoßtherapie die Sache in den Griff bekomme. Meistens hat dann ein Infekt eine Verschlechterung zur Folge.

Die Peak-Flow Messung hat sich von damals 450 auf jetzt 210 verschlechtert. Zwischenzeitlich habe ich an einer Asthma-Schulung teilgenommen und kann einigermaßen mit der Erkrankung umgehen.

Es ist auf keinen Fall besser geworden. Meine Lebensqualität ist sehr eingeschränkt, da ich auch schon bei Anstrengung Atemnot bekomme. Ich habe dann der Krankenkasse davon berichtet, die mir dann mitteilte, dass ich das Versorgungsamt in Kenntnis setzen soll, was ich auch tat. Ein Impfschaden wurde jetzt vom Versorgungsamt abgelehnt. Ich habe Widerspruch eingelegt. Ich bin gespannt, was weiterhin passiert.

Mein Mann, meine Tochter 4 Jahre und ich wurden am 5. November gegen die Schweinegrippe geimpft. Mein Arzt sagte, dass die Impfung für jeden sei und wir haben ihm ge-glaubt. Damals hatte man nicht solche Foren, wo man sich erkundigen konnte oder auch Berichte im Fernsehen; die durch die Impfung gestorben sind. Meine Tochter hat Neurodermitis, ich habe Kreislaufprobleme. Wie unüberlegt man manchmal handelt!!! Unser Arzt hat noch nicht einmal gefragt, ob wir Vorerkrankungen haben. Naja, jetzt sind wir schon geimpft. Ach ja, Mein Mann hat zusätzlich am selben Tag noch die normale Grippe Impfung bekommen, damit er besser geschützt ist. Meine Tochter und ich hatte die nor-male Grippeimpfung schon einige Wochen eher bekommen.

Am selbem Tag ging es meinem Mann sehr schlecht. In der Nacht konnte er nicht schlafen, hatte Schüttelfrost, leichtes Fieber - so zu sagen die milde Variante. Meine Tochter hatte Untertemperatur 35 Grad und hat nicht schla-fen können. Bei mir war kein Anzeichen von Nebenwirkun-gen. Wir hatten alle natürlich Schmerzen an der Einstichstelle. Bei mir haben die Schmerzen erst nach 2 Wochen angefangen. Die Nebenwirkungen: Schüttelfrost, Übelkeit, Rückenschmerzen, Zittern im ganzen Körper, Taubheitsgefühl an Füßen und Armen, Atemnot, aufgeblähten Bauch und Verstopfung. Gegen etwa alle Symptome habe ich Medikamente bekommen. Blut wurde schon abgenommen. Laut Arzt alles OK. Bei meiner Tochter sind noch andere Nebenwirkungen aufgetreten: Alpträume, Schlappheit und Krämpfe.

Mein Mann hat jetzt nichts mehr. Die einzige die leidet, das bin ich.

Mehrfachimpfungen
6-fach, Pneumokokken, Rotavirus

Nebenwirkungen laut Beipackzettel (Infanrix hexa):
Sehr häufig: Schmerzen, Rötung u. Schwellung an der Injektionsstelle, Fieber, Appetitlosigkeit, Abgeschlagenheit, Schläfrigkeit, Reizbarkeit. Häufig: Reaktionen an der Injektionsstelle, ungewöhnliches Schreien, Unruhe, Bronchitis, Husten, Rhinitis, Hautausschlag, Dermatitis, Konjunktivitis, Durchfall, (Gastro-) Enteritis, virale Infekt., Candidose, Otitis media, Infektionen der oberen Atemwege, Pharyngitis. Gelegentlich: diffuse Schwellung der Extremität, an der die Injektion vorgenommen wurde, mitunter unter Einbeziehung des angrenzenden Gelenks, Mattigkeit, Ekzeme, Bronchospasmus, Somnolenz, Laryngitis, Stridor, Bauchschmerzen, Erbrechen, Verstopfung, Infektionen. – Symptome, die in der Post-Marketing-Surveillance beobachtet wurden: allergische Reaktionen (inkl. Pruritus/Hautausschlag), anaphylaktoide Reaktionen (inklusive Urtikaria), Krampfanfälle mit und ohne Fieber, Kollaps od. schockähnlicher Zustand (hypotone-hyporesponsive Episode), Verhärtung, Induration, Schwellung der gesamten Extremität, an der die Injektion vorgenommen wurde. Die Reaktionen klangen nach durchschnittlich 4 Tagen ab. Sehr selten wurde über Thrombozytopenie nach der Verabreichung von Hepatitis-B-Impfstoffen berichtet.

Nebenwirkungen laut Beipackzettel (Prevenar):
Reizbarkeit, Schläfrigkeit, unruhiger Schlaf, verminderter Appetit, Erbrechen, Durchfall, Krampfanfälle, hypotonisch-hyporesponsive Episoden. Druckempfindlichkeit, die die Bewegung stört; Fieber >39°C. Sehr selten in der Region der Injektionsstelle lokalisierte Lymphadenopathie.

Nebenwirkungen laut Beipackzettel (Rotarix):
Sehr häufig: Fieber, Müdigkeit, Appetitverlust, Reizbarkeit. Häufig: Durchfall, Erbrechen, Blähungen, Bauchschmerzen, Aufstoßen. Selten: Infektionen der oberen Atemwege, Heiserkeit,

Schnupfen, Dermatitis, Hautausschlag, Muskelkrämpfe. Gelegentlich: Schreien, Schlafstörungen, Verstopfung, Somnolenz.

Unsere Tochter war zum Zeitpunkt der ersten Impfungen 3 Monate alt. Sie kam 3 Wochen vor dem errechneten Termin per Kaiserschnitt zur Welt. Ansonsten war alles unauffällig bei ihr. Ich wurde sogar oft auf mein ausgeglichenes Baby angesprochen. Als ich mit meiner Kleinen bei der U1 war, redete mir die Ärztin die Impfungen regelrecht auf. Da es sich um mein erstes Kind handelte, vertraute ich auf die Aussagen der Ärztin. Sie argumentierte damit, was ich meinem Kind alles ersparen würde und wies noch darauf hin, wie wichtig die Impfung gegen Rotaviren sei. Über Risiken fand keine Aufklärung statt. Lediglich, dass sich die Impfstelle röten könnte und sie Fieber bekommen kann. Dann bekam ich noch die Impfempfehlung der STIKO mit nach Hause und es wurde ein Impftermin vereinbart.

Auf meinen Einwand, ob die 3 Impfungen 6-fach, Pneumokokken, Rotavirus nicht zuviel für ein so kleines Baby sind, bekam ich folgende Antwort: Nein, das machen wir immer so, „DIE" können das schon ab. Ca. 4-5 Stunden später begann der Horror: Schrille, unstillbare krampfartige Schreianfälle, Atemschwierigkeiten, sie nahm mich gar nicht mehr wahr. Ich hatte das Gefühl, sie hat schlimme Schmerzen im Kopfbereich. Zuvor und auch danach habe ich nie wieder ein Kind so schreien gehört. Wir waren jedes Mal absolut machtlos und konnten sie mit nichts beruhigen. An diesem Tag hatte ich die innerliche Gewissheit, dass bei meinem kleinen Mädchen etwas kaputtgemacht wurde. Anfangs dauerten die Anfälle meist bis zu einer Stunde, später meist noch 10-20 Min. Danach fiel sie immer in einen beängstigenden Tiefschlaf, so dass ich Angst hatte, sie wacht nicht mehr auf. 4 Wochen nach der Impfung kam es ca. 4 Mal wöchentlich zu den Anfällen, danach etwa noch 3-4 mal im Monat. Nach der Impfung folgten enorme Schlafprobleme (vorher schlief sie 5-6 Std. durch). Danach wachte sie an manchen Nächten bis zu 10-mal auf und weinte. Über Monate schlief sie nie länger als eine Stunde am Stück. Tagsüber schlief sie vielleicht eine halbe Stunde.

Sie bekam geschwollene Lymphknoten (die ich immer wieder beim Kinderarzt ansprach, die aber als Folge von Mückenstichen gedeutet wurden). Mein Kind war nun ein unruhiges, unausgeglichenes Baby. Ich wechselte die Kinderärztin...die nachbehandelnde Ärztin war zwar auch der Meinung, dass die Dosis der Impfungen zu hoch war, allerdings meinte sie, dass es keinen Zusammenhang meiner Beobachtungen insbesondere der Schreianfälle mit den Impfung gebe, da Impfschäden fast nie vorkämen und sich nicht in dieser Form zeigen würden. Mir wurden die Schreianfälle als Affektschreien verkauft. Das käme vom starken Temperament. Warum aber schrie sie immer nur in Ruhezuständen? Die Schwellung der Lymphknoten wurde auch nach mehrmaligem Ansprechen meinerseits als normal heruntergespielt. Mich lies die Frage nicht los, warum die Anfälle am gleichen Tag der Impfungen anfingen. Sie wurde dort dann noch 2 Mal geimpft. Irgendwann hatte ich das letzte Vertrauen in die Ärztin verloren. Auch ich war durch den ständigen Schlafmangel am Ende meiner Kräfte angekommen. Im Internet stieß ich auf ähnliche Beobachtungen anderer Eltern.

Ich suchte mir eine sehr gute Osteopathin. Diese sah den Zusammenhang der Schreianfälle und der massiven Veränderung meiner Tochter auch in den Impfungen. Außerdem bestätigte sie, dass derart angeschwollenen Lymphknoten über einen Zeitraum von mehr als sechs Monaten nicht normal sein. Sie meinte, dass meine Tochter enorme Spannung an Herz und Gehirn hat und ihr Nervensystem angegriffen ist. Nach mehrfacher Behandlung sahen wir enorme Erfolge. Die Lymphknoten schwollen schon nach der 1 Behandlung ab. Sie hat einen Tag nach der 1 Sitzung angefangen, Beikost zu essen (was sie bis zum 12 Monat komplett verweigert hatte). Sie schlief mehrere Stunden am Stück, zwei Monate später schief sie nachts 9-10 Stunden durch und tagsüber 1,5-2 Stunden Mittagsschlaf.

Heute ist meine Tochter 20 Monate alt und ein nach wie vor temperamentvolles Kind. Sie ist lebenslustig und ausgeglichen und altersgemäß entwickelt. Es kam nur nach den ersten beiden Behandlungen der Osteopathin zur kurzzeitigen Verstärkung der Symptome. Danach kam es nie wieder zu einem Schreianfall.

Ich werde mir nie verzeihen können, dass ich damals so unkritisch gegenüber dem Thema Impfen war. Ich bin unendlich dankbar, dass wir noch mal so davongekommen sind. Mit den Nachwirkungen der Impfungen hatten wir noch 12 Monate nach der ersten Injektion zu kämpfen.

6-fach, Pneumokokken

Nebenwirkungen laut Beipackzettel (Infanrix hexa):
Sehr häufig: Schmerzen, Rötung und Schwellung an der Injektionsstelle, Fieber, Appetitlosigkeit, Abgeschlagenheit, Schläfrigkeit, Reizbarkeit. Häufig: Reaktionen an der Injektionsstelle, ungewöhnliches Schreien, Unruhe, Bronchitis, Husten, Rhinitis, Hautausschlag, Dermatitis, Konjunktivitis, Durchfall, (Gastro-) Enteritis, virale Infekt., Candidose, Otitis media, Infektionen der oberen Atemwege, Pharyngitis. Gelegentlich: diffuse Schwellung der Extremität, an der die Injektion vorgenommen wurde, mitunter unter Einbeziehung des angrenzenden Gelenks, Mattigkeit, Ekzeme, Bronchospasmus, Somnolenz, Laryngitis, Stridor, Bauchschmerzen, Erbrechen, Verstopfung, Infektionen. – Symptome, die in der Post-Marketing-Surveillance beobachtet wurden: allergische Reaktionen (inkl. Pruritus/Hautausschlag), anaphylaktoide Reaktionen (inkl. Urtikaria), Krampfanfälle mit und ohne Fieber, Kollaps od. schockähnlicher Zustand (hypotone-hyporesponsive Episode), Verhärtung, Induration, Schwellung der gesamten Extremität, an der die Injektion vorgenommen wurde. Die Reaktionen klangen nach durchschnittlich 4 Tagen ab. Sehr selten wurde über Thrombozytopenie nach der Verabreichung von He-patitis-B-Impfstoffen berichtet.

Nebenwirkungen laut Beipackzettel (Prevenar):
Reizbarkeit, Schläfrigkeit, unruhiger Schlaf, verminderter Appetit, Erbrechen, Durchfall, Krampfanfälle, hypotonisch-hyporesponsive Episoden. Druckempfindlichkeit, die die Bewegung stört; Fieber >39°C. Sehr selten in der Region der Injektionsstelle lokalisierte Lymphadenopathie.

Am 11.02.2009 wurde mein Sohn mit Infanrix und Prevenar geimpft. Er war zu diesem Zeitpunkt noch nicht mal ganz 3 Monate alt. Am Abend nach der Impfung (ca. 10 Stunden nach der Impfung) wurde er auffallend blass und bekam Schweißausbrüche. Er wollte nicht mehr trinken und war auch sonst apathisch. Als sein Kreislauf kollabierte, riefen wir den Notarzt, dieser brachte meinen Sohn ins Krankenhaus. Dort angelangt, wurde er eingehend untersucht - es wurde aber nichts festgestellt. Er bekam ein Paracetamolzäpfchen (obwohl er kein Fieber hatte!) und wir wurden nach Hause geschickt. Eine Woche später wurde er mit Influenza ins Krankenhaus eingeliefert. Dort blieb er 3 Tage stationär, weil das Fieber nicht zu senken war. Nach dem Aufenthalt im Krankenhaus war mein Junge irgendwie im Wesen verändert. Er schlief nachts nie mehr als 3 Stunden am Stück. Er war nicht mehr aufgeschlossen und fröhlich, sondern mutierte zu einem wahren Schreikind. Die Kinderärztin notierte den Vorfall als Impfschaden und versprach, ihn weiter zu begleiten.

Trotz meiner Bedenken wurde ich überzeugt und schon fast genötigt, weitere Impfungen durchzuführen. Die Impfungen am 12.03. und 09.04.2009 blieben auch ohne sichtbare Nebenwirkungen. Die Ärztin war schon siegessicher.

Am 04.02.2010 wurde mein Sohn ein 4. Mal geimpft mit Infanrix und Prevenar 13. Am Abend hat er 2-mal heftig erbrochen und er bekam hohes Fieber (39,9°C); nach einem Zäpfchen war er dann bei 37,7°C. Er litt unter starken Bauchkrämpfen und zusätzlichem Durchfall. Dazu kam, dass man ihn kaum noch anfassen konnte, was sich selbst nach 5 Tagen nach der Impfung kaum gebessert hat. Man hatte das Gefühl, dass ihm der ganze Körper wehtat. Die Einstichstellen waren blau unterlaufen. Er war launisch und überreizt, an nächtliches Schlafen war kaum zu denken. Er wachte öfters schreiend auf, klammerte sich dann mich. Dazu war er noch sehr lichtempfindlich.

Nach diesen Ereignissen waren wir bei einem Heilpraktiker, der per Bioresonanz feststellte, dass ein Impfschaden gegen Pneumokokken und HIB vorlag. Wir machten eine Impfausleitung und eine Entgiftung. Die Kinderärztin versprach mir auch dieses Mal widerwillig, den Vorfall als 2. Impfschaden zu melden.

Ich wurde nur noch einmal gefragt, ob ich MMR impfen wolle - ich verzog nur das Gesicht und meinte: Nach dem ganzen, was mein Sohn nach den Impfungen durchmachen musste? Ist das ihr Ernst?? Betretenes Schweigen und ich wurde nie wieder gefragt.

Ob mein Kind bleibende Schäden davon tragen wird oder nicht, dass kann mir heute wohl noch niemand sagen. Fakt ist, dass er teilweise in die Richtung ADHS geht. In unserer Familie hat niemand sonst ADHS, also kann es nicht vererbbar sein.

Ich werde nach diesen Vorfällen weder ihn, noch mich, noch meine Tiere weiter impfen lassen!!!

Baby war nach der 1. Impfung total müde (okay), hat lange geschlafen. Nach der 2. Impfung im Juni war sie nicht so müde, aber etwa 8 Stunden später fing sie plötzlich aus heiterem Himmel an, ins extremste zu schreien, so dass ich dachte, sie stirbt!! Ich hatte schon die Parazetamol-Zäpfchen halb auf gemacht..., dachte aber die wirken ja auch heftig.

Auf jeden Fall war es dann nach einigen Anfällen wieder gut und sie schlief dann sehr, sehr lange. Seit da an dreht sie ihren Kopf auch viel von rechts nach links und ist ungewöhnlich unruhig und das seit jetzt einem Monat! Sie kreischt auch plötzlich extrem schmerzhaft los!!! Die Abstände werden immer kürzer und ein Schreien und Zusammenkrampfen dauert etwa 4 Minuten und dabei wiederholt sich alles sogar etwa zehnmal.

Der Kinderarzt sagt, sie hat nichts!?? Er kann nichts feststellen. Aber sie ist auch nur etwa 3 Stunden täglich normal, fit und sieht gesund aus, aber der restliche Tag ist plötzlich so, dass sie müde ist, teilnahmslos und wie weggetreten, sie träumt mit offenen Augen, hört auch nicht...reagiert nicht gleich. Das war früher alles anders!!!

Unsere Tochter bekam beide Impfungen (Sechsfach- und Pneumokokkenimpfung) jeweils am selben Tag. Die Eine ins linke, die Andere ins rechte Bein. Etwas matt hing meine Tochter in den Seilen und die Einstichstellen waren leicht gerötet, mit leichter Erhebung.

In der Nacht nach der ersten Spritze wurde unsere Tochter recht unruhig, schmiss sich hin und her, knallte ab und an auch gegen die Gitterstangen. Dieses Verhalten zeigte sie vor der Impfung nicht.

Da wir überhaupt nicht aufgeklärt wurden über die Pneumokokkenimpfung, warum, wieso, weshalb, welchen Nutzen sie bringen würde oder auch nicht und ich so schnell nicht reagieren konnte, wie die Spritze im Bein war, nahm ich mir vor, bei der zweiten Impfung den Sinn erklären zu lassen.

Wir bekamen nicht viel Antwort außer irgendein Geschwätz wegen Blutvergiftung und Lungenentzündung etc. und es seien in der Praxis wohl im Vorjahr zwei Kinder an Pneumokokken gestorben.

Mit diesem Druck im Nacken impften wir weiter und die Folgen kamen in der Nacht. Unsere Tochter wurde extremst unruhig, schwitzte stark und ihr kleines Herz raste, als wollte es aus der Brust springen - sie hyperventilierte.

Dies brachte ich bei der dritten Impfung mit ein, erzählte davon und mir wurde nur gesagt, wenn das wieder passiert, solle ich mich melden.

So ließ ich sie die dritte Spritztortour auch noch durch-leben, es ging gut, ich lies sie bei uns schlafen, gab ihr vorbeugend ein Paracetamolzäpfchen und so hielt sie sich mit starker Unruhe in der Nacht und am Nachmittag auf.

Der jeweilige folgende Tag gestaltete sich so, dass sie wenig Appetit hatte und sehr schlapp war.

Heute noch bekommt meine Tochter anschwellende Augenlider und ist ein recht lautes, tönendes Kind. Ihre Entwicklung hingegen ist einfach nur toll!

Für uns waren es definitiv die letzten Impfungen und auch meine große Tochter lasse ich nicht folgeimpfen.

Meine Tochter Anna war bis zu drei Monaten ein aufgewecktes und lebhaftes Mädchen. Sie konnte sich schon sehr früh selbstständig in Bauch- und wieder in Rückenlage bringen. Nach der Sechsfachimpfung (plus Pneumokokken) fehlten bei ihr auf einmal alle natürlichen Instinkte. Sie drehte sich auf den Bauch und der Instinkt, das Gesicht zur Seite zu drehen, damit man Luft bekommt war auf einmal weg. Eine Woche lang haben mein Mann und ich sie nachts aus ihrem Bett geholt, bevor sie erstickte, denn sie presste den Kopf fest in die Matratze. Unsere Kinderärztin hatte es mir abgestritten, dass ein Kind so etwas macht, doch als ich ihr meine Tochter in die Praxis brachte und sie es mit eigenen Augen sah, hat sie es natürlich nicht mit der Impfung in Verbindung gebracht, sondern meinte so in der Art: "Ein Kind mit so einer schweren Behinderung hab ich noch nie gesehen." Im Inneren wusste ich aber, dass das nicht der Fall sein konnte, da sich unsere Anna ja anfangs so gut entwickelt hatte. Wir mussten sie nachts in ihrem Schlafsack anbinden, da ihre Sicherheit sonst nicht gegeben gewesen wäre. Die nächsten Monate entwickelte sie sich langsam bis gar nicht weiter und als ich mit sechs Monaten aufgehört habe zu stillen bzw. andere Nahrung zugab, brach sofort eine sehr starke Neurodermitis aus und sie hat auch abgenommen. Die Kinderärztin hat Blut genommen und die 10-

fachen Leberwerte festgestellt. Außerdem hatte sie angeblich Zöliakie ... und im Krankenhaus hat man sie mit dem Blutnehmen jedes Mal gequält, aber nur nach einem Virus gesucht.

Ich habe dann auf eigene Verantwortung dieses Trauerspiel abgebrochen und mich nach alternativen Methoden umgesehen. Da war es dann sehr schnell klar, dass es sich um einen Impfschaden handelt und dass unsere Anna den Polio-Impfstoff in der Sechsfach-Impfung nicht vertragen hat. Mit einer Liste von Bioresonanz über Osteopathie, Prana bis hin zu Bachblüten, Homöopathie, Öle... haben wir es tatsächlich geschafft, dass sich unser Kind wieder wohl fühlt. Wir hatten zwar mit Gleichgewichtsstörungen, Sprachschwierigkeiten... lange zu kämpfen, doch mit der richtigen "ALTERNATIVMEDIZINISCHEN" Therapie und vielen Einschränkungen haben wir es geschafft, dass wir jetzt ein gesundes Kind haben. Anna ist jetzt vier Jahre alt und soweit man es beurteilen kann, dürfte es keine Behinderung durch diesen neurologischen Impfschaden geben. Aber NIE WIEDER würde ich ein Kind impfen lassen.

Hannes wurde am 06.11.2003 per Sectio geholt und nach anfänglichen Schwierigkeiten am 25.11.2003 nach Hause entlassen. Zu dieser Zeit bekam er Solosintropfen , da immer noch Probleme mit der Atmung auftraten. Allerdings nicht unter der Gabe der Tropfen. Hannes entwickelte sich in den ersten 4 Monaten trotz seiner Startschwierigkeiten altersgerecht, ohne Anhalt auf eine für die Entwicklung gefährdende Gesundheitsstörung. Hannes konnte mit seinen Augen fixieren, nahm Blickkontakt auf, lächelte; konnte greifen; in Bauchlage kam er in den Stütz; vor allem war seine Kopfkontrolle vorhanden. Bei den regelmäßigen Vorsorgeuntersuchungen wurde uns immer versichert, dass alles im Normalbereich liegt.

Am 12.01.2004 erhielt Hannes seine erste Sechsfachimpfung. Bei dieser wurden keinerlei Reaktionen festgestellt, so dass am 13.03.2004 die zweite Impfung gegeben wurde. Am darauffolgenden Tag begann Hannes sich ständig zusammen zu krampfen. Auffallend waren die mit den Krämpfen auftretenden Schreiattacken. Ein schrilles über mehrere Tage anhaltendendes Schreien. Er ließ sich nicht beruhigen und schlief auch nur kurzzeitig vor Erschöpfung ein. Wir gingen davon aus, dass es Magenkoliken sind (beim Anruf im Klinikum wurde von 3-Monatskoliken gesprochen, als wir dort anriefen, um Hilfe zu bekommen - wir sollten, wenn es am darauffolgenden Montag nicht besser wird, ins Klinikum kommen.) Da wir am darauffolgenden Tag einen Termin zur Frühgeborenennachsorge hatten, haben wir dies gleich mit angesprochen.

Am Mittwoch, den 17.03.2004 wurde uns dann die Diagnose "Schweres BNS-Leiden" mitgeteilt. Auch fiel uns in diesen Tagen eine drastische Veränderung bei Hannes auf. Er verdrehte ständig die Augen, konnte nicht mehr greifen, seine Kopfkontrolle war nicht mehr vorhanden, er war nicht mal mehr in der Lage, seinen Kopf in Bauchlage zu heben, auch hat er uns nicht mehr angelächelt. Nun wurde er auf Medikamente eingestellt, erst mit Vitamin B6, damit wurden die Anfälle schlimmer (bis zu 100 Anfällen am Tag), dann bekam er Topamax, unter welchen sich die Anfälle verringerten. Da es aber immer noch im EEG Auffälligkeiten gab, bekam er zusätzlich eine Therapie mit Synacten. Hierunter besserte sich sein Zustand und von August 2004 bis November 2004 war Hannes anfallsfrei. Auch zu Hause wurden keine Anfälle mehr bemerkt.

Da wir zu diesem Zeitpunkt keinen Zusammenhang zur Impfung gesehen haben und auch die behandelnde Anfallsärztin der Meinung war, er könne nun bedenkenlos weiter geimpft werden, ließen wir ihn am 11.11.2004 erneut impfen. Noch am selben Abend begann Hannes wieder zu krampfen und hatte auch wieder Schreiattacken. Das Ganze ging über 2 Tage, ohne Schlaf o.ä. Leider bekamen wir erst am 19.11.2004 einen Termin zum EEG, so dass sich nichts mehr erkennen ließ. Für uns allerdings war nun klar, dass es einen Zusammenhang zwischen Impfung und Anfällen geben muss, denn es kann kein Zufall sein, dass er ausgerechnet zweimal unmittelbar nach der Impfung solche Schreiattacken bekam und mit dem Krampfen begann.

Als wir unsere damalige Kinderärztin darauf ansprachen, sagte sie uns zwar, dass sie nicht an einem Zusammenhang glaubt, sie werde aber erst mal warten mit dem weiteren Impfen, bis alles geklärt wäre. Bis heute wurde nie wieder über das Thema Impfung gesprochen (auch nicht von unserem späteren Kinderarzt).

Hannes hat nun 3 Sechsfachimpfungen und 1 Pneumokokkenimpfen erhalten. Die letzte Impfung erfolg-te am 11.11.2004. Seit November 2004 ist Hannes nun bis auf einige kleinere Anfälle, die mit Steigerung der Medikation schnell wieder in Griff waren, anfallsfrei. Allerdings konnte der entstande Entwicklungsrückschritt bis zum heutigen Tage nicht aufgeholt werden und Hannes wurde im Juli 2007 mit einem Alter von ca. einem halben Jahr eingeschätzt. Das einzige, was er voll zurück erlangt hat, ist sein Strahlen und sein herzhaftes Lachen.

Nach dem heutigen Stand meines Wissens bin ich der Meinung, dass Hannes mit großer Wahrscheinlichkeit viel zu früh geimpft wurde, denn wenn er an dem errechneten Geburtstermin gekommen wäre, wäre er nicht mal ganz 1 Monat alt gewesen. Und wenn dann noch berücksichtigt worden wäre, dass zur Geburt seine Entwicklung erst der 32. Woche entsprochen hat (habe ich bei Einsicht in die Akten erfahren), so hätte man ihm Zeit geben müssen und nicht nach Plan impfen dürfen (wurde so auch im Gutachten von Dr. Hartmann angemerkt). Auch weiß ich inzwischen, dass Kinder, die solch einen schweren Start hatten, nicht unbedingt mit einem Sechsfachimpfstoff geimpft werden sollten. Durch eine Mutter aus unserer Selbsthilfegruppe habe ich erfahren, dass diese ihr Kind (welches ein halbes Jahr jünger war) erst dreifach hat impfen lassen und die anderen Stoffe in Einzelgaben hat geben lassen.

Nach dem Gerichtstermin gibt es für mich nach wie vor Fragen, dir nach wie vor offen geblieben sind:

1. Wieso reagiert Hannes gleich zweimal so auf die Impfung?

2. Warum dieser plötzliche Entwicklungsrückgang von einem normal entwickelten 5 Monate alten Säugling wieder zu einem Stand von eines Neugeborenen?

3. Es ist immer wieder davon die Rede, dass es schon im Vorfeld ein EEG mit Auffälligkeiten gegeben hätte, welches bereits kurz nach der Geburt geschrieben sein sollte, wovon es aber keinen Nachweis gibt (wir haben die Unterlagen aus der Klinik).

4. Hannes wurde nach zwei Wochen trotz Frühgeburt aus der Klinik entlassen und die U-Untersuchungen zeigten ja auch bis zur U4 am 12. Februar keine Entwicklungsverzögerungen. Und dann ganz plötzlich so einen Entwicklungsknick mit 4 Monaten. Es wird ja immer von den Schwierigkeiten zur Geburt gesprochen, aber dann wäre schon viel früher eine Entwicklungsverzögerung erkennbar gewesen. Es wird auch immer wieder davon gesprochen, dass diese Anfälle gerade in diesem Alter auftreten und es deshalb auch mehr Zufall wäre, dass die Impfung in dieser Zeit liegt.

Inzwischen ist Hannes fast 9 Jahre, ein lebenslustiger fröhlicher Junge, der jeden um den Finger wickelt. Leider häufen sich im Moment auch wieder die Anfälle, auch die Form der Anfälle hat sich verändert. Er bekommt Grand Mal Anfälle. Was uns allerdings sehr wundert, nach jedem Anfall macht der kleine Kämpfer große Fortschritte, gerade im kognitiven Bereich.

6-fach, Rotavirus

Nebenwirkungen laut Beipackzettel (Infanrix hexa):
Sehr häufig: Schmerzen, Rötung u. Schwellung an der Injektionsstelle, Fieber, Appetitlosigkeit, Abgeschlagenheit, Schläfrigkeit, Reizbarkeit. Häufig: Reaktionen an der Injektionsstelle, ungewöhnliches Schreien, Unruhe, Bronchitis, Husten, Rhinitis, Hautausschlag, Dermatitis, Konjunktivitis, Durchfall, (Gastro-) Enteritis, virale Infekt., Candidose, Otitis media, Infektionen der oberen Atemwege, Pharyngitis. Gelegentlich: diffuse Schwellung der Extremität, an der die Injektion vorgenommen wurde, mitunter unter Einbeziehung des angrenzenden Gelenks, Mattigkeit, Ekzeme, Bronchospasmus, Somnolenz, Laryngitis, Stridor, Bauchschmerzen, Erbrechen, Verstopfung, Infektionen. – Symptome, die in der Post-Marketing-Surveillance beobachtet wurden: allergische Reaktionen (inkl. Pruritus/Hautausschlag), anaphylaktoide Reaktionen (inklusive Urtikaria), Krampfanfälle mit und ohne Fieber, Kollaps od. schockähnlicher Zustand (hypotone-hyporesponsive Episode), Verhärtung, Induration, Schwellung der gesamten Extremität, an der die Injektion vorgenommen wurde. Die Reaktionen klangen nach durchschnittlich 4 Tagen ab. Sehr selten wurde über Thrombozytopenie nach der Verabreichung von Hepatitis-B-Impfstoffen berichtet.

Nebenwirkungen laut Beipackzettel (Rotarix):
Sehr häufig: Fieber, Müdigkeit, Appetitverlust, Reizbarkeit. Häufig: Durchfall, Erbrechen, Blähungen, Bauchschmerzen, Aufstoßen. Selten: Infektionen der oberen Atemwege, Heiserkeit, Schnupfen, Dermatitis, Hautausschlag, Muskelkrämpfe. Gelegentlich: Schreien, Schlafstörungen, Verstopfung, Somnolenz.

Mein Sohn wurde im Februar 2007 geboren. Er war bei der Geburt gesund (Apgar: 9/10/10). Er bekam keine Medikamente - Augentropfen oder ähnliches. Ich habe ihn sofort gestillt. Während des Krankenhausaufenthaltes schlief er stets in meinem Bett und wurde nach Bedarf gestillt. Auch zu Hause konnte die Hebamme keine Auffälligkeiten feststellen. Ich wollte eine "gute Mutter" sein und entschied mich für das volle Impfprogramm. Ich bin von Natur aus sehr gewissenhaft und genau, was manchmal auch belastend sein kann. In diesem Falle ist es aber ganz hilfreich gewesen, denn ich habe mir seit der Geburt alle "wichtigen" Daten und Vorkommnisse notiert.

Und so bin ich mir heute ziemlich sicher, dass ein Zusammenhang zwischen der ersten 6fach-Impfung "Infanrix A21CA256A" am 17.04.2007 und dem ersten Auftreten von Milchschorf Mitte Mai 2007 besteht. Damals konnte ich keinerlei Zusammenhang feststellen und habe es einfach nur aufgeschrieben. Der Milchschorf wurde schlimmer und schlimmer. Dicke Krusten bildeten sich auf seinem Kopf, die nach Käse und faulen Eiern rochen. Vor der zweiten und dritten 6-fach-Impfung (22.05.2007 Infanix Hexa A21CA284A und 21.06.2007 Infanix Hexa A21CA284A) wurde ich durch die Kinderärztin nicht auf die Gefahr einer Impfung während des Auftretens von Milchschorf hingewiesen. Sie hat einfach "drauf los geimpft". Später reichte der Milch-schorf bis zu den Ohren und Augenbrauen. Mein Sohn muss höllische Schmerzen gehabt haben, denn er kratzte sich wie verrückt überall dort, wo er mit seinen Händchen hinreichen konnte. Nachts musste ich ihm kleine Söckchen über die Hände ziehen, weil er sich regelmäßig blutig kratzte. Wenn er die Schorfplatten abgekratzt hat, ist darunter eine Art Wundwasser bzw. Sekret hervorgekommen, was wiederum alles verklebte. Der Milchschorf war im Herbst 2007 verschwunden.

Des Weiteren bemerkte ich nach der dritten 6-fach-Impfung eine kleine trockene Stelle auf dem Arm. Die Kinderärztin schaute es sich an und meinte, sie hätte keine Ahnung, was das sei und "das geht wieder weg".

Der Ausschlag wuchs immer weiter, hat innerhalb des folgenden Jahres beide Arme an Ober- und Unterseite, die Beine, den Rücken und das Kinn befallen. Diagnose der

Kinderärztin: starke Neurodermitis. Mein Sohn juckte sich nachts so stark, das es blutete. Im folgenden Jahr erkrankte mein Sohn ständig an Durchfall und starker Bronchitis. Letztendlich bekam er Asthma-Spray.

Fotos aus der Babyzeit meines Sohnes zeigen ihn direkt nach der dritten 6-fach Impfung mit geschwollenen Augen und dicken "Säcken" unter den Augen. Dem maß ich zur damaligen Zeit keine Bedeutung bei. Heute bin ich mir sicher, dass es einen Zusammenhang mit der Impfung gibt.

Im Frühjahr und Sommer 2007 bekam mein Sohn eine Rotavirus-Schluckimpfung mit dem Versprechen der Kinderärztin, er sei für die nächsten Jahre erstmal immun. Ein Jahr später, Ende Februar 2008 erkrankte er sehr stark an Durchfall und er wurde für 5 Tage in das Krankenhaus eingewiesen. Diagnose: Rotaviren.

Die letzte Impfung erhielt mein Sohn im Alter von 1 1/2 Jahren. Es war die Meningokokken-Impfung (am 05.08.2008 Neis-vac VN907442), wonach er tagelange Schlafprobleme hatte und sehr weinerlich war.

Meine Tochter wurde im März 2009 geboren. Ich entschied mich gegen jegliche Form der Impfung. Zeitgleich habe ich der Schulmedizin den Rücken gekehrt und eine klassische Homöopathin aufgesucht, die meinen Sohn therapierte. Er ist nun vollständig beschwerdefrei - keine Neurodermits, kein Dauer-Durchfall, kein Asthma.

Meiner ungeimpften Tochter wurde das Horror-Drama der Impferei glücklicherweise erspart.

Nach der Abendflaschenmahlzeit musste sich unsere Tochter erbrechen, sie wurde kreidebleich und war nicht mehr ansprechbar bzw. zeigte keine Reaktionen mehr und hatte die Augen geschlossen. Es sah für mich nach einem Kreislaufkollaps aus, aber dies nur unter Vorbehalt. Wir mussten den Notarzt rufen und der Rettungswagen hat uns dann in die nächste Kinderklinik zur 1-nächtigen Beobachtung eingeliefert. Im Rettungswagen bekam sie Sauerstoff und auch wieder mehr Farbe ins Gesicht.

Blutwerte und nächtliche Überwachung ergaben keine Erkenntnisse und laut Bericht des KH auch kein Zusammenhang zwischen Impfung und Symptomen, weil die Reaktion erst 7 Stunden später auftrat und atypische Symptome zeigte. Für uns liegt dies jedoch sehr nahe, denn was für ein Zufall sollte das sein: am Tag der Impfung tritt so ein Ereignis ein? Zusätzlich wurde noch die Rotavirusimpfung Rotarix verabreicht(2.). Sie brauchte allerdings noch ca. 1 Woche bis sie wieder die "alte" war. In dieser einen Woche war sie still und leicht teilnahmslos, bevor sie ihren Humor und ihr sonniges Gemüt wieder fand.

5-fach, Pneumokokken

Nebenwirkungen laut Beipackzettel (Pentavac):
Häufig: Appetitlosigkeit, Nervosität (Reizbarkeit), Schlafstörungen, Schläfrigkeit (Benommenheit), Verhärtungen, Fieber ≥38 °C, Durchfall und Erbrechen. Gelegentlich: Fieber ≥39 °C und lang anhaltendes, unstillbares Schreien. Selten: Fieber ≥40 °C, Exantheme und Urtikaria, Krämpfe und hypoton-hyporesponsive Episoden sowie isolierte Muskelhypotonien; nach Gabe von Haemophilus influenzae Typ b-Konjugatimpfstoffen ödematöse Reaktionen der unteren Gliedmaßen. Hierbei traten innerhalb der ersten Stunden nach der Impfung Ödeme mit Zyanose oder transienter Purpura auf, die sich schnell und spontan und ohne Folgen zurückbildeten. Nach Gabe von Tetanustoxoid: Plexus-brachialis-Neuritis, Guillain-Barré-Syndrom.

Nebenwirkungen laut Beipackzettel (Prevenar):
Reizbarkeit, Schläfrigkeit, unruhiger Schlaf, verminderter Appetit, Erbrechen, Durchfall, Krampfanfälle, hypotonisch-hyporesponsive Episoden. Druckempfindlichkeit, die die Bewegung stört; Fieber >39 °C. Sehr selten in der Region der Injektionsstelle lokalisierte Lymphadenopathie.

Am 7. Tag nach der Impfung hatte mein Sohn 38,8 Fieber und schrie, wie nur nach Impfungen. Am 8. Tag schlief er viel länger. Am Morgen fiel er mit Atemstillstand hin, krampfte und lief blau an. Wiederbeatmung, Notarzt, Krankenhausaufenthalt für 5 Tage folgten. Im Krankhaus wurde er noch dreimal bewusstlos und krampfte am gleichen Tag. Eine ältere Krankenschwester sagte, nachdem sie von der Impfung hörte, das wäre ein Impfschaden, das würde aber niemand im Krankenhaus je bestätigen. Es folgten MRT des Kopfes, Wach-EEG, Schlaf-EEG und eine Lumbalpunktion zur Liquorentnahme, wozu er sediert wurde und nach dem Aufwachen furchtbar schrie. Es wurde nichts festgestellt und die Diagnose war Schreikind. Unser

Kinderarzt hat den Vorfall dem Paul Ehrlich Institut gemeldet und in unserer Familie wird nicht mehr geimpft. Unser Kinderarzt gibt auch keine 6-fach Impfungen mehr, da er zu viele Nebenwirkungen erlebt hat.

Die ersten Impfungen wurden mit 8 Wochen verabreicht. Unser Sohn bekam innert 6 Stunden nach der Impfung Fieber, so um die 40°C. Dieses blieb während sechs Tagen. Ab dem 5. Tag kam ein nässender Ausschlag im Gesicht dazu. Der Notfallarzt im Spital diagnostizierte ein Seborrhoeisches Ekzem, gab uns Kortison-Salbe mit und meinte, das Fieber könne es halt geben nach einer Impfung. Fieber und Ausschlag klangen nach ca. 10 Tagen wieder ab. Nach der zweiten Impfung mit 16 Wochen dasselbe Bild, Fieber um die 40°C während sechs Tagen. Am fünften Tag kam der Ausschlag, diesmal am ganzen Körper, das Kind sah aus, als ob es schwerste Verbrennungen hätte, das passierte innert ca. 3 Stunden. Es folgten Wochen und Monate während denen das Kind nie länger als 20 Minuten am Stück schlief. Richtig wach war er aufgrund der Medikamente auch nie, keine Teilnahme am Leben, kein Lachen, nichts. Mit sechs Monaten wurde der erste Allergietest gemacht, eine Quälerei, es gab kaum eine intakte Hautstelle um das notwendige Blut abzunehmen. Die neue Diagnose war nun Neurodermitis aufgrund von Lebensmittelallergien (Milcheiweiß, Weizen, Ei, Soja, Nüsse, Fisch, außerdem Katzenhaare und vieles mehr). Für mich stellte die Diagnose ein großes Fragezeichen dar, mein Sohn war zum Zeitpunkt der ersten Beschwerden ein viertel Jahr alt, voll gestillt (ohne zusätzliche Nahrung). Wie kann er da auf Nahrungsmittel reagieren? Und Tiere haben wir auch keine. Dieser Zustand blieb bis zum 13. Lebensmonat unverändert. Wir haben alles probiert, von Kortisonbehandlungen über

Beruhigungsmittel damit er nicht kratzt, Bäder, Waschungen, Puder. Ohne Erfolg, unser Sohn trug bis zum ersten Geburtstag IMMER Handschuhe und Mütze. Bis zu diesem Tag konnte er weder frei sitzen noch krabbeln. Hier haben wir dann sämtliche Behandlungen auf eigene Verantwortung abgebrochen. Weder die behandelnden Ärzte, noch die Krankenkasse hatten hierfür Verständnis oder unterstützten uns in irgendeiner Form.

Erste Linderung brachte die Bioresonanztherapie und den größten Erfolg hatten wir mit einem Kuraufenthalt an der Nordsee. Sozusagen auf eigene Faust, aufgrund sichtbarer Besserung während der Sommerferien in Dänemark, buchten wir weitere 5 Wochen an der Küste. Der Ausschlag heilte innert 14 Tagen ab und wir konnten den guten Zustand danach ca. 9 Monate halten. Auch die Defizite in motorischer Entwicklung und Körperwachstum konnte unser Sohn nach der Kur aufholen. Das Abgewöhnen der Handschuhe (mit ca. 18 Monaten) war eine echte Herausforderung, er hatte seine Finger bis hierhin kaum gesehen und war sichtlich verunsichert bei deren Anblick. Ohne Mütze geht er bis heute nicht raus. Mit der Hitze im Sommer wurde der Juckreiz dann wieder schlimmer. Nach und nach stabilisierte sich sein Zustand wieder, als es gegen den Herbst ging und die Temperaturen nicht mehr so hoch waren.

Im letzten Winter benötigte unser Sohn aufgrund einer Lungenentzündung ein Antibiotikum, dieses hatte wiederum eine deutliche Verschlechterung des Hautbildes zu Folge, was sich aber durch einen erneuten Aufenthalt an der See wieder „regeln" liess. Heute wird unser Sohn homöopathisch betreut, es geht ihm soweit gut. Mit den Allergien haben wir uns arrangiert, das Kochen ist zwar aufwändig und ab und zu auswärts essen fällt mangels passenden Angebots meist flach.

5-fach, Hepatitis B

Nebenwirkungen laut Beipackzettel (Pentavac):
Häufig: Appetitlosigkeit, Nervosität (Reizbarkeit), *Schlafstörungen, Schläfrigkeit (Benommenheit), Verhärtungen, Fieber ≥38°C, Durchfall und Erbrechen. Gelegentlich: Fieber ≥39°C und lang anhaltendes, unstillbares Schreien. Selten: Fieber ≥40°C, Exantheme und Urtikaria, Krämpfe u. hypoton-hyporesponsive Episoden sowie isolierte Muskelhypotonien; nach Gabe von Haemophilus influenzae Typ b-Konjugatimpfstoffen ödematöse Reaktionen der unteren Gliedmaßen. Hierbei traten innerhalb der ersten Stunden nach der Impfung Ödeme mit Zyanose oder transienter Purpura auf, die sich schnell und spontan und ohne Folgen zurückbildeten. Nach Gabe von Tetanustoxoid: Plexus-brachialis-Neuritis, Guillain-Barré-Syndrom.*

Nebenwirkungen laut Beipackzettel (Engerix-B):
Selten: Schwindel, Parästhesien, gastrointestinale Störungen, Leberfunktionsstörungen, Arthralgie, Myalgie, Ausschlag, Pruritus, Urtikaria. Sehr selten: Anaphylaxie, Serumkrankheit, Synkope, Hypotonie, Paralyse, Neuropathie, Neuritis (einschl. Guillain-Barré-Syndrom, Optikusneuritis u. Multiple Sklerose), Enzephalitis, Enzephalopathie, Meningitis, Konvulsionen, Thrombozytopenie, Arthritis, Bronchospasmus, angioneurotisches Ödem, Erythema multiforme, Vaskulitis, Lymphadenopathie.

Meine zweitgeborene nun 8 jährige Tochter kam gesund zur Welt. Nach der dritten DTP, Hib, HepB, Polio Mehrfachimpfung fiel uns auf, dass sie die Hände ständig zu Fäusten zusammenhielt. Außerdem verrenkte sie diese merkwürdig. Ihre Beine waren stets in einer krampfartigen Überkreuzung, so dass ich beim Wickeln starke Kraft zum Lösen dieser einsetzen musste. Mein damaliger Kinderarzt maß dem wenig Bedeutung zu mit den Worten: 6-mal

Krankengymnastik und dann hat sich die Sache erledigt (Vorweg: Sie brauchte 1 1/2 Jahre Krankengymnastik mit anschließender Ergotherapie, welche noch immer stattfindet). Genauso wenig Bedeutung gab er folgenden Ausführungen meinerseits: Unsere (7 Monate alte) Tochter schreit nachts grundlos, lässt sich nicht beruhigen, mit fast autistischen Zügen wehrt sie sich gegen meine körperliche Nähe, wenn ich sie beruhigen möchte. Niemand schafft es sie zu beruhigen. Mehrmals (bis zu 10-mal) wird sie nachts wach. Tagsüber schläft sie kurz (10-15min!), in unregelmäßigen Abständen. Manchmal schreit sie auch tagsüber grundlos auf. Ihre Augen haben einen anteilslosen, leeren Blick.

Manchmal verdreht sie die Augen nach unten. Sie reagiert nicht mal, wenn ein Hund neben ihr bellt. Sie verschluckt sich ständig beim Flasche trinken, hat den Kopf stark überstreckt und Schluckbeschwerden. Auch nachts schläft sie so überstreckt, dass wir Angst haben, dass sie einen Wirbelsäulenschaden bekommt. Der Kinderarzt gab uns daraufhin eine Überweisung zum Augen- und zum HNO-Arzt (Die Ergebnisse waren wie zu erwarten ohne Befund). Ihr ganzes Wesen hatte sich verändert. Sie war nicht mehr das zufriedene, ruhige (sie hatte schon mit zwei Monaten einen angenehmen Schlaf-/Wachrhythmus) aber sehr aufgeweckte und neugierige Mädchen, um das mich alle beneideten. Auch heute noch ist sie sehr unzufrieden, teils aggressiv, mit starken Stimmungswechseln unter denen meine fast 8 jährige Tochter und auch ich sehr leiden. Mit 1 Jahr hat sie robben gelernt, mit 1 1/2 Jahren sitzen und krabbeln. Mit fast 3 Jahren konnte sie endlich laufen. Sprechen kann sie bis heute noch nicht. Sie muss noch immer gewickelt werden, schläft im Gitterbett und hat den Stand eines vielleicht 2 jährigen Kindes, was ihre geistige Reife betrifft. Alle möglichen Untersuchungen haben wir über uns ergehen lassen: Chromosomenanlyse, Stoffwechselerkrankung, EEG, Kernspintomographie.

Alles ohne Befund. Niemand weiß, woher ihre Entwicklungs-, Verhaltens- und Sprachstörungen herkommen. Außer mir natürlich. Ich weiß, Yolanda ist das Opfer Angst einflössender Impfaufklärung unseres Kinderarztes. Aber das will natürlich niemand hören, am wenigsten die Ärzte selbst.

MMRV, Meningokokken

Nebenwirkungen laut Beipackzettel (Priorix tetra):
Im Rahmen klinischer Studien: Sehr häufig: Schmerzen und Rö-
tung an der Injektionsstelle, Fieber (rektal: ≥ 38°C bis ≤39,5°C;
axillar/oral: ≥ 37,5°C bis ≤39°C).Häufig: Reizbarkeit,
Hautausschlag, Schwellung an der Injektionsstelle, Fieber (rektal
>39,5°C; axillar/oral >39°C) Gelegentlich: Infektionen der oberen
Atemwege, Lymphadenopathie, Parotisschwellung, Appetit-
losigkeit, Schreien, Nervosität, Schlaflosigkeit, Durchfall,
Erbrechen, Lethargie, Unwohlsein, Mattigkeit Selten: Mittel-
ohrentzündungen, Schnupfen Selten: Fieberkrämpfe.. Selten:
Husten, Bronchitis.
Nach der Markteinführung wurden folgende zusätzliche Reak-
tionen im zeitlichen Zusammenhang mit einer
Masern-Mumps-Röteln- u. Varizellen-Impfung berichtet: Me-
ningitis, Herpes zoster, Thrombozytopenie, thrombozytopenische
Purpura, allergische Reaktionen einschließlich anaphylaktische
und anaphylaktoider Reaktionen, transverse Myelitis, Guillain-
Barré-Syndrom, periphere Neuritis, Enzephalitis, Erythema ex-
sudativum multiforme, Arthralgie, Arthritis, Kawasaki-Syndrom.

Nebenwirkungen laut Beipackzettel (Meningitec):
Fieber, besonders bei Älteren. Bei Auftreten von Symptomen einer
Meningitis (Nackenschmerzen und -steifheit, Photopobie) möglich
zeitgleiche Meningitis-Infektionen abklären. Bei Erwachsenen
Schläfrigkeit., Kopfschmerzen und Myalgie, bei jüngeren Kindern
Kopfschmerzen, Reizbarkeit und Schläfrigkeit. Bei Kleinkindern u.
Säuglingen: Symptome wie Weinen, Reizbarkeit, Benommenheit,
Schläfrigkeit, Schlafstörungen, Anorexie, Appetitlosigkeit, Diarrhö
und Erbrechen. Alle Altersgruppen: Lymphadenopathie, Überemp-
findlichkeits-Reaktionen einschließlich Bronchospasmus, Ge-
sichts- u. Angioödeme, Erbrechen, Übelkeit, Bauchschmerzen,
Schwindel, Ohnmacht, Krämpfe einschließlich. Fieberkrämpfe und
Krampfanfälle bei Patienten mit vorbestehenden Anfallsleiden,
Hypästhesie, Parästhesie, Hypotonie, Rötung, Urtikaria, Pruritus,
Erythema multiforme, Stevens-Johnson-Syndrom, Arthralgie,
Rückfälle des. nephrotischen Syndroms.

Am 17.8.09 Impfung gegen MMRV und Meningokokken, laut unseres KiA kein Problem, 5 Impfungen auf einmal zu geben, trotz leichten Husten. Es gab keine Aufklärung über die Risiken der Impfungen. An diesem Tag keine Reaktion. Am 18.8.09 leichtes Fieber bis 38,5, Husten, Schnupfen und Durchfall. Am 19.8.09 wie am Tag zuvor. Noah ist sehr weinerlich und anhänglich. Am 20.8.09 wie am Tag zuvor, aber jetzt hat er rote Punkte an Armen und Beinen. Laut KiA Mückenstiche (Ha,Ha).

Am 21.8.09 immer noch Husten ,Schnupfen, Durchfall, rote Punkte und schlimme Halsschmerzen. Noah kann kaum seine eigene Spucke schlucken und hat Fieber bis 39,0. Er weint und schreit sehr viel.

22.8.09 Das Fieber steigt bis auf 41,0 und lässt sich mit Paracetamol kaum senken. Noah wirkt apathisch und wimmert viel. Ich habe Angst, dass hier irgendwas völlig aus dem Ruder läuft.

23.8.09 Untersuchung beim Kinderarzt ergibt, dass Noah (Name geändert) wohl einen Virus hat, aber das Ganze auf keinen Fall von der Impfung kommt. Er wurde ins Krankenhaus eingewiesen mit fieberhaftem Atemwegsinfekt. Im Krankenhaus wurde das Fieber mit Nurofen gesenkt, eine andere Behandlung gab es nicht. Auch dort sagten mir mehrer Ärzte, dass es sich nicht um eine Impfreaktion handelt, sondern um einen aggressiven Virus (unglaublich!). Erschreckend wie pharmahörig unsere Ärzte sind. Abends war sein Gesicht angeschwollen, was die Ärzte aber kaum registriert haben.

Am 25.8.09 haben wir das Krankenhaus auf eigenen Wunsch verlassen. Noah wirkte etwas lebhafter, dank Nurofensaft. Er hat immer noch Husten und Durchfall. Abends leichter rötlicher Ausschlag auf Bauch und Rücken.

Am 26.8.09 Heftiger Masernausschlag am ganzen Körper. Fieber bis 38,5 immer noch Durchfall, Husten usw.. Stelle Gangunsicherheiten fest, er fällt ständig hin, obwohl er schon sehr sicher laufen kann. Er kann nicht mehr aus der

Hocke aufstehen. Er spielt nicht mehr und weint viel. KiA ist jetzt selber erschrocken und räumt ein, dass es wohl doch Impfnebenwirkungen sind. Selber gesehen hat er so heftige Impfmasern noch nie. Noah hat die ganze Nacht geschrieen, er muss schlimme Schmerzen haben.

Am 27.8.09 Noah bekommt wieder Nurofensaft, damit er mal schlafen kann.

Am 28.8.09 Der Masernausschlag bessert sich etwas, Fieber bis 38,0. Durchfall und Husten bessern sich etwas. Am 29.8.09 Noah macht einen etwas besseren Eindruck und läuft nicht mehr so wacklig.

Am 30.8.09 endlich kein Fieber mehr und der Ausschlag ist fast weg. Habe festgestellt, dass Noah Soor im Mund hat, der mit Nystatin behandelt wird. Wir gehen zu einem Arzt, der auch homöopathisch behandelt. Auf unseren Wunsch wird eine Impfschadensmeldung ans PEI gemach (gemeldet wurde Konjunktivitis, Husten, Schnupfen, Fieber 40-41°C, Ausschlag am ganzen Körper, Diarrhö, Leukopenie, Exanthem). Noah hat immer noch geschwollene Lymphdrüsen, Durchfall und Husten, außerdem läuft er noch sehr unsicher. Er hat bis jetzt noch nicht wieder gesprochen. Er schläft nachts nicht mehr, ist mehrere Stunden wach.

Am 4.9.09 wieder Fieber, starker Husten und Ohrenschmerzen. Kinderarzt verordnet Salbutamol zum Inhalieren. Aus den roten Punkten sind kleine Bläschen geworden, die sich in den nächsten 10 Tagen stark vermehren und dann verkrusten. Der Zustand hat sich so verschlechtert, dass er wieder mit Antibiotika behandelt werden muss wegen der Bronchitis und der Mittelohrentzündung. Der hinzugezogene homöopathische Arzt diagnostiziert Impfwindpocken. Die Bläschen heilen zunächst ab, aber dann kommen wieder neue Bläschen und ein starker Neurodermitis Schub, der mit Kortison Salbe behandelt werden muss.

19.10.09 Neurologische Untersuchung: EEG war ohne Befund, das Kind aber laut Arztbrief sehr unruhig.

22.10.09 Unser Arzt macht eine ergänzende Impf-schadensmeldung ans PEI. Gemeldet wurden: Koordinationsstörung, leichte enzephalitische Reizzeichen, an Masern erinnernder Hautausschlag, gestörter Schlaf, Impfmasern, Impfvarizellen, Anhaltende Störung der Motorik. Dann wieder Infekt, neue Bläschen und 1 Woche später Harnwegsinfekt, der mit Antibiotika behandelt werden muss. Es bilden sich aber immer neue Bläschen und die Therapie schlägt nicht mehr an. Wir werden daraufhin als Notfall von der Hautärztin an eine Fachklinik überwiesen.

In der Hautklinik Buxtehude wurde dann am 6.11.09 das Gianotti Crosti Syndrom festgestellt.

Es wechseln sich allergische Reaktionen mit geschwollenen Augen und pfeifenden Atemgeräuschen, Augenentzündungen ab, die am 5.12.09 in einem Anaphylaktischer Schock Stufe 3 gipfeln. Nach Entlassung geht es weiter mit starker Neurodermitis, Bronchitis und obstruktiver Lungenentzündung. Die Lider sind immer stark gerötet und werden mit einer speziellen Augensalbe behandelt, ansonsten wird die Salbenbehandlung für die Neurodermitis (Kortison) fortgeführt.

Im Januar stellt man in der Allergologie erhöhte IgE Werte bei Hundeschuppen, Pferdeepithelien, Hausstaubmilben, Haselnuss, Hühnereiweiß, Soja und Sesam fest. Der IgE Wert für Erdnuss lag in einem nicht mehr messbaren Bereich.

4.3.10 Noah hat Husten, pfeifende Atemgeräusche und Fieber. Es wird eine Bronchopneumonie diagnostiziert und mit Antibiotika (Clarithromizin) und später mit Salbutamol behandelt. Noah hat einen Pilz am Gesäß und wird mit Nystatin Salbe behandelt. Zusätzlich machen ihm die Schlafprobleme zu schaffen. Er wacht häufig auf und hat dabei starke Atemnot.

14.3.10 Noah hat wieder kleine Bläschen im Gesicht und an den Armen. Er bekommt Prednisolon Salbe für sein Gesicht. Auf die Salbe reagiert er heftig allergisch, starker

Juckreiz, geschwollene Augenlider, Neurodermitisschub. Da keine Besserung werden Antibiotika und Immuntherapeutika gegeben, auf die er mit flüssigkeitsgefüllte Bläschen am Körper. Reagiert. Bis heute leidet Noah häufig unter schweren Infekten der Lunge und der Mandeln.

Während des Jahres 2010 waren wir mit Noah in regelmäßigen Abständen zur Ernährungsberatung und Behandlung in der dermatologischen Klinik in Buxtehude. Vom 5. 10. 2010 - 10.11.2010 haben wir mit Noah eine ambulante Reha im dermatologischen Zentrum in Buxtehude wahrgenommen. Die Neurodermitis hat einen positiven Verlauf genommen, die entzündlichen Hautveränderungen sind lange nicht abgeheilt, kein Antibiotika noch Kortison konnten eine Besserung herbeiführen. Erst in 2011 kam es allmählich zu einer Besserung.

Im September 2010 haben wir einen Schwerbehinderten-Ausweis und das Merkzeichen H beantragt. Im Feststellungsbescheid des Versorgungsamtes wurde festgestellt, dass Noah zu 50 % schwer behindert und hilflos ist.

Weil Noah sehr unruhig und unkonzentriert ist, dadurch oft fällt und sich verletzt, wird er seit November 2010 von einer Physiotherapeutin behandelt. Die Behandlung wurde von Noahs Kinderärztin befürwortet und zeigt schon eine positive Wirkung.

Im Mai 2011 wurde Noah von einer Kinderärztin des Gesundheitsamtes gründlich untersucht, um seine motorische und emotionale Entwicklung zu beurteilen. Durch seine lange Krankengeschichte und den festgestellten Störungen in der Motorik und Wahrnehmungsstörungen wurde ein Platz in einer Integrativen Tageseinrichtung befürwortet. Dort wird man besser mit seinen vielen schweren Allergien und Entwicklungsstörungen umgehen können, wie es in einem normalen Kindergarten möglich wäre.

Im September 2011 war Noah zur Kur im Therapeuikum Westfehmarn, um seine asthmatischen Probleme zu behandeln. Es geht ihm seitdem tatsächlich besser, er hat

nicht mehr ständig Husten und hatte auch keine Lungen-
endzündungen mehr.

Von Seiten der Ärzte war die Ursache der Erkrankung
natürlich nicht die Impfung, oder es wurde überhaupt nichts
dazu gesagt. Für uns ist inzwischen klar, dass die Zunahme
von Allergien, Autismus, ADHS und viele andere
Erkrankungen etwas mit dem Impfcocktail zutun hat.
Geimpft wird bei uns niemand mehr, nicht mal der Hund.

Seit drei Jahren verfolgen wir das Ziel, die Gesundheit
unseres Sohnes wieder herzustellen. Wir haben seine
Ernährung umgestellt, er wird homöopathisch behandelt,
bekommt Ergotherapie und ist ein Integrationskind in der
KiTa. Wir haben seinen Stuhl auf eine Fehlkeimbesiedelung
untersuchen lassen und behandeln schon lange mit einem
Probiotikum.

Inzwischen geht es ihm wieder ganz gut, seit 8 Wochen
bekommt er keine Asthmamedikamente mehr, er hat wieder
einen normalen Stuhlgang, seine Haut ist völlig symptom-
frei, er hat keine Schlafstörungen mehr und auch motorisch
macht er Fortschritte.

Sein Verhalten ist eigentlich fast normal auch die vielen
Wutanfälle sind nicht mehr so oft zu beobachten. Er kann
mit anderen Kindern spielen, ohne diese ständig zu
hauen/beißen. Er kann sich eine Zeitlang konzentrieren und
spielt oftmals ausdauernd.

Was uns Sorgen macht, sind seine teilweise sehr schweren Allergien und Reaktionen. Er darf vieles nicht essen,
aber auch Tiere und Hausstaub machen ihm zu schaffen. Er
reagiert anaphylaktisch auf Erdnuss und Baumnuss, aber
auch Tierhaare lösen heftige Reaktionen aus.

Vor der Impfung war Noah ein völlig normales Kind,
das sich gut entwickelt hat. Er hat schon lange durchge-
schlafen, ist mit 11 Monaten gelaufen, war immer gutgelaunt
und sehr neugierig, er hatte keine Hautprobleme und keine
Probleme mit der Lunge.

Inzwischen haben wir das erste vom Gericht in Auftrag

gegebene Gutachten erhalten, das ist allerdings so offensichtlich kollegenfreundlich, dass es von unserer Seite angefochten wird. Das ganze Gerichtsverfahren wird sich wohl noch einige Jahre ziehen. Der Gutachter muss jetzt erstmal erklären, welchen Stellenwert die Empfehlungen der STIKO und die Ausführungen des gemeinsamen Bundesausschusses zu Impfungen in der medizinischen Fachwelt haben. So wie es aussieht, haben die Empfehlungen keinen Stellenwert und jeder kann machen was er will.

Vom PEI haben wir ein Statement, dass ein Zusammenhang einiger Erkrankungen unseres Sohnes mit der Impfung möglich ist.

Natürlich ist ein Zusammenhang zur Entwicklung von Allergien ausgeschlossen. Würde jemals ein Zusammenhang festgestellt werden, würde es den Staat sehr teuer kommen und die Impfquote wäre in Gefahr.

Also es kann nicht sein, was nicht sein darf.

Td, Polio, Hepatitis A&B

Nebenwirkungen laut Beipackzettel (Td-pur):
Gastrointestinale Beschwerden selten. Kurzzeitiges Exanthem.
Extrem selten Erkrankungen des zentralen od. peripheren Nervensystems einschließlich aufsteigender Lähmungen, im zeitlichen Zusammenhang mit der Impfung. Thrombozytopenien und allergische Erkrankungen der Niere, verbunden mit vorübergehender Proteinurie, in zeitlicher Nähe zur Impfung beobachtet.

Nebenwirkungen laut Beipackzettel (Twinrix):
Im zeitlichen Zusammenhang mit der Anwendung sehr häufig: Mattigkeit; häufig: Kopfschmerzen, Unwohlsein, Übelkeit; gelegentlich.: Fieber, Erbrechen; sehr selten: grippeähnliche Symptome (wie Fieber, Schüttelfrost, Kopf-, Gelenk- und Muskelschmerzen), Synkopen, Hypotonie, Schwindel, Parästhesien, Appetitmangel, Durchfall, Bauchschmerzen, Leberfunktionsstörungen, Krampfanfälle, Thrombozytopenie, thrombozytopenische Purpura, Hautausschlag, Pruritus, Urtikaria und Lymphadenopathie. Im zeitlichen Zusammenhang mit der breiten Anwendung der Einzelimpfstoffe sehr selten Fälle periphere und/oder zentraler neurologischer Störungen einschließlich multipler Sklerose, Optikusneuritis, Myelitis, Bell-Lähmung, Polyneuritis (wie Guillain-Barré-Syndrom), Meningitis, Enzephalitis und Enzephalopathie, Erythema exsudativum multiforme und Vaskulitis.

Mittlerweile ist meine Lebensqualität durch meine Impfschädigung schon sehr eingeschränkt. Ich war ja zur damaligen Zeit, als ich mich impfen ließ, total uninformiert bzw. einseitig informiert und kam überhaupt nicht auf die Idee, das Impfen eventuell kritisch zu hinterfragen. Großeltern, Eltern, ich selbst und meine Kinder alle geimpft – leider, leider!!!

Erst als ich schwer krank wurde, kam ich durch verschiedene Umstände darauf. Von dieser Zeit an begann ich, mich mit dem Thema näher auseinanderzusetzen. Was ich dann alles erfuhr, kann ich bis heute nicht fassen. Ich denke, dass ich mittlerweile sehr gut informiert bin, doch leider zu spät. Bis heute konnte mir noch niemand helfen, meine Gesundheit wiederzuerlangen.

Hier nun die genauen Angaben. Bevor ich im Oktober 2003 eine Reise nach Südamerika antrat, suchte ich meinen Hausarzt auf. Er riet mir vorsorglich zu verschiedenen Impfungen, die ich dann im Vertrauen auf ihn auch vornehmen ließ, und zwar: Am 11. August 2003 eine Auffrischimpfung gegen Diphtherie und Tetanus Td pur 0,5 ml (mit Aluminiumhydroxid, Formaldehyd etc.) und dann am 18. August 2003 Auffrischimpfung gegen Kinderlähmung IPV Mérieux Poliomyelitis (Formaldehyd, Neomycin/Antibiotikum etc.) und am 25. August 2003 die erste Hepatitis A+B-Impfung Twinrix Erwachsene (Thiomersal-Quecksilber, Aluminiumhydroxid, Formaldehyd, Neomycin/Antibiotikum etc.).

Die zweite "nötige" Hepatitis A+B-Imfung erfolgte dann am 23. Sept. 2003, wiederum Twinrix Erwachsene mit Thiomersal-Quecksilber, Aluminiumhydroxid, Formaldehyd, Neomycin/Antibiotikum etc. (das waren definitiv meine l e t z t e n Impfungen!!).

Nach einem Lippenherpes Anfang Okt. 2003 bekam ich eine Gelenkentzündung im rechten Mittelfinger, er schwoll extrem an und war feuerrot. Auch der rechte Zeigefinger schmerzte sehr, war rot, allerdings nicht so arg wie der Mittelfinger. Das war so um den 12. Okt. 2003. Ich wollte im Ausland deshalb nicht zum Arzt, so dass ich abwartete. Und tatsächlich ließen die Symptome nach.

Allerdings schon im Nov. 2003 hatte ich "aus heiterem Himmel" einen stark geschwollenen kleinen Finger an der rechten Hand.

Im August 2005 (2 Jahre nach den o. g. Impfungen) begannen die starken Schmerzen in der rechten Schulter. Lange, lange wurde ich daraufhin behandelt.

Jeweils im April und August 2006 bat ich wiederum um ärztliche Hilfe wegen meiner großen Schmerzen in der rechten Schulter.

Am 21. März 2007 ging es dann so richtig los: Zunächst diffuse Kribbelparästhesien an beiden Fußsohlen und Bein-Innenseiten, welche innerhalb eines nachmittags aufstiegen bis zum Bauchnabel. Nach einiger Zeit waren diese aber verschwunden. Ich bekam kurzzeitig ein ringartiges Einschnüren um die Brust.

Ebenfalls am 21. März 2003 Kribbelparästhesien in beiden Händen, beginnend an den Fingerspitzen. Diese sind ganz langsam schleichend beständig aufgestiegen und haben sich ebenfalls beständig bis zum heutigen Tag verstärkt. Es begann ein fürchterlich quälender Juckreiz hauptsächlich an beiden Beinen, der sich zum Abend stets verstärkte. So manchen Abend war das Einschlafen erst möglich, nachdem ich mir mit Eiskissen die Beine gekühlt hatte und dann der Juckreiz etwas nachließ.

Es fand eine Vorstellung im orthopädischen Krankenhaus statt, um auszuschließen, dass ein Nerv eingeklemmt war, von dort Empfehlung zum Neurologen, dieser wies mich in die Klinik ein mit dem Verdacht auf GBS (Guillain-Barré-Syndrom).

In der Klinik 3-tägige intravenöse Behandlung mit hochdosiertem Cortison, half überhaupt nicht, im Gegenteil, danach sehr miserables Befinden, Schmerzen im ganzen Körper, Rückenschmerzen, stechende Schmerzen in der rechten Kopfoberhälfte, Herzjagen, Atemnot und Kurzatmigkeit. Klinische Diagnose: chronisch entzündlicher ZNS-Prozess.

Im April 2007 kamen Schmerzen in der linken Schulter und Kopfschmerzen unter der oberen Schädeldecke dazu. Inzwischen war ein Vit-B-12-Mangel festgestellt worden, so dass ich Vit-B-12-Injektionen erhielt. Einen Tag vor meiner Entlassung aus der Klinik begann nochmals ein starkes Kribbeln an den Füßen, den Beinen, den Händen sowieso und an dem gesamten Bauch- und Darmbereich. Ich geriet in Panik.

Da man nun in der Klinik keine Idee mehr hatte, was man noch mit mir anstellen könnte, wurde ich nach 3 Wochen stationärem Aufenthalt entlassen. Der Oberarzt der neurologischen Abteilung entließ mich mit den unverschämten Worten: „Ich bin mir sicher, wenn Sie zuhause mit Ihren gewohnten Arbeiten beschäftigt sind, dann werden Sie die Schmerzen nicht mehr so empfinden." Seitdem haben meine Beschwerden ständig zugenommen.

Im Mai 2007 nochmaliger Klinikaufenthalt in einer anderen Klinik. Diagnose: Multiple Sklerose. Ich leide aber nicht an irgendwelchen Schüben, sondern es ist ein langsam voranschreitender (progredienter) Prozess.

Im Februar 2008 wurde ein Impfschadensbericht von meinem Arzt an das Paul-Ehrlich-Institut geschickt.

Ich habe ständige Muskelschmerzen, und zum Teil auch Muskelzucken, besonders der linke Oberarm, in welchem damals die Impfspritze gesetzt wurde, schwillt an und schmerzt, aber auch der ganze Arm schwillt zeitweise an, dann vergeht es wieder und kommt wieder. Ich habe nicht mehr die Muskelkraft mittlerweile in beiden Armen, die ich zuvor hatte. Denn auch im rechten Arm habe ich starke Beschwerden (Makrophagische Myofasciitis).

Seit Anfang Mai 2012 habe ich wahnsinnige Schmerzen im rechten Ellenbogen und zwar hauptsächlich am Morgen nach der Nachtruhe und so stark, dass ich den Arm am Morgen zunächst nicht bewegen kann. Seit Anfang Juni 2012 haben die Schmerzen nochmals zugenommen, und der rechte Arm ist stark geschwollen. Ich leide unter der Ungeschicklichkeit im Gebrauch meiner Hände/Arme (Klavier/ Akkordeonspielen ist nicht mehr möglich), unter den wechselnden/ wandernden Gelenkproblemen/-schmerzen in meinen beiden Schultern, immer wieder Kopfschmerzen (welches früher ein Fremdwort für mich war), manchmal Schwindel und leichte Gangunsicherheit, und darunter, dass ich nicht mehr in die Sonne gehen kann.

Außerdem kann ich durch die Schmerzen in den Händen/Armen nicht mehr gut schlafen. Maximal 4-5 Stunden, dann bin ich wach, zeitweilig mit starkem Herzjagen. Mein Schlaf-/Wachrhythmus hat sich verschoben. Ich fühle mich energielos und komme seitdem morgens sehr schwer in die Gänge. Tagsüber bin ich ständig müde und leide unter Antriebslosigkeit.

In meinen Händen/Armen habe ich kaum noch Gefühl (Verlust des Feingefühls), ständiges Kribbeln, Brennen und Spannen, Vibrationsgefühle (Reizstromempfinden), pulsierende Schmerzen. Mein derzeitiges Missempfinden kann man mit Worten gar nicht so wiedergeben, wie es sich für mich darstellt.

Ich habe seit 2007 der Schulmedizin den Rücken gekehrt. Ich bin seitdem nur noch beim Homöopathen und Naturheilmediziner in Behandlung und hoffe, dass mir doch noch irgendwie geholfen werden kann.

3-fach, Hepatitis A&B

Nebenwirkungen nach Beipackzettel (Revaxis):
Sehr häufig: lokale Reaktionen an der Injektionsstelle (Schmerz, Erytheme, Indurationen und Ödeme, in der Regel innerhalb von 48 Std. nach der Impfung und 1-2 Tage anhaltend), Knötchenbild. am Injektionsort. Häufig: Schwindel, Übelkeit, Erbrechen, Fieber, Kopfschmerzen. Gelegentlich: Lymphadenopathie, Unwohlsein, Myalgien. Selten: Arthralgien. Aus Post-Marketing-Beobachtung: Sehr selten: Asthenie (Auftreten u. Abklingen meist innerhalb weniger Tage), Grippe-ähnliche Symptome (meist am Tag der Impfung), systemisch allergische/anaphylaktische Reaktionen, Allergie-ähnliche Reaktionen wie Urtikaria, verschiedene Arten von Ausschlag und Gesichtsödeme. Potentiell mögliche Nebenwirkung: Guillain-Barré-Syndrom nach Gabe von Tetanustoxoid-haltigen Impfstoffen

Nebenwirkungen laut Beipackzettel (Twinrix):
Im zeitlichen Zusammenhang mit der Anwendung sehr häufig: Mattigkeit; häufig: Kopfschmerzen, Unwohlsein, Übelkeit; gelegentlich.: Fieber, Erbrechen; sehr selten: grippeähnliche Symptome (wie Fieber, Schüttelfrost, Kopf-, Gelenk- u. Muskelschmerzen), Synkopen, Hypotonie, Schwindel, Parästhesien, Appetitmangel, Durchfall, Bauchschmerzen, Leberfunktionsstörungen, Krampfanfälle, Thrombozytopenie, thrombozytopenische Purpura, Hautausschlag, Pruritus, Urtikaria u. Lymphadenopathie. Im zeitlichen Zusammenhang mit der breiten Anwendung der Einzelimpfstoffe sehr selten Fälle periphere und/oder zentraler neurologischer Störungen einschließlich multipler Sklerose, Optikusneuritis, Myelitis, Bell-Lähmung, Polyneuritis (wie Guillain-Barré-Syndrom), Meningitis, Enzephalitis und Enzephalopathie, Erythema exsudativum multiforme und Vaskulitis.

Im Januar 2005, morgens direkt nach Praxisöffnung, erhielt ich von meinem Hausarzt eine Doppelimpfung mit „Revaxis" gegen Tetanus, Diphtherie und Poliomyelitis sowie

„Twinrix" gegen Hepatitis A und Hepatitis B. Bereits wenige Stunden später – am Nachmittag – setzten heftige Schmerzen im rechten Arm (Twinrix-Injektion) ein. Später dann folgten migräneartige Kopfschmerzattacken. Am selben Tag - gegen Abend - folgten ein heftiger Schwindel, Ohrgeräusche (Tinnitus) beidseitig setzten ein. An Beruf und Arbeit war in den folgenden Monaten nicht mehr zu denken. Für mich als Freiberufler eine Existenz gefährdende Situation.

Der Hausarzt, den ich tags darauf wegen der schwerwiegenden Symptomatik erneut aufsuchte, verneinte jeglichen Zusammenhang zwischen den Impfungen und den geschilderten Symptomen, veranlasste aber – wegen der Ohrgeräusche - eine weitergehende Behandlung durch einen HNO-Mediziner. Der HNO-Mediziner ging nach eingehender, diagnostischer Untersuchung und Rücksprache mit dem hiesigen Landesgesundheitsamt von der Möglichkeit eines Impfschadens aus und veranlasste zur Abklärung weitere Untersuchungen, denn es hätten schließlich noch andere organische Leiden verantwortlich sein können.

Jedoch: Eine Kernspintomographie des Schädels blieb ohne Befund. Es gab keine Tumoren oder andere Gehirnerkrankungen, die Tinnitus, Schwindel und die Migräne hätten erklären können. Auch eine wenige Tage später erfolgte Untersuchung beim Neurologen blieb ohne Befund. Um eine Erkrankung des Skeletts, insbesondere im oberen Bereich der Halswirbel (Atlas) abzuklären, wurde ich zudem bei einer Fachärztin für Orthopädie vorstellig. Auch hier: Keine Fehlstellungen des Skeletts, die meine gesundheitlichen Probleme hätten erklären können. Zu diesem Zeitpunkt war mir noch nicht klar, welche herausragende Bedeutung die fachärztlichen Untersuchungen für den späteren Verlauf des Anerkennungsverfahrens haben würden. Die Behörden, so sollte ich noch lernen, würden alle Register ziehen, um einen Zusammenhang zwischen Impfung und Impfschaden zu verneinen.

Die letztlich negativen Befunde der Fachärzte unterstrichen aber noch einmal den Anfangsverdacht des HNO-Mediziners, dass die Symptome wie Schwindel und Tinnitus vermutlich durch die Twinrix-Impfung ausgelöst worden sein könnten. Mein Hausarzt (Impfarzt) wurde daraufhin vom HNO-Mediziner im „Arztbericht" dazu aufgefordert, den Vorfall als „Impfschaden" nach dem Impfschutzgesetz beim zuständigen Gesundheitsamt anzuzeigen.

Als ich ein Jahr nach der Impfung – wir schreiben mittlerweile das Jahr 2006 – noch immer an chronischem Tinnitus, Schwindel und mittlerweile auch an psychischen Folgeerkrankungen wie Depressionen litt, wandte ich mich an das Gesundheitsamt meiner Stadt. Dort erfuhr ich zu meiner großen Überraschung, dass der Impfschaden nicht gemeldet wurde. Hatte der Impfarzt denn nicht gelesen, was ihm der Kollege (in Kopie an mich) in den Arztbrief diktiert hatte? Es sei von einem Impfschaden auszugehen, den er dem Gesundheitsamt melden solle. Jetzt – in einem ersten Telefonat mit dem Gesundheitsamt - erfuhr ich auch, dass keine Schadenersatzansprüche geltend gemacht werden können, wenn ein Impfschaden bei den Gesundheitsbehörden nicht dokumentiert ist. Das heißt, Ärzte die ihren Verdacht auf einen Impfschaden nicht melden, verbauen ihren Patienten obendrein auch noch einen Versorgungsausgleich. So verabredete ich mich mit der Leiterin des städtischen Gesundheitsamtes, um den Impfschaden sozusagen „persönlich" anzuzeigen. Kuriosität am Rande: Das Impfschutzgesetz sieht diesen Fall, die Meldung eines Impfschadens durch den geschädigten Patienten, überhaupt nicht vor. So war nach diesem Gespräch wenigstens die Anzeige eines Impfschadens offiziell dokumentiert.

Es sollte aber noch kurioser kommen: Die nun folgenden Auseinandersetzungen mit dem Versorgungsamt, das für den finanziellen Ausgleich zuständig ist, lässt sich kaum in Worte fassen. Da wurden u.a. wichtige Bescheide einfach einen Monat zurück datiert, wohl wissend, dass die Widerspruchsfrist einen Monat beträgt. Da auf dem Briefumschlag (mit Poststempel) kein Absender vermerkt ist, kommt man da als „Empfänger" schnell in Beweisnot. Ich habe den Vorfall dem Behindertenbeauftragten des Landes vorgetragen, der den Fall dann weiter verfolgte. Ergebnis: Kurze Entschuldigung aus dem Sozialministerium, es solle nicht wieder vorkommen. In Niedersachsen ist das Landesamt für Soziales, Jugend und Familie mit Sitz in Oldenburg für die „Behandlung" von Impfschäden zuständig. Umfängliche Fragebögen mussten ausgefüllt werden. Dann kam die erste „Vorladung" zum Gutachter. Die Behörde wollte erfahren, ob es sich tatsächlich um einen Impfschaden handelt.

Der Gutachter, ein angesehener Professor einer renommierten Universitätsklinik, ließ mich durch seine Mitarbeiter der HNO-Abteilung einen Tag lang auf den Kopf stellen. Doch nicht diese Untersuchung war ausschlaggebend für die finale Beurteilung der Experten, sondern eine „Literaturrecherche". Die Oberärzte des Professors hatten mit einigen Mausklicks in wissenschaftlichen Literaturdatenbanken herausgefunden, dass es in der medizinischen Welt tatsächlich schon mal Fälle von Tinnitus in Zusammenhang mit Impfungen gegen Hepatitis gegeben hat. Fündig geworden sind sie sogar an vier Stellen: Da berichten u.a. „Bonfis et al." (1996) von einem Hörverlust wenige Monate nach einer Hepatitis B Impfung. Über einen Tinnitus direkt nach der Impfung gegen Hepatitis B berichten Miller und Jones (1994). „Ich bin also nicht allein mit meinem Schicksal", dachte ich mir beim Lesen der gutachterlichen Stellungnahme, in der es wörtlich heißt: „Ein abhängiges Auftreten des beidseitigen Tinnitus sowie der subjektiv empfundene Schwindel nach den Impfungen ist wahrscheinlich."

Wenige Tage später reagierte dann auch die o.g. Behörde mit einem Schreiben. Zu meiner Überraschung allerdings negativ: „Ihr Antrag auf Gewährung von Beschädigtenversorgung nach dem Infektionsschutzgesetz wird abgelehnt", hieß es da in der entscheidenden Zeile. Als Begründung weiter unten folgte eine Mischung aus Verdrehung und verquaster Logik. Zitat aus dem Ablehnungsbescheid: „Zwi-schen dem von Ihnen geklagten Tinnitus und Schwindel ist nach den anamnestischen Angaben zwar ein zeitlicher Zusammenhang gegeben, ein kausaler Zusammenhang jedoch nicht wahrscheinlich."

Die WHO-Richtlinien zur Beurteilung von Impfschäden hingegen gehen ganz klar von einem „kausalen Zusammenhang" aus, wenn ein „zeitlicher Zusammenhang" zwischen Impfung und Schadensereignis gegeben ist. Darüber erfährt man in dem Ablehnungsbescheid allerdings nichts. Ich bin mir sicher, dass eine Behörde, die sich tagtäglich mit der Anerkennung von Impfschäden beschäftigt, sehr wohl die abgestuften Kausalitätskriterien der WHO kennt.

Zweiter Akt: Widerspruch. Erneuter Gutachter. Der fragt diesmal nicht nach irgendwelchen Literaturstellen, sondern macht das, was die Weltgesundheitsorganisation (WHO) für diese Fälle international verbindlich vorschlägt: Kausalitätskriterien anwenden. Ganz oben auf der WHO-Kausalitätsskala für die Beurteilung von Impfschäden rangiert der zeitliche Zusammenhang zwischen Impfung und Schadensfolge. In meinem Fall waren das nur wenige Stunden, was nach Ansicht des neuen Gutachters sehr stark für ein Impfschaden spricht. Hinzu kommt der Umstand, dass andere Gründe wie neurologische Erkrankungen, Wirbelsäulenerkrankungen oder andere medizinische Gründe nun nicht mehr in Betracht kamen, denn diese wurden schließlich direkt nach der Impfung schon umfassend untersucht.

Jetzt erst weiß ich, wie wichtig die abklärenden Untersuchungen direkt nach der Impfung waren. Ärzte, die einen möglichen Impfschaden von vornherein verneinen und keine Folgeuntersuchungen veranlassen, nehmen den geschädigten Patienten damit nämlich auch die Möglichkeit, den Impfschaden im Sinne einer Kausalitätsprüfung zu beweisen, indem andere Ursachen definitiv ausgeklammert werden können. Nach den WHO-Kausalitätskriterien ist der Ausschluss anderer Gründe ein ganz wichtiger Punkt. Der Gutachter schreibt: „Zusammenfassend komme ich daher zu dem Schluss, dass die Störungen im zeitlichen Anschluss an zwei Kombinationsimpfungen nicht nur einen zeitlichen, sondern wahrscheinlich auch einen ursächlichen Zusammenhang mit der Gabe der beiden Kombinationsimpfstoffe haben." Wir schreiben mittlerweile das Jahr 2008 – seit der Impfung sind nun also schon drei Jahre vergangen. Was ich zu diesem Zeitpunkt noch nicht ahne: Es ist erst Halbzeit!

Der Impfschaden wird anerkannt, doch die gesundheitlichen Folgen, genannt werden lediglich Tinnitus und Schwindel, werden als so niedrig eingestuft, dass die Behörde nicht mal eine Zahl benennt, um den Grad der Schädigung (GdS)zu quantifizieren. Ich war zu diesem Zeitpunkt seit zwei Jahren (und erstmals in meinem Leben) in psychologischer Behandlung: Der Impfschaden hatte mich beruflich und nervlich aus der Bahn geworfen. Ich litt unter Depressionen, Schlafstörungen, Angstzuständen. Die impfbedingten, körperlichen Schäden hatten nun auch eine psychische Dimension bekommen, die nur mit professionellem Beistand zu lösen war. Was also bleibt in dieser Situation? Widerspruch einlegen, obwohl man sich eigentlich nach Ruhe sehnt. In der nun folgenden zweiten Runde würde es allein um die Schadenshöhe gehen, denn in der Frage der „Kausalität" musste die Behörde schon klein beigeben. Es folgten weitere Gutachten, Widersprüche, erneute Gutachten, schließlich eine Klage beim Sozialgericht, die erstinstanzlich beinahe abgewiesen worden wäre. Bis dahin hatte ich sämtliche Widersprüche, Klageschriften und Korrespondenzen allein und ohne anwaltliche Hilfe geführt und sah mich fast schon geschlagen: Ohne Anwalt war das hier nicht mehr zu schaffen!

Wir schreiben mittlerweile das Jahr 2011 –das sind fünf Jahre nach dem schädigenden Impfereignis. Nun ging – wider Erwarten – plötzlich alles recht schnell. Ein Rechtsanwalt für Sozialrecht war gefunden (3500 Euro), ein finales Gutachten noch, dann gab das Landessozialamt tatsächlich auf: Der Impfschaden wurde anerkannt – mit GdS30. In Geld ausgedrückt sind das exakt 127,00 Euro pro Monat, doch froh macht mich dieses nun auch ökonomische Eingeständnis nach all den Jahren der Verzweiflung nicht. In meinen Augen ist die „Rente" eine Beleidigung. Die staatlich empfohlene Impfung hat mich mehrere Monate komplett berufsunfähig gemacht, mehrere Jahre am Existenzminimum vorbeischrammen lassen, das Ganze garniert mit einer Aussicht auf lebenslange Ohrgeräusche, Schwindel, Schlafstörungen, Depressionen, Zukunftsangst. Psychologische Hilfe muss ich bis heute in Anspruch nehmen. Ende offen.

Was sonst noch bleibt? Erst im Zuge meiner nachfolgenden Recherchen bemerkte ich, dass mein „Fall" – jedenfalls statistisch gesehen – völlig normal war. Nur zehn Prozent der impfenden Ärzte, die Kenntnis von einem über das Normalmaß hinaus gehenden Impfschaden haben, melden den Vorfall dem zuständigen Gesundheitsamt. Das heißt: 90 Prozent der Ärzte – darunter auch mein Hausarzt – ignorieren Impfschäden, selbst wenn ein Zusammenhang zwischen Impfung und Schadensereignis so offensichtlich ist, wie in meinem Fall, und selbst dann, wenn sie obendrein sogar noch von Kollegen dringend dazu aufgefordert werden. Die Gründe für die distinguierte Haltung unserer Ärzte sind so einfach wie banal: Sie wollen keine Scherereien haben. Und vielleicht sind sie schlicht und ergreifend auch nur selbst so erschrocken darüber, dass eine Impfung auch mal Nebenwirkungen haben kann. Für die Arzneimittelsicherheit in Deutschland und für die betroffenen Patienten hier zu Lande ist diese Haltung der Null-Bock-Ärzte fatal: So können Überwachungsbehörden wie Gesundheitsämter, das Robert-Koch-Institut bis hin zum Paul-Ehrlich-Institut, aber auch Ärztekammern und Krankenkassen guten Gewissens weiter suggerieren, dass Impfen sicher sei: Sie wissen es einfach nicht besser bzw. noch präziser, sie wollen es auch nicht wissen. Nach meiner Kenntnis hat noch kein Arzt eine Strafe abgesessen, weil er einen Impfschaden nicht gemeldet hat. Es gibt keine wissenschaftlich gesicherten Erkenntnisse über mögliche Impfschäden, heißt es dann immer so schön vollmundig. Dass die Verantwortlichen erst gar nicht nach diesen Erkenntnissen suchen, wird dabei gerne verschwiegen.

Doch nicht nur Mediziner spielen in diesem Zusammenhang eine unrühmliche Rolle. Auch die staatlichen Stellen reagieren nach meiner Erfahrung ausgesprochen zugeknöpft, wenn Impfschäden gemeldet werden. Behörden haben nämlich überhaupt kein Interesse daran, dass Impfungen in Verruf geraten. Zum einen, weil der Staat (in Gestalt des Versorgungsamtes) zahlen muss, wenn im Zuge einer empfohlenen Impfung, z.B. gegen Grippe, Tetanus oder Hepatitis, unerwünschte und Patienten schädigende Nebenwirkungen auftreten. Zum anderen, epidemiologisch gesehen, weil nur eine hohe Durchimpfungsrate der Bevölkerung vor bedrohlichen „Seuchenzügen" schützen kann. Deshalb dürfen Schutzimpfungen unter keinen Umständen in Verruf geraten. Noch funktioniert die systemisch bedingte Desinformationspolitik des Staates: Statistiken über Impfschäden können künstlich klein gehalten werden, und die große Mehrheit der Bevölkerung glaubt offenbar auch, dass Impfungen keine nennenswerten Risiken bergen. Für die betroffenen Patienten, die massive Schäden erleiden, ist dieser Umgang mit der Wahrheit fatal: Sie werden als „Simulanten" oder „Querulanten" nicht ernst genommen, wo doch Impfen – jedenfalls nach offizieller Lesart – überaus gesund ist.

Die Intention ist klar: Impfgeschädigte sollen sich gut überlegen, worauf sie sich einlassen, wenn sie Widerspruch leisten. Ich vermute mal, dass ein großer Teil der Menschen aufgibt, obwohl sie – rein medizinisch betrachtet – beste Chancen für die Anerkennung des Impfschadens hätten. Bei mir allerdings verfehlten die Behörden die erhoffte Wirkung.

Doch um welchen Preis? Auch diese Erkenntnis ist ziemlich bitter in einem Land, das sich Sozialstaat nennt und vorgibt, allein nach Recht und Gesetz zu handeln. Wie erklären sich Ablehnungsbescheide, die seitens der Behörden um einen Monat vordatiert werden, bevor sie im Postausgang landen und dem Empfänger dann kaum noch eine Möglichkeit geben, unter Wahrung der Fristen (vier Wochen) Widerspruch einzulegen? Und was, bitte schön, soll ein geschädigter Patient in dieser Situation denn machen, wenn keine Rechtsschutzversicherung vorhanden ist, das Geld für den juristischen Beistand fehlt oder ganz einfach die Nerven schon blank liegen?

Es ist dieser zynische Umgang der Behörden mit den Betroffenen, der mich im Nachgang dieses im Grunde ja immer noch „gut" ausgegangenen Verfahrens fassungslos macht. Impfen schützt! Das ist für mich auch heute noch keine Frage. Hätten wir keine Impfung gegen Pocken oder Polio, dann sähe diese Welt anders aus. Jedoch: Jedes Medikament – und dazu gehören nun mal auch Impfpräparate - hat auch Nebenwirkungen. Das wusste schon Paracelsus, und das weiß heute sogar jedes Kind. Nur bei den Impfungen wird immer so getan, als sei nichts zu befürchten. Behörden, Kassen, Ärzte, erst recht die Apotheker nehmen sich da im Grunde nicht viel:„Ein kleiner Stich, vielleicht noch eine lokale Hautrötung, am nächsten Tag ist alles vergessen." So jedenfalls klingen die offiziellen Verlautbarungen in diesem Lande, wenn mal wieder eine Impfung ans Herz gelegt werden soll. Treten aber unerwünschte Nebenwirkungen oder gar Schäden auf, dann wird gelogen, betrogen, in die Länge gezogen und mürbe gemacht.

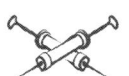

Tetanus, FSME

Nebenwirkungen nach Beipackzettel (Tetanol):
Gastrointestinale Beschwerden selten. Kurzzeitige Exantheme. Extrem selten Erkrankungen des zentralen oder peripheren Nervensystems, einschließlich aufsteigender Lähmungen, im zeitlichen Zusammenhang mit der Impfung. Thrombozytopenien, allergische Erkrankungen der Niere, verbunden mit vorübergehender Proteinurie, in zeitlicher Nähe zur Impfung wurden beobachtet.

Nebenwirkungen laut Beipackzettel (FSME-Immun):
Nach der 1.Impfung grippeähnliche Symptome u. selten Fieber über 38°C mögl., die i.d.R. innerhalb von 24-48 Std. abklingen. Ab der 2.Teilimpfung sind Lymphadenopathie, Übelkeit, Erbrechen, Spannungsgefühl an der Injektionsstelle, Müdigkeit, Verhärtung an der Injektionsstelle, Fieber, Muskel- u. Gelenkschmerzen, Sehstörungen, unscharfes Sehen, Lichtscheue, Schüttelfrost, unsicherer Gang, Meningismus, Schwindel, Nervenentzündungen, Juckreiz, Urticaria, Rötung, entzündliche Reaktionen des Gehirns möglich. Sehr häufig (≥10%): vorübergehende Schmerzen am Injektionsort; allg. Unwohlsein; Kopfschmerzen; Übelkeit; Myalgien. Häufig (1-10%): grippeähnliche Symptome; Arthralgien. Gelegentlich (0,1-1%): Erbrechen. Sehr selten (<0,01% u. Einzelfälle): Granulom am Injektionsort ggf. Serombildung; Arthralgien u. Myalgien im Nackenbereich, die das Bild eines Meningismus ergeben. Allergische Reaktionen. In Einzelfällen Erkrankungen des zentralen od. peripheren Nervensystems, einschließlich aufsteigender Lähmungen bis zur Atemlähmung (z.B. GBS). Hinweis auf Häufung von Autoimmunerkrankungen nach Impfungen gibt es nicht

Das Leben kann sehr schön sein - kann. Wenn es sich von einen auf den anderen Tag dramatisch ändert, dann erscheint vieles in einem völlig neuen Licht. Ein Verkehrunfall kann das Leben dramatisch verändern. Das ist jedem

235

bekannt. Darüber denkt man gar nicht viel weiter nach. Von einer Impfung denkt man das jedoch nicht. Impfungen sollen helfen, schützen und gesundheitliche Gefahren abwenden. Die Realität kann jedoch ganz anders aussehen. Impfungen können das Leben eines Menschen auslöschen oder dramatisch nachhaltig verändern. Von einem Tag auf den anderen ist alles anders. Pläne werden null und nichtig, soziale Kontakte brechen weg, Ängste kommen hoch und bestimmen den Tag und die Nacht; rauben einen den Schlaf und die Fröhlichkeit. Und trotzdem, wenn das Leben weiter geht, tun sich neue Wege auf. Krankheit muss nicht immer eine Sackgasse sein. Man beginnt seinen Blick zu ändern, andere Wege zu suchen und sich in Geduld zu üben. Letzteres ist schwer, aber sehr wichtig. Es kommen Hochs und Tiefs; Sonne und Sturm.

Mein Name ist Anton B. (Name geändert). Ich bin 44 Jahre, lebe in Gerlingen bei Stuttgart und bisher verlief mein Leben ohne wirklich größere Zwischenfälle. Ich war immer gesund, trieb viel Sport – Boxen und Fußball. Ich habe eine Familie mit einer tollen Frau und einem sechsjährigen Sohn. Alles schien bis zum 02.05.2011 perfekt. Beruflich ging es stetig voran, der Job machte viel Spaß, ich reiste um die Welt, hatte Pläne und viele Ideen.

Im April 2011 verletzte ich mir beim Spalten eines Baumstammes den Finger an der linken Hand. Dabei wurde eine kleine Ader durchtrennt, die Wunde blutete heftig; meine Frau fuhr mich ins Krankenhaus. Dort wurde die Wunde gereinigt und genäht. Die Frage nach dem Tetanus-Schutz konnte ich nicht beantworten, denn ich wusste nicht, wann ich die letzte Impfung erhalten hatte. „Wenn Sie keinen Tetanus-Schutz haben, können Sie ganz schnell sterben" so die Aussage des behandelnden Arztes. Und ehe ich mich versah, wurden zwei 2 Tetanus-Spritzen aufgezogen und verabreicht. „In 14 Tagen gehen Sie zum Hausarzt und holen sich dort noch eine Tetanus-Impfung. Damit Sie die nächsten 10 Jahre geschützt sind" gab mir der Arzt noch mit auf den

Weg. Ich dachte mir nichts dabei. Wenn der Arzt das empfiehlt, dann wird das schon so stimmen. Über Impfungen wusste ich ohnehin nicht viel. In den folgenden 14 Tagen ging es mir nicht wirklich gut. Ich bekam einen undefinierbaren Husten und fühlte mich sehr schlapp. Ich ging zum Hausarzt. Seine Diagnose – hinter dem PC sitzend – „Es handelt sich um ein postvirales Syndrom; hat mit der Impfung absolut nichts zu tun." Er hätte das nach der Grippewelle auch gehabt und das geht auch alles wieder weg, klärte er mich weiter auf. „Da Sie aber immer draußen in der Natur sind, ist es wichtig, gegen FSME geschützt zu sein. Ihre Impfung liegt schon lange zurück, die Zecken sind dieses Jahr ganz aktiv und gefährlich. Dann machen wir gleich die Impfung." Auf meine nochmalige Frage, ob das denn gut sei mit dem Husten, bekam ich nur beruhigende Worte und die Versicherung, dass die Impfung sehr gut verträglich ist. Die Schwester zog die Spritze auf und impfte mich. Ich fuhr direkt zur Arbeit, es war Mittwoch, der 27.04.2011. Dieses Datum werde ich nie in meinem Leben vergessen. Knapp zwei Tage später, in der Nacht von Donnerstag zu Freitag, wachte ich auf und fühlte mich selbst nicht mehr. Meine Finger waren taub. Ganz ruhig bleiben, dachte ich mir. Ein sehr komisches Gefühl beschlich mich. Es zogen viele Bilder an mir vorbei und darüber schlief ich dann wieder ein. Die Arbeit am Freitag fiel mir wahnsinnig schwer. Ich fuhr um 15 Uhr nach Hause, da ich nichts mehr auf die Reihe bekam. Alles tauchte immer wieder in Nebel und die Welt wurde so seltsam grau. Meine Frau gab mir ein paar Globuli, hauptsächlich gegen Gelenkschmerzen, die nun auch noch dazu kamen. Ich bereitete am Samstagvormittag unser für den Nachmittag geplantes Gartenfest vor. Das war anstrengend. Am Nachmittag zum Fest stellte ich mich ans Lagerfeuer und rührte mich kaum noch weg. Wärme tat gut. Mein gesamter Zustand wurde immer merkwürdiger. Ich konnte ihn aber nicht beschreiben. Ich schlief schlecht in der Nacht zum Sonntag. Am Morgen fuhr

ich noch Fahrrad mit meinem Sohn. Wir kamen aber nicht
weit, ich fühlte mich so kraftlos. Den restlichen Tag quälte
ich mich durch die Stunden. Am Montag schleppte ich mich
in die Firma. Ein Kollege meinte, dass ich ja schon komisch
aussehen würde. In einem Gespräch mit dem Chef spürte
ich meine Beine nicht mehr. Er tauchte immer wieder in
Nebel unter und alles war so grau geworden. Ich versuchte
die Besprechung schnell zu beenden und lief wie auf Eiern
in mein Büro. Ich wollte meine Sachen packen, da fielen mir
die Stifte aus den Händen. Ich räumte alles irgendwie
zusammen und fuhr zum Arzt nach Ditzingen. Auch hier
nur Beruhigungen. „Das kommt nicht von den Impfungen,
dass hatten wir noch nie. Zur Vorsicht überweise ich Sie mal
nach Ludwigsburg in die Notaufnahme." Zu Hause angekommen, stellt meine Frau fest, dass mein Gesicht total
verzerrt ist. Eine Bekannte nimmt unseren Sohn mit zu sich
und meine Frau fährt mich ins Krankenhaus. Dort liege ich
4h auf dem Gang und warte auf die Ärztin. Es geht auf und
ab, mal geht es einiger Maßen, dann kommen Wellen selt-
samer Gefühle in Armen und Beinen. Das Personal unterhält
sich laut über Sex im Krankenhaus – irre! Ein Pfleger kommt
ab und zu und schaut nach mir. Er würde sich nicht impfen
lassen: „Das sei doch alles gefährlicher Unsinn!" sagt er zu
mir. Um Mitternacht kommt eine Ärztin. Blut wunderbar,
probieren Sie mal, ob Sie laufen können. Es geht so leidlich.
„Fahren Sie wieder nach Hause. Sie hatten wahrscheinlich
eine harte Arbeitswoche." sagt sie.

Ich denke bei mir, die Woche hat doch heute erst angefangen. Es ist Montag!

Ich krieche zum Taxistand und lasse mich nach Hause
fahren. Die Lichter ziehen vorbei, eine komische Angst steigt
in mir auf. Das ist nicht lustig, was jetzt kommt, sagt mir die
innere Stimme. Ich falle ins Bett und schlafe unruhig und
mit pelzigen Fingern und Füßen. Kopfschmerzen kommen
so langsam. Am nächsten Tag recherchiere ich im Internet.
Mir bleibt die Sprache weg, was ich da lese. Mein Gott, bin

ich dumm. Da habe ich zweimal promoviert und bin nicht in der Lage, auf mich aufzupassen. Ich schleppe mich zum Arzt nach Ditzingen. „Es geht nicht besser, eher schlechter." sage ich zu seiner Frau, die dort ebenfalls praktiziert. „Ich habe im Internet gelesen, was so alles passieren kann... Gibt es da einen Zusammenhang zu den Impfungen?" frage ich. Sie versucht mich zu beruhigen; sagt mir: „Nein, im Internet wird alles übertrieben. Es ist alles haltlos. Legen Sie sich 3 Tage ins Bett und dann sind Sie wieder fit." „Aber es ist alles so seltsam in den Händen und Beinen..." Meine Einwände finden kein Gehör. Der Patient muss ganz schnell raus, das ist mein Eindruck. Ich schleppe mich nach Hause. Das Autofahren ist kaum noch möglich. Ich fühle mich kaputt und völlig am Ende. Irgendwie überstehe ich den Tag. Jedes Wort von meinem Sohn empfinde ich als laut und bedrohlich.

Am nächsten Morgen fühle ich mich noch schlechter. Ich rufe einen Arzt in einem Stuttgarter Krankenhaus an, den ich durch die wiederkehrenden Gesundheitschecks die mein Arbeitgeber anbietet, kenne. Er sagt mir, dass ich unbedingt kommen soll, das sind Nebenwirkungen der Impfungen. Ein Kollege fährt mich ins Krankenhaus. Dort kann ich schon nicht mehr laufen. Wasserlassen geht auch kaum noch. Ich muss mehrfach unterschiedlichen Ärzten berichten, was passiert ist. Mit einem Hämmerchen wird auf die Beine und Arme geklopft – bewegt sich ja noch, super. Dann komme ich in ein Zimmer. Die Kopfschmerzen werden zu Höllenqualen. Ich bekomme starke Schmerzmittel, die aber nicht helfen. Viel passiert nicht mehr an diesem Tag. Ich nehme an einer Studie teil und gebe viel Blut ab. In der ersten und den folgenden 5 Nächten im Krankenhaus kann ich nicht schlafen. Ich fühle mich so entsetzlich schlecht. Mein ganzen Leben zieht vorbei, ich sehe Ereignisse aus meiner Kindheit und Jugend vor mir, ganz klar und deutlich. Es ist alles so gespenstisch. Zwischen - ich will nicht mehr und ja nicht aufgeben – schwanke ich ständig hin und her. „Nein, nichts wird mich in die Knie zwingen!" schwöre ich mir. Gott scheint sehr nah und ich empfinde einen unendlich starken Willen. Die nächsten Tage vergehen mit Untersuchungen. Meine Frau hat weiter recherchiert, Impfungen enthalten Schwermetalle und die sind wahrsinnig gefährlich. Ich frage bei den Ärzten nach, ob wir nicht einen Schwermetalltest machen können. „Nein, das bringt nichts, die haben damit nichts zu tun." ist die Antwort. „Ich habe da eine Idee", sagt mir ein Arzt. „Morgen besprechen wir das ..." meint er noch. Am nächsten Tag erklärt er mir, dass ich Burnout habe. Es folgt ein Neurologe, der mich eingehend befragt und kommt auf Grund meiner körperlichen Symptome zu dem gleichen Schluss. Ich wehre mich zunächst nicht gegen diese Feststellung. Mir wird aber klar, dass es für die Ärzte nicht anders erklärbar ist. Die allgemeinen Blutbefunde sind soweit in Ordnung. Spezielle Tests werden nicht durchgeführt.

Immerhin können wir uns einigen, dass die Möglichkeit einer Impfreaktion oder eines Impfschadens bestehen könnte und es wird eine Meldung wegen Impfkomplikation an das PEI gemacht. Man zeigt sich sogar geneigt, mich in eine ambulante Reha zuschicken.

Nach 8 Tagen schickt man mich nach Hause. Der Reha-Antrag wird noch ausgefüllt und dann kann ich gehen. Bei der Verabschiedung sagt ein Arzt mir mündlich: Ihr Beschwerden kommen von der Impfung. Er machte einfach diese Aussage, verabschiedete sich und geht.

Ich kann maximal 50 Meter laufen. Ich gehe zur Bushaltestelle und breche dort fast zusammen. Dann muss ich noch in die U-Bahn umsteigen, alles brennt in den Beinen. Ich komme zu Hause an und bin am Ende. Mein Vater ist zur Unterstützung angereist. Ihm ist völlig unklar, was da los ist. „Ärzte sind doch gebildete Leute. Warum können die Dir nicht helfen. Die müssen doch wissen, was zu tun ist." Das ist sein Weltbild und bis kurze Zeit davor war es auch meines. Die Zweifel beginnen erst so langsam. Es fängt ja alles erst an.

Ich schleppe mich so durch die Tage. Ich muss jede Woche zum Arzt meinen Krankenschein verlängern. Der Impfarzt in Ditzingen möchte nichts mehr mit meinem Fall zu tun haben. Man müsse prüfen, ob meine Familie nicht zu viel für mich sei, war eine seiner Bemerkungen. Was für ein Hohn! Ich sitze immer nur auf dem Sofa und versuche mich nicht zu bewegen. Jede Bewegung ruft ein Brennen in den Muskeln hervor. Alles sieht schwarz weiß aus, wo sind die Farben geblieben? Meine Frau und ich recherchieren täglich im Internet. Wir sind total entsetzt, was wir da lesen und verstehen unsere Naivität nicht. Fragen uns immer wieder, warum wir uns überhaupt jemals impfen lassen haben. Ich bin in einigen Internetforen unterwegs und lerne andere Menschen kennen, die ebenfalls an Impfschäden leiden.

Außerdem finden wir einen Heilpraktiker, der sich mit Burnout auskennt. Ich suche ihn auf. Er bestätigt mir, was ich vermutete, nämlich, dass ich nicht an Burnout leide. Vielmehr bin ich stark schwermetallbelastet. Er testete die Metalle mittels Kinesiologie. Ich wollte das trotz allem schwarz auf weis wissen und lies es 10 Wochen nach den Impfungen im Labor mittels Blutbefund testen. Vor allem der Aluminiumgehalt im Blut ist mit 12 μg/Liter deutlich erhöht. Aluminiumverbinden sind die Trägerstoffe in Impfungen. Man muss davon ausgehen, dass der Wert direkt nach den Impfungen noch deutlich höher gewesen ist. Nach kurzer Zeit lagern sich Metalle im Zellgewebe und ist dann im Blut nicht mehr oder nur noch gering messbar.

Ich beginne mit einer Schwermetallausleitung auf der Basis von Algen. Die Wochen vergehen. Der bis dahin behandelnde Hausarzt in Ditzingen zwingt mich zur Wiedereingliederung mit der Begründung, dass es für mein Problem keine Nummer für die Abrechnung gibt. Ich beginne die Wiedereingliederung nach 10 Krankheitswochen und muss nach 2 Tagen aufgeben. Schon der Weg vom Firmenparkplatz zum Büro ist kaum zu Fuß zu bewältigen. Ich kontaktiere die Krankenkasse und man empfiehlt mir einen Arzt in meinem Wohnort Gerlingen. Er sagt mir, dass er noch 2 weitere Fälle mit Impfschäden unter seinen Patienten hat. Er macht mir Mut und reduziert die Stundenzahl der Wiedereingliederung. Ich verspüre neue Hoffnung. Erstmals wird eine Diagnosevermutung offiziell formuliert – autoimmunelle Myophacitis (besser wäre wohl Makrophagische Myofasciitis). Er gibt mir Hinweise zur Leberentgiftung spricht mit dem Werksarzt meiner Firma und unterstützt mich. Ich wende mich an das Versorgungsamt in Baden-Württemberg und stelle einen Antrag auf Anerkennung eines Impfschadens. Ich suche mir eine Anwältin zur Unterstützung. Es geht ohne Anwalt nicht voran. Die Arbeit ist streckenweise ein großer Kraftakt. Ich habe Glück, dass die Firma viel Verständnis für meine Situation aufbringt. Doch wie lange soll es so gehen? 3 Monate nach den Impfungen werde ich plötzlich an Händen, Füßen und im Gesicht gelb.

Ich gehe zu einem Vertretungsarzt in der Urlaubszeit. Er meint, „Sie haben wohl zu viele Möhren gegessen." Meine Vermutung, dass es von den Impfungen kommen könnte, wiegelt er ab. „Das steht in keinem Zusammenhang mit den Impfungen." steht für ihn fest. Ob er sich da sicher sei, frage ich. Ja natürlich, sagt er. In seiner ganzen Berufszeit hat er das noch nicht gehabt. Okay, denke ich. Es kann nicht sein, was nicht sein darf.

Ich bin weiterhin gelb und habe ein schmerzhaftes Ziehen in der Lebergegend. Bis heute merke ich sie immer mal wieder. Ein Homöopath verordnet mir Mittel zur Leberentgiftung, die mich langsam wieder „entfärben". Auch die Schmerzen lassen nach.

Im Januar 2012 stellt mich die Krankenkasse vor die Alternative - entweder Rente beantragen oder voll arbeiten. Die MDK (Medizinischer Dienst der Krankenkassen) hat auf Basis der Akten entschieden, dass ich nicht mehr krank sei. Der Reha-Antrag wurde ebenfalls zwischenzeitlich abgelehnt, da die Krankheit keine Verwaltungsnummer hat. Ich fühle mich in die Ecke gedrückt. Wie soll es nun weiter gehen? Meine Frau und ich rechnen, was eine Verkürzung der Arbeitszeit um 50% finanziell für uns bedeutet. Es ist keine Alternative.

Ich schreibe Prof. Geradi aus Bordeaux eine Mail und schildere ihm meine Probleme. Seine Antwort kommt 20 Minuten später – er hat viele Patienten (über 200) mit diesen Problemen. Die Ursache ist mit großer Wahrscheinlichkeit das Aluminiumhydroxid aus den Impfungen. Die beiden Tetanus-Impfungen beinhalteten einen französischen Impfstoff. Was man dagegen machen kann, weiß er auch nicht wirklich.

Ich konsultiere eine weitere Heilpraktikerin. Sie sagt mir, „In 3 Monaten sind sie wieder im Job; glauben Sie mir." Sie verordnet mir ein paar Mittel, die dann auch tatsächlich richtig anschlagen, d.h. Metalle ausleiten und Mikroben im Blut töten. Mein Zustand bessert sich von Monat zu Monat.

Heute, 1.5 Jahre später, gehe ich wieder fast voll arbeiten. Doch lange Reisen, Fliegen, Sport und körperliche Arbeiten sind nach wie vor tabu. Körperliche Anstrengungen führen zu Schmerzen in den Augen und Muskeln und teilweise zu Atemnot und Schlafstörungen. Nach körperlichen Anstrengungen bin ich oft tagelang matt und nicht mehr belastbar. Jede Änderung des Wetters merke ich körperlich deutlich. Ich sehe aber wieder bunt. Jeden Tag plane ich so, dass ich Ruhephasen habe. Ich bin sehr vorsichtig geworden. In der Nacht kann ich nicht mehr Autofahren, dann bekomme ich Augenschmerzen. Das Versorgungsamt windet sich aus der Verantwortung. Der ehemalige Hausarzt aus Ditzingen, der ebenfalls in meinem Wohnort lebt, meidet jedes Zusammentreffen. Wenn man sich begegnet, wendet er sich ab oder tut so, als ob man sich nicht kennt. Ich habe ihn noch nicht verklagt, denn das ist mit enormen Kosten verbunden. Seine Haftpflichtversicherung lehnt jegliche Verantwortung ab. Alle Heilungsmittel habe ich selbst finanziert, das waren bisher fast 15.000 Euro.

Der gesamte finanzielle Verlust – also Gehaltsausfall, Prämienausfall, usw. beläuft sich auf über 28.000 Euro.

Heute bin ich um viele Erfahrungen reicher. Ich habe viele neue Leute kennen gelernt. Ich schätze jeden Tag als Geschenk. Über Medizin (die biologischen Grundgesetze nach Hamer) und Ernährung weiß ich wesentlich mehr als vor den Impfungen. Meine Recherchen ergaben, dass vor allem intelligente Menschen von Impfschäden betroffen sind. Ich kann zwar nicht sagen, ich habe es geschafft, aber ich habe es überlebt. Die Familie kann ich hoffentlich weiter gut ernähren. Ich weiß, dass sich kein Familienmitglied mehr impfen lässt. Wir essen nur noch biologisch erzeugte Lebensmittel, und wir haben uns 4 Bienenvölker angeschafft. Da gewinnen wir Honig – Balsam für die Leber und andere Organe.

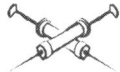

Polio, Tetanus

Nebenwirkungen laut Beipackzettel (IPV-Virelon):
Kinder: sehr häufig: Reizbarkeit; häufig: Empfindlichkeit, Erythem an der Injektionsstelle, Schreien, Fieber (Körpertemp. $\geq$ *38,5°C), Erbrechen, Hautausschlag; gelegentlich: Essstörungen, Durchfall. Erwachsene: sehr häufig: beeinträchtigte Bewegungen und Erythem an d. Injektionsstelle; häufig: Schmerz und Schwellung an der Injektionsstelle, Beeinträchtigung der gewohnten Alltagsaktivitäten, Kopfschmerzen, gastrointestinale Beschwerden, Hautanomalien; NW aus Postmarketing-Beobachtungen von früherem IPV-Virelon: Überempfindlichkeitsreaktionen, darunter Anaphylaxie und anaphylaktischer Schock, Neuralgie, Parästhesie, Guillain-Barré-Syndrom, Neuritis, Paralyse (einschl. kranialer Nervenparalysen), Urtikaria, Pruritus, Apnoe bei sehr unreifen Frühgeb. (*$\leq$*28. Schwangerschaftswo.). Sehr selten Erkrankungen des zentralen oder peripheren Nervensystems einschliesslich aufsteigender Lähmungen.*

Nebenwirkungen laut Beipackzettel (Tetanol):
Gastrointestinale Beschwerden selten. Kurzzeitige Exantheme. Extrem selten Erkrankungen des zentralen oder peripheren Nervensystems, einschließlich aufsteigender Lähmungen, im zeitlichen Zusammenhang mit der Impfung. Thrombozytopenien, allergische Erkrankungen der Niere, verbunden mit vorübergehender Proteinurie, in zeitlicher Nähe zur Impfung wurden beobachtet.

Am 12.3.2002 wurde Manuel mit Polio SabinTM/Te-Anatox. Berna geimpft. Daraufhin stellten sich erste leichte Anzeichen von Asthma ein. Unser Kind bekam immer öfter und stärker Atemprobleme, die wir nicht kannten, bis sich herausstellte, dass er an Asthma bronchiale leidet. Wenn er einen Anfall hatte, lag er nur noch da und bewegte sich kaum. Er brauchte seine ganze Energie zum Atmen. Am 2. Mai 2003 wird Manuel mit einem schweren Asthmaanfall ins Kinderspital gebracht. Leider spricht er auf die Medikamentierung mit Ventolin nicht mehr an. Da seine Haut (Neurodermitis) in einem sehr schlechten Zustand ist, können die Ärzte ihm an den Armen keine Infusion legen (so sagen die Ärzte und überhäufen mich natürlich mit vielen Vorwürfen). Nach mehrmaligen Stichversuchen, wollen sie ihm am Hals eine Infusion legen, was ich jedoch verweigere. Da sich sein Zustand zusehends verschlechtert und die Ventolingaben nichts nützen, entscheiden sie, ihm eine kurze Vollnarkose zu verpassen. Sie erklären mir, dass die Asthmakinder sehr gut auf das Narkosemittel reagieren und sich sein Zustand so stabilisieren könnte. Manuel verbrachte danach einen Tag auf der Intensivstation und wurde dann am Abend auf die "normale" Station verlegt. Unser Austritt aus dem Spital war dann am 10.05.2005.

Ich machte den impfenden Arzt bereits nach der ersten Impfung darauf aufmerksam, dass unser Kind in der Nacht Mühe habe mit atmen. Er meinte, das sei nur ein dummer Zufall! Nach der zweiten Impfung (20.8.2002 Infanrix DTPa-IPVTM) stritt er einen möglichen Zusammenhang mit der Impfung nicht mehr ab. Sein Neurodermitis entwickelte sich zu einer Katastrophe.

Tetanus, Tollwut

Nebenwirkungen laut Beipackzettel (Tetanol):
Gastrointestinale Beschwerden selten. Kurzzeitige Exantheme.
Extrem selten Erkrankungen des zentralen oder peripheren Ner-
vensystems, einschließlich aufsteigender Lähmungen, im
zeitlichen Zusammenhang mit der Impfung. Thrombozytopenien,
allergische Erkrankungen der Niere, verbunden mit vorüberge-
hender Proteinurie, in zeitlicher Nähe zur Impfung wurden
beobachtet.

Nebenwirkungen laut Beipackzettel (Rabipur):
Sehr häufig (≥ 10%): Schmerzen, Reaktionen und Verhärtungen
an der Injektionsstellr; häufig (≥ 1%-<10%); Erythem an der In-
jektionsstelle; Asthenie, Unwohlsein, Fieber, Ermüdung,
grippeähnliche Erkrankungen, Lymphadenopathie, Kopf-
schmerzen, Ausschlag, Myalgie, Arthralgie, Erkrank. des
Gastrointestinaltrakts; selten (≤0,1%->0,01%): Kreislaufreaktio-
nen, Paraesthesie, Überempfindlichkeitsreaktionen; sehr selten
(<0,01%): Vertigo, Erkrankungen des Nervensystems.

Wir haben eine ganz besondere dramatische Situation erlebt,
die uns immer noch sehr in den Knochen liegt: meine damals noch 17 jährige Tochter nahm an einem
Schüleraustausch in Moskau im April 2011 teil und wurde
dort an ihrem ersten Abend von einem Hund gebissen. Der
Hund war von einem Obdachlosen und so wurde ich am
darauf folgenden Morgen in einem Anruf der begleiteten
Lehrerin gefragt, ob wir Marike gegen Tollwut impfen lassen
würden! Ich entschied mich dafür, weil ich auch noch die
Info bekam, dass es in Moskau tollwütige Hunde gäbe!
Marike hatte eine winzig kleine Bisswunde am rechten Un-
terschenkel, die leicht geblutet hatte. Sie wurde dort in einer
Ambulanz behandelt, deren Zustandsbericht nicht hierher

gehört, aber auch kaum zu beschreiben ist! Marikes Wunde wurde versorgt und es fand die 1. Impfung statt - Tetanus und Tollwut. Marike fühlte sich am Wochenende schlapp und befand sich in einem grippeähnlichen Zustand - Gliederschmerzen, hinfällig. Am Montag musste sie wieder zur Ambulanz und bekam die 2. Impfung! Ihr Zustand würde schlimmer - kraftloser, Kopfschmerzen, erstes Kribbeln in den Beinen! Die Lehrerin machte sich Sorgen und stellte Marike am Mittwoch wieder in der Ambulanz vor, dort wurde die Wunde wieder versorgt, die gerötet war. Aspirin und Bettruhe wurden verordnet! Am Donnerstag kollabierte sie während einer Theatervorstellung und wurde über Umwege in eine Infektionsklinik gebracht! Hier begann der Horrortrip! Kein Kontakt mehr zu Angehörigen, Freunden war ihr möglich, eingesperrt in einem Fliesenraum! Man vermutete, sie hätte Tollwut! Die 3. Impfung folgte am Freitag! Sie bekam diverse Infusionen! Schmerzhafte Tests wurden durchgeführt. Am Sonntag wurde sie unter falscher Diagnose ausgeflogen - einen Mensch mit Tollwut hätten die niemals ausfliegen lassen! Das haben wir der dort ansässigen europäischen Klinik zu verdanken. Marike kam in folgendem Zustand am Sonntagabend hier in Wangen im Krankenhaus an: kraftlos, sie konnte nicht laufen - kein Gefühl in den Beinen bis zum halben Oberschenkel. Die Hände kribbelten und fingen auch an, gefühllos zu werden. Sie wurde in der Ambulanz untersucht und der dort diensthabende Arzt stellte die Diagnose GUILLAIN BARRE SYNDROM! Damit wurde sie weiter in die neurologische Station in Ravensburg transportiert! Hier wurden noch in der gleichen Nacht viele Untersuchungen durchgeführt - Blutabnahme, Nerventests und Rückenmarkspunktion. Es wurde nichts Auffälliges gefunden. Sie lag dort eine Woche auf der Schlaganfall-Station und wurde intensiv überwacht, bekam Physiotherapie, gezielt für ihre Hände und Beine! Unter den Medikamenten - u.a. Cortison - verbesserte sich die Beschwerden in den Händen. Allerdings nicht in den

Beinen und so wurde sie eine Woche später im Rollstuhl entlassen. Da wir homöopathisch orientiert sind, begaben wir uns sofort in die Hände unseres Hausarztes. Sie bekam erstmal alle 2 Tage Infusionen - von Thiogamma, Vitamin B Complex und andere Mischungen. Der Abstand vergrößerte sich kontinuierlich, bis sie im Februar 2012 die letzte bekam. Physiotherapie war ihr ständiger Begleiter.

Sie kam also Ende April nach Hause - im Rollstuhl! Konnte sich 4 Wochen später auf Krücken bewegen, im August lernte sie wieder laufen, ganz unsicher! Im September ging sie wieder zur Schule - vom Sportunterricht wurde sie und ist sie noch befreit. Es ging nicht immer kontinuierlich bergauf, oft stagnierte auch ihr Zustand! Bis heute ist sie weiterhin in der Physiotherapie, alle 4 Wochen beim Hausarzt und seit Mai 2012 auch in der Traumatherapie. Ihr heutiger Zustand ist: sie kann eigenständig gehen, schneller gehen, aber sie kann nicht laufen - im Sinne von schnell laufen! Sie könnte in einer schlimmen Situation nicht wirklich weglaufen, sie kann Treppensteigen, aber benutzt nicht den richtigen Bewegungsablauf, gleicht das durch eine Fehlbewegung der Hüfte aus. Fahrradfahren ist nicht möglich, da sie die fließende Bewegung dafür nicht hinbekommt. Eine Ausdauer ihrer Muskeltätigkeit, besonders in den Beinen, ist kaum gegeben. Sie ermüdet rasch. Außerdem ist sie seitdem sehr infektanfällig.

Anhang: Therapie von Impfschäden

Die Schulmedizin hat bei der Behandlung von Impfschäden keine ursächliche Therapie zur Hand. Es können in einigen Fällen Symptome gelindert werden, eine kausale Behandlung kennt die Schulmedizin jedoch nicht. Deshalb suchen viele Patienten mit Impfschäden bzw. starken Impfreaktionen irgendwann nach alternativen Heilmethoden. Als bewährte Methode hat sich die Homöopathie erwiesen. Kommt es nach einer Impfung zu Beschwerden, so ist eine frühe Behandlung zu empfehlen. Sie versucht, dass durch die Impfung gestörte Gleichgewicht wiederherzustellen und kann in vielen Fällen Besserung oder Heilung erreichen. Als eine der wenigen Therapieformen ist die klassische Homöopathie/Isotherapie nämlich in der Lage, Ursachen (in diesem Fall die Impfung) in ihr Therapieschema einzubeziehen.

Die Behandlung von Impfschäden nahm in meiner Praxis einen immer größeren Stellenwert ein und dies führte auch dazu, dass sich über die Jahre ein Behandlungskonzept in meiner Praxis entwickelte, das sich bei der Behandlung von Impfschäden als sehr zuverlässig erwies.

Falls klare Symptome vorliegen, die auf ein homöopathisches Einzelmittel hinweisen, wird zunächst dieses verschrieben. Dazu ist eine homöopathische Fallananamnese notwenig, um alle Symptome des Patienten aufzunehmen. In den meisten Fällen von Impfschäden/Impffolgen ist die Symptomatik jedoch nicht sehr klar (nicht hinweisend auf ein spezifisches homöopathisches Mittel), weshalb in diesen Fällen ein anderes Vorgehen sinnvoll ist. Hierbei handelt es sich um die Behandlung mit Isotherapie. Hierbei wird der Impfstoff, der zu dem Impfschaden führte, als homöopathisches Mittel nochmals nach einem genau festgelegtem Schema eingenommen.

Beispiel: Jemand hat nach der Hepatitis A&B Impfung Twinrix einen Impfschaden erlitten. Jetzt wird Twinrix als homöopathisch zubereitete Substanz in steigenden Potenzen (beginnend mit C30) dem Patienten verschrieben.

Dieses Vorgehen ist bei genauer Betrachtung nicht homöopathisch, sondern isopathisch. Hier wird ein Mittel gegeben, das die gleichen und nicht die ähnlichen Symptome hervorrufen kann, wie die Impfung. Diese Behandlung wurde von T. Smits eingeführt und ist meist die einzige Möglichkeit, einen Impfschaden wirklich kausal zu behandeln.

Während der Behandlung kommt es oft zu starken Reaktionen, vor allem dann, wenn auch die Impfung selber zu solchen Symptomen geführt hat. Diese Reaktionen dauern aber in der Regel nicht lange an und sind ein gutes Indiz dafür, dass der Patient gut auf die Behandlung reagiert.

Auch schwere Fälle wie Autismus sind damit therapierbar. Die Dauer der Therapie in solchen Fällen beträgt jedoch oft mehrere Jahre, vor allem auch dann, wenn mehrere Impfstoffe zu der Krankheit geführt haben.

Unterstützende Behandlung mit Orthomolekularer Medizin

Zur Unterstützung des Heilungsprozesses des Gehirns und des Immunsystems werden orthomolekulare Supplemente wie Omega-3 Fettsäuren (Gehirn), Vitamin C (Reduktion des oxidativen Stresses, wichtig für Immunsystem) und Zink (Eliminierung von Schwermetallen) dringend empfohlen.

In meiner Praxis empfehle ich die Einnahme von wasserlöslichem und fettlöslichem Vitamin C. Vor allem bei neurologischen Impfschäden (auch Autismus), die das Gehirn betreffen, empfiehlt sich diese Kombination. Empfehlenswert ist eine hochdosierte Einnahme von etwa 500mg Ascorbyl-Palminat (fettlösliches Vitamin C) und etwa 3-5 g wasserlösliches Vitamin C.

Weiter ist die Einnahme von Omega 3 Fettsäuren in Form von konzentriertem Fischöl anzuraten. Omega 3 Fettsäuren aus Fisch enthalten EPA und DHA Fettsäuren, die wichtig für den Aufbau und Funktionsfähigkeit des Gehirns und des Immunsystems sind. Die Einnahme von 500-1000mg täglich ist ausreichend, je nach Gehalt an DHA und EPA.

Als dritter wichtiger Baustein der Ergänzungstherapie sollte Zink gegeben werden. Zink ist Bestandteil des körpereigenen Eiweißes Metallothionein, welches in der Lage ist, Schwermetalle wie Aluminium, Quecksilber oder Blei auszuleiten.

Die genaue Menge und Dauer der Einnahme der Mittel ist abhängig von der zugrunde liegenden Erkrankung und sollte auf alle Fälle mit einem Therapeuten oder Arzt besprochen werden.

·

Printed in Poland
by Amazon Fulfillment
Poland Sp. z o.o., Wrocław

67809917R00157